"十三五"国家重点研发计划（2018YFC1003003）资助成果

线粒体遗传病诊疗

Mitochondrial Disease Diagnosis and Treatment

主　编　商　微

副主编　赵　勇

U0197359

北京大学医学出版社

XIANLITI YICHUANBING ZHENLIAO

图书在版编目（CIP）数据

线粒体遗传病诊疗 / 商微主编 . —北京：北京大学医学出版社，2024.1

ISBN 978-7-5659-2873-4

Ⅰ. ①线… Ⅱ. ①商… Ⅲ. ①线粒体－遗传病－诊疗
Ⅳ. ① R596

中国国家版本馆 CIP 数据核字（2023）第 052146 号

线粒体遗传病诊疗

主　　编：商　微
出版发行：北京大学医学出版社
地　　址：（100191）北京市海淀区学院路 38 号　北京大学医学部院内
电　　话：发行部 010-82802230；图书邮购 010-82802495
网　　址：http://www.pumpress.com.cn
E-mail：booksale@bjmu.edu.cn
印　　刷：北京信彩瑞禾印刷厂
经　　销：新华书店
责任编辑：陶佳琦　　责任校对：靳新强　　责任印制：李　啸
开　　本：889 mm×1194 mm　1/32　印张：8.625　字数：240 千字
版　　次：2024 年 1 月第 1 版　2024 年 1 月第 1 次印刷
书　　号：ISBN 978-7-5659-2873-4
定　　价：80.00 元

编者名单

主　编　商　微

副主编　赵　勇

编　者　（按姓名汉语拼音排序）

　　　　　陈金晓（首都儿科研究所附属儿童医院）

　　　　　陈　倩（首都儿科研究所附属儿童医院）

　　　　　韩　烨（首都儿科研究所附属儿童医院）

　　　　　蒋红红（中国人民解放军总医院第七医学中心）

　　　　　李春杨（中国科学院脑科学与智能技术卓越创新中心）

　　　　　李文治（上海交通大学医学院附属第九人民医院）

　　　　　李玉琢（中国科学院脑科学与智能技术卓越创新中心）

　　　　　廖筱雨（上海交通大学医学院附属第九人民医院）

　　　　　刘　硕（首都儿科研究所附属儿童医院）

　　　　　吕祁峰（上海交通大学医学院附属第九人民医院）

　　　　　马秀伟（中国人民解放军总医院第七医学中心）

　　　　　苗　硕（首都儿科研究所附属儿童医院）

　　　　　任　巍（中国人民解放军总医院第六医学中心）

　　　　　商　微（中国人民解放军总医院第七医学中心）

　　　　　邵素霞（河北医科大学）

　　　　　孙　强（中国科学院脑科学与智能技术卓越创新中心）

　　　　　索　伦（上海交通大学医学院附属第九人民医院）

　　　　　王　伟（中国人民解放军总医院第七医学中心）

　　　　　吴欢欢（首都儿科研究所附属儿童医院）

　　　　　谢丽娜（首都儿科研究所附属儿童医院）

　　　　　杨　辉（中国人民解放军总医院第七医学中心）

姚　顺（安徽医科大学）

翟鑫宇（中国人民解放军总医院第一医学中心）

张　雷（河北医科大学）

张文丹（中国人民解放军总医院第七医学中心）

赵　辉（中国人民解放军总医院第六医学中心）

赵　勇（中国人民解放军总医院第七医学中心）

郑　萍（首都儿科研究所附属儿童医院）

钟　威（中国人民解放军总医院第六医学中心）

主编简介

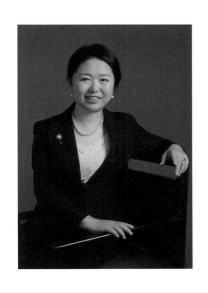

商微，中国人民解放军总医院妇产医学部学部副主任，教授，博士生导师，主任医师，出生缺陷防控关键技术国家工程实验室副主任，基因编辑与遗传学军事应用基础实验室副主任，中国康复医学会生殖健康专业委员会候任主任委员，中华医学会生殖医学分会委员，北京医学会生殖专委会常委，中华人民共和国科学技术部、中华人民共和国国家卫生健康委员会、国家药品监督管理局、北京市科学技术委员会等专家库成员。长期致力于突破性新技术及其临床转化工作，首创卵巢早衰、卵巢功能减退促排方案及保胎方案，成立中国第一个"卵巢功能减退门诊"，同时专注线粒体遗传病的预防及辅助生殖技术的创新研究，发明单细胞检测线粒体拷贝数新方法，是我国核质置换技术临床转化责任专家。发表的核质置换技术安全性研究被 Nature news 报道，首次绘制人类纺锤体核移植后重建胚胎的遗传学及表观遗传学图谱，建立国际"线粒体遗传病知识库"并获知识产权局知识产权，在业内有较高影响力。主持和承担多项国家重点研发计划课题及省部级课题，获省部级奖多项。

序　一

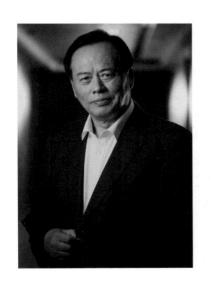

随着社会经济的发展和医疗水平的提高，危害儿童健康的传染性疾病得到有效控制，出生缺陷问题成为了影响儿童健康和出生人口素质的重大公共卫生问题。"十三五"期间，"生殖健康及重大出生缺陷防控研究"项目被列为优先启动的国家科学技术部重点专项之一，明确要"开发针对线粒体遗传疾病的辅助生殖新技术"，探索遗传性线粒体疾病治疗的新途径，可见国家对线粒体遗传病所引起的出生缺陷等生殖健康问题的重视程度达到了新的高度。

　　线粒体遗传病的研究已经有 90 多年的历史，研究人员已经在 300 多个基因中发现了致病性的突变。相关数据显示，线粒体病在我国的发生率约为 1/5000。目前，并没有针对线粒体病进行治疗的有效方法，考虑到 mtDNA 仅经由母亲遗传给后代，即母系遗传，一般建议这类患者放弃生育，以免忍受丧子之痛或承受残疾儿抚养的负担。2016 年，美国纽约新希望生殖中心张进医生因完成世界首例"三亲婴儿"而入选"Nature 年度十大科学人物"，这为线粒体遗传病的治疗带来了新的选择。2023 年在英国又出生了一批"三亲婴儿"。"三亲婴儿"采用"线粒体替代疗法（MRT）"，即用健康女性的卵细胞线粒体代替有缺陷的线粒体，母亲卵子的细胞核 DNA 加上父亲精子的 DNA，构成一个完成的胚胎。理论上讲，线粒体替代疗法的主要方案有三种，即原核移植、纺锤体移植和极体移植。但是，学术界及伦理界对 MRT 疗法的争议仍然褒贬不一。

商微教授是国内知名的生殖医学专家，曾赴美国纽约新希望生殖中心进修学习，尤其是在国家重点专项"生殖健康及重大出生缺陷防控研究"的支持下，对核质置换技术在阻断线粒体遗传病的临床转化研究方面获得了宝贵的经验，其研究成果发表在国际知名杂志 *PLOS Biology* 上，并被 *Nature* 评价为 MRT 的第一次安全性研究。这本由商微教授精心主编的《线粒体遗传病诊疗》汇集了国内从事线粒体病诊疗专家们的丰富临床经验和科研工作者们的最新研究成果，是临床诊疗与科研成果的有机结合。本书是生殖专业人员全面认识线粒体遗传病的宝典，也是儿科专业相关工作人员了解目前辅助生殖前沿技术的有力帮手，尤其宝贵的是本书还为读者呈现了线粒体遗传病辅助生殖新技术研究的部分全新成果。

相信这本书可以帮助读者进一步认识线粒体遗传病，尤其是线粒体遗传病的最新研究进展，同时提高专业理论水平和临床诊疗水平。

中国科学院院士

中医内科学家

岐黄学者

中国医学科学院学部委员

中华中医药学会副会长

序 二

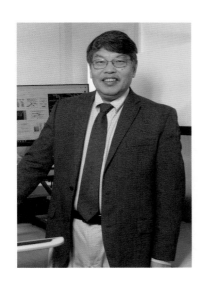

　　线粒体是细胞内最重要的细胞器，超过 90% 细胞所需要的能量都是线粒体产生的，除此之外，线粒体还有很多其他功能并参与多种代谢产物的合成，比如，线粒体在细胞凋亡方面发挥的决定性作用，过多产生的自由基会引起很多衰老相关的疾病，因此，不管是原发性的还是继发性的线粒体功能障碍都可能跟很多疾病有关。此外，线粒体有很多特殊之处，比如说线粒体具有自身遗传物质，线粒体的结构和功能需要线粒体基因和核基因的共同参与，线粒体 DNA 是母系遗传的，因此，一本包括最新进展的参考书，对医学院的学生，儿科、神经科、生殖医学、遗传咨询师乃至老年科医生都是至关重要的。

　　商微教授在生殖医学方面有着非常丰富的经验，是国家科技部重点研发项目——线粒体遗传疾病治疗的辅助生殖新技术研究的首席科学家，以她为主编、赵勇为副主编的线粒体遗传病诊疗，全面概述了线粒体的基本结构和功能，高度概括关了主要的线粒体疾病。全书分 9 章，图文并茂，有些章节是同类书籍里面没有的，比如该书强调线粒体与生育的关系，增加了很多这一方面的新内容，是一本具有很高价值的参考书，力荐给国内的同行。

黄建生

纽约州立大学水牛城分校教授
John Oishei 儿童医院医学遗传和代谢科主任
大湖地区肿瘤中心肿瘤遗传主任

前　言

　　线粒体是细胞中负责通过氧化磷酸化过程（OXPHOS）产生主要能量的细胞器，是身体的"能量工厂"。人类线粒体 DNA（mtDNA）为闭环双链 DNA 分子，编码 2 种线粒体核糖体 rRNA 和 37 种线粒体蛋白质。mtDNA 缺陷、相关的核基因（nDNA）缺陷或 mtDNA 和 nDNA 间的信号传递障碍均可以导致多系统的综合征，即线粒体疾病，主要影响高度依赖 ATP 的组织器官，如骨骼肌、脑、肝、肾脏、心脏和内分泌腺等。截至目前，尚未有明确的诊断线粒体疾病的标准方案，这主要是由于线粒体病具有高度的临床和表型异质性；也还没有切实有效的治疗方法，治疗管理限于使用缓解症状的传统策略，包括对症支持、药物治疗及综合管理。

　　由于精子中仅含有很少的线粒体，且其线粒体在精卵结合时几乎不进入受精卵，这决定了线粒体遗传病为母系遗传，即母亲将 mtDNA 传递给她的子女。鉴于这些遗传病无法治愈的特点，预防显得尤为重要。当生育过患有线粒体病的子代、明确为线粒体遗传病携带女性再生育时，其自然妊娠很难避免再生育患儿的风险。2016 年，世界上首例基于纺锤体移植进行线粒体替代治疗的"三亲"婴儿诞生，这似乎成为了阻断 mtDNA 突变遗传的潜在有效方法。

　　在"十三五"国家重点研发计划的支持下，我们邀请了国内从事基础和临床研究的知名专家，对目前线粒体遗传病的诊疗现状和研究进展进行了梳理总结。本书从线粒体的正常结构开始阐述，对线粒体病的诊断、人常见线粒体遗传病的诊疗和线粒体功能障碍与相关疾病进行了分别论述。在此基础上，本书更加注重线粒体遗传病阻断治疗研究的全新进展，着眼于生育与线粒体、核质置换技术及其安全性以及线粒体基因编辑及突变模型构建等前沿问题，将最新研究成果呈现给读者。

本书实用性强，可供儿科、神经内科、妇产科、生殖医学专业医师及从事线粒体研究的科研工作者和医学生阅读参考。同时也必须指出，虽然编者们尽心努力，本书难免会存在一定的不足之处，尤其是随着疾病研究的进展，某些观点也许存在局限性，望各位读者批评斧正。

2023 年 6 月

目　　录

第一章　正常人的线粒体

　　线粒体是普遍存在于真核细胞（除成熟的红细胞外）中的一种重要细胞器，它具有复杂的亚微结构和能量转换系统，通过氧化磷酸化作用为细胞生命活动提供能量。生物体内有 80% 的 ATP 由线粒体产生，因此线粒体被称为细胞的能量工厂。1894 年，德国生物学家阿尔塔曼（Altman）首先在动物细胞内发现了线粒体，1897 年德国科学家贝达（Benda）因为这些结构时而呈线状时而呈颗粒状，所以用希腊语中"线"和"颗粒"对应的两个词"mitos"和"chondros"的组合来为这种结构进行了命名，即线粒体"mitochondrion"。

第一节　线粒体结构与功能

一、线粒体的一般性状

（一）形态大小

　　线粒体的形态是多种多样的，有的呈线状、粒状或短杆状，有的呈圆形、哑铃形、星形，还有的呈分枝状、环状。线粒体形态的不同与细胞的种类和所处的生理状态不同有关。在一定条件下，在同一细胞中其形态是可逆的，如细胞处于低渗环境下，线粒体膨胀呈颗粒状；处于高渗环境下，线粒体伸长呈线状；在酸性条件下趋向囊状；在碱性环境下呈粒状。肝细胞的线粒体多呈球状，肾小管上皮细胞及成纤维细胞的线粒体多呈杆状或丝状，个别细胞还偶尔可见异形线粒体。

线粒体短径一般为 0.5 ～ 1.0 μm，长径差别比较大，一般为 1 ～ 2 μm。在光学显微镜下，线粒体需用特殊的染色才能加以辨别。在细胞中，线粒体大小受细胞代谢水平限制。不同组织在不同条件下可能产生体积异常膨大的线粒体，称为"巨线粒体"（megamitochondria）。胰外分泌细胞中线粒体可长达 10 ～ 20 μm；成纤维细胞的线粒体则更长，可达 40 μm。病毒性肝炎、肝癌、妊娠期黄疸、硬皮病等患者的肝细胞内也可见异常膨大的巨线粒体。

（二）数量与分布

线粒体的数量在不同类型的细胞中差异很大，如成熟的红细胞中无线粒体；肝细胞中含有 1000 ～ 2000 个线粒体；精子中线粒体则较少，约 25 个。线粒体的数量与细胞的生理功能密切相关，一般来说，新陈代谢旺盛、功能活跃、需要能量较多的细胞线粒体的数量较多，如心肌细胞、肝细胞、骨骼肌细胞及肾小管上皮细胞等；反之，新陈代谢较低、功能静止、需要能量较少的细胞线粒体的数量就少，如淋巴细胞、精子细胞。在同一类型的细胞中，线粒体的数量是相对稳定的。若细胞功能发生变化，其线粒体数量也会发生变化，如腺细胞在分泌活动旺盛时，其线粒体数量增多，运动员肌细胞内的线粒体数量比不运动的人的肌细胞内的线粒体多。

在大多数细胞内，线粒体通常是均匀分布的，但在某些细胞中，线粒体的分布是有一定规律的。线粒体通常分布于细胞生理功能旺盛的区域和需要能量较多的部位，如在蛋白质合成活跃的细胞中，线粒体被包围在粗面内质网内；在分泌旺盛的细胞中，线粒体总是分布在分泌物合成的区域；在肌细胞中，线粒体沿肌原纤维规则排列（图 1-1）；当主动运输功能活跃时，线粒体就大量集中于质膜内褶；精子的线粒体集中于鞭毛区。

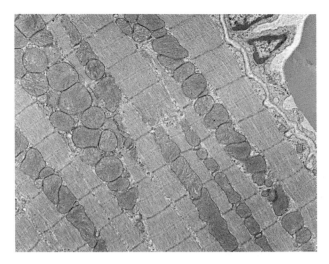

图 1-1 心肌组织内线粒体沿肌原纤维规则排列（TEM 图像）

（三）化学组成

线粒体的化学组分主要包括蛋白质、脂质和水，此外还含有少量的核酸及辅酶等小分子。

线粒体中蛋白质含量占其干重的 65% ～ 70%，且其内膜中蛋白质含量占线粒体蛋白质总量的 60% 以上。线粒体中的蛋白质包括可溶性蛋白质和不可溶性蛋白质两类；可溶性蛋白质主要是位于线粒体基质的酶和膜的外周蛋白质；不可溶性蛋白质构成膜的本体，是膜的镶嵌蛋白、结构蛋白和酶蛋白。线粒体中约有 120 余种酶，它们分布在线粒体各部，其中氧化还原酶约占 37%，连接酶占 10%，水解酶仅占 9%。

线粒体中脂质主要分布在两层膜中，占其干重的 20% ～ 30%。在线粒体中，磷脂为脂质的主要成分，占脂质总量的 3/4 以上。同种生物、不同组织线粒体膜中磷脂的量相对稳定。含丰富的心磷脂和较少的胆固醇是线粒体在组成上与细胞内其他膜结构的明显差别。

水是线粒体内最多的一种组分，它既是酶促反应的溶剂，又是物理介质。代谢产物通过水在线粒体各种酶系之间扩散并在线粒体内外之间转移。此外，线粒体内还含有辅酶 Q、黄素单核苷酸（FMN）、黄素腺嘌呤二核苷酸（FAD）等化学组分，这些化合物都参与电子传递的氧化还原过程。

（四）分裂与更新

细胞内的线粒体一直处于不断更新状态，一方面，衰老的和病变的线粒体被溶酶体消化分解，另一方面，通过增殖不断产生新的线粒体。线粒体的增殖是通过已有的线粒体分裂产生的，所以线粒体的分裂在细胞内经常发生。为了保证在细胞发生分裂后每个子代细胞都能继承亲代细胞的线粒体，亲代细胞中的线粒体在一个细胞周期内需要至少复制一次。即使是在不再分裂的细胞内，线粒体为了填补已老化的线粒体造成的空缺也需要进行分裂。

线粒体以与细菌的无丝分裂类似的方式进行增殖，有 3 种模式：间壁分离，即线粒体内部首先由内膜形成隔，随后外膜的一部分内陷，插入到隔的双层膜之间，将线粒体一分为二；收缩分离，即线粒体中部先缢缩同时向两端不断拉长变细，最后断裂为二；出芽分离，线粒体上先长出小芽，小芽与母线粒体分离后长大，发育为成熟线粒体。

二、线粒体的超微结构

经透射电镜观察，线粒体是由两层单位膜围成的封闭的囊状结构，主要由外膜、内膜、膜间腔及基质组成。线粒体表面被外膜包围，里面有内膜，外膜与内膜套叠在一起，互不相通，内外膜之间形成膜间腔，内膜向内折叠形成嵴，嵴与嵴之间形成嵴间隙，内含基质（图 1-2）。

（一）外膜

线粒体外膜是位于线粒体最外围的一层单位膜，厚度为

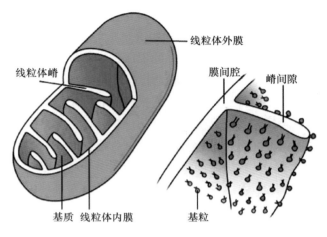

图 1-2　线粒体立体结构模式图

5 ～ 7 nm，平整光滑，与内膜不连接。膜上包含称为"孔蛋白"的筒状圆柱体的整合蛋白，中央有 1 ～ 3 nm 的小孔，可以允许相对分子量小于 5000 的物质通过。分子量大于上述限制的分子则需拥有一段特定的信号序列以供识别并通过外膜转运酶（translocase of the outer membrane，TOM）的主动运输来进出线粒体。线粒体外膜主要参与诸如脂肪酸链延伸、肾上腺素氧化以及色氨酸生物降解等生化反应，它也能同时对那些将在线粒体基质中彻底氧化的物质先进行初步分解。在细胞凋亡过程中，线粒体外膜对多种存在于线粒体膜间隙的蛋白质的通透性增加，使致死性蛋白质进入细胞质基质，促进了细胞凋亡。线粒体外膜中酶的含量相对较少，其标志酶为单胺氧化酶。

（二）内膜

内膜是位于线粒体外膜内侧、包裹着线粒体基质的单位膜，厚度为 5 ～ 6 nm。线粒体内膜中蛋白质与磷脂的质量比约为 0.7∶0.3，且其中含有大量的心磷脂。内膜通透性很小，相对分子量大于 150 的物质不能通过，但内膜有高度的选择透过性，借助膜上的一些特殊的转运蛋白控制内外腔间的物质交换。线粒体内膜的某些部分会向线粒体基质折叠形成嵴从而增加内膜面积，所以线粒体内膜含有比外膜更多的蛋白质，使更多复杂的生化反应能在内膜上进行。线粒体内膜的标志酶是细胞色素氧化酶。

用透射电镜负染法观察分离的线粒体时可见，内膜和嵴的基质面上有许多排列规则的带柄的球状小体，称为基本颗粒（简称基粒），每个线粒体有 $10^4 \sim 10^5$ 个基粒，每一个基粒就是一个 ATP 酶复合体。基粒由头部、柄部和基片三部分组成。头部又称 F_1 因子，球形，由 α、β、γ、δ、ε 五种亚基组成，可以合成 ATP。柄部是一种寡霉素敏感蛋白，能与寡霉素特异性结合，并使寡霉素的解偶联作用得以发挥，从而抑制 ATP 合成。基片又称 F_0 因子，是由至少 4 种多肽组成的疏水蛋白，镶嵌于内膜脂质双分子层中。基片具有质子通道的作用。

（三）膜间腔

内外膜之间的封闭的腔隙称膜间腔，宽为 $6 \sim 8$ nm，其中充满无定形液体。由于线粒体外膜通透性较高而内膜通透性较低，所以线粒体膜间腔内容物的组成与细胞质基质十分接近，含有众多生化反应底物、可溶性的酶和辅助因子等。线粒体膜间腔中还含有比细胞质基质中浓度更高的腺苷酸激酶、单磷酸激酶和二磷酸激酶等激酶，其中腺苷酸激酶是线粒体膜间腔的标志酶。线粒体膜间腔中存在的蛋白质可统称为"线粒体膜间腔蛋白质"，这些蛋白质全部在细胞质基质中合成。

（四）基质

基质充满内膜包裹的空间，为无定形物质，含有参与三羧酸循环、脂肪酸氧化、氨基酸降解等生化反应的酶等众多蛋白质，所以较细胞质基质黏稠。线粒体基质中一般还含有线粒体 DNA、RNA 和核糖体及较大的致密颗粒。苹果酸脱氢酶是线粒体基质的标志酶。

三、线粒体的功能

线粒体的主要功能是对糖、脂肪和氨基酸等能源物质进行氧化，最终释放出能量，所以线粒体是储能和供能的场所。在细胞生命活动中，95%的能量来自线粒体，因此人们又将线粒体比喻为细胞的动力工厂。所谓细胞氧化是指依靠酶的催化、氧化而释放能量的过程，由于细胞氧化过程中要消耗氧并释放出二氧化碳和水，所以又称为细胞呼吸。细胞氧化的基本过程可分为酵解、乙酰辅酶A生成、三羧酸循环、电子传递和氧化磷酸化等阶段。现在主要介绍线粒体内的三羧酸循环、电子传递与能量转换和氧化磷酸化过程。

（一）三羧酸循环

三羧酸循环（tricarboxylic acid cycle，TCA cycle）也称为柠檬酸循环（citric acid cycle），因为该学说由Krebs正式提出，亦称为Krebs循环。

柠檬酸循环主要由8步反应组成：首先，乙酰辅酶A（乙酰CoA）和草酰乙酸缩合成柠檬酸，柠檬酸异构化转变为异柠檬酸，异柠檬酸氧化脱羧转变为α-酮戊二酸，α-酮戊二酸氧化脱羧为琥珀酰CoA，琥珀酰CoA磷酸化生成琥珀酸，琥珀酸脱氢为延胡索酸，延胡索酸水化生成苹果酸，最后苹果酸脱氢生成草酰乙酸，与乙酰CoA结合进入下一轮循环。

在柠檬酸循环中，经过一系列多次脱氢、氧化和脱羧反应，1分子乙酰CoA消耗3分子H_2O，生成2分子CO_2（体内CO_2的主要来源）、1分子GTP和4对氢（其中3对氢由NAD^+接受，另1对氢以FAD为受氢体）。

柠檬酸循环是各类有机化合物代谢联系的枢纽，三大营养物质通过该循环在一定程度上可以相互转变。各种有机物分解代谢最终都将产生乙酰CoA，然后进入三羧酸循环进行最后氧化的过程，也只有经过三羧酸循环，有机物才能完全氧化，提供生命活动所需的大量能量。

（二）电子传递与能量转换（呼吸链）

线粒体内还原型烟酰胺腺嘌呤二核苷酸（NADH）和还原型黄素腺嘌呤二核苷酸（FADH$_2$）通过一系列酶促反应被氧化，将电子和 H$^+$ 传递给 O$_2$ 而生成 H$_2$O 并释放能量，催化此反应的酶体系按一定顺序排列在线粒体内膜中形成传递电子 / 氢的相互关联的链，称为电子传递链（electron transfer chain）或呼吸链（respiratory chain）。

呼吸链主要由 Ⅰ、Ⅱ、Ⅲ、Ⅳ 四种蛋白质复合体组成，这些蛋白质复合体均位于线粒体内膜上，由金属离子、辅酶、酶蛋白等组成，这些组分中能传递电子的（如铁硫蛋白、细胞色素蛋白）被称为递电子体；既能传递电子又能传递 H$^+$ 的（如 NAD$^+$、FMN、FAD、泛醌）被称为递氢体。作为呼吸链的入口，复合体Ⅰ将 NADH 中的电子传递给泛醌，复合体Ⅱ将电子从琥珀酸传递给泛醌，复合体Ⅲ将电子从泛醌传递给细胞色素 c，作为出口的复合体Ⅳ将电子从细胞色素 c 传递给氢。

（三）氧化磷酸化

NADH 和 FADH$_2$ 通过呼吸链被氧化并释放能量，驱动 ADP 磷酸化生成 ATP，氧化和磷酸化相偶联，称为氧化磷酸化（oxidative phosphorylation）。

氧化磷酸化偶联的部位主要发生在复合体Ⅰ、Ⅲ、Ⅳ中，电子在呼吸链中传递时伴随着 H$^+$ 的跨膜传递，产生了内膜两侧的质子浓度梯度，当 H$^+$ 顺浓度梯度回流至基质时，释放的能量在 ATP 合酶的作用下，催化 ADP 合成 ATP。线粒体上的复合体Ⅳ即 ATP 合酶，也称为 F$_0$F$_1$ATP 合酶，包括 F$_0$、F$_1$ 两个结构域，偶联因子 F$_1$ 催化 ATP 合成，F$_0$ 因子组成用于质子回流的离子通道，F$_0$ 和 F$_1$ 可以形成"转子"样结构，质子跨内膜的电化学梯度是 ATP 合酶转动的驱动力。

ATP 合酶转子循环一周生成 3 分子 ATP。实验数据表明，每合成 1 分子 ATP 需要 4 分子 H^+，呼吸链中每分子 NADH 约生成 2.5 分子 ATP（需 10 分子 H^+），每分子琥珀酸约生成 1.5 分子 ATP（需 6 分子 H^+）。

线粒体内的氧化磷酸化产生人体内约 90% 的 ATP。ATP 通过转移水解产生的基团来提供能量，它是体内最重要的高能磷酸化合物，是生物体能量生成与利用的中心。

第二节　线粒体遗传学

线粒体是人类细胞核外唯一含有 DNA 的细胞器，能够相对独立地进行自我复制，是一个半自主性细胞器。自从 1963 年发现线粒体 DNA（mitochondrial DNA，mtDNA）以来，研究者对线粒体 DNA 的结构和功能等方面进行了大量的研究，进一步发现线粒体有自己的遗传系统和蛋白质合成体系。线粒体 DNA 和核 DNA 相比有特殊的结构和遗传特征。

一、线粒体 DNA 的结构

人类 mtDNA 的长度为 16 569 bp，不与组蛋白结合，是裸露闭合环状双链 DNA 分子。外环分子量较大，称为重链（heavy chain）或 H 链；内环分子量小，称为轻链（light chain）或 L 链。mtDNA 的两条链都有编码功能，分为编码区和非编码区。编码区拥有 37 个基因，编码 2 种线粒体核糖体 rRNA（12S rRNA 和 16S rRNA）、22 种线粒体 tRNA 以及 13 种与氧化磷酸化有关的多肽（图 1-3）。

人类 mtDNA 编码区结构紧密，利用率极高，没有启动子和内含子，非编码区很少，基因间隔区只有 87 bp。部分基因有重叠现象，即前一个基因的最后一段碱基与下一个基因的第一段

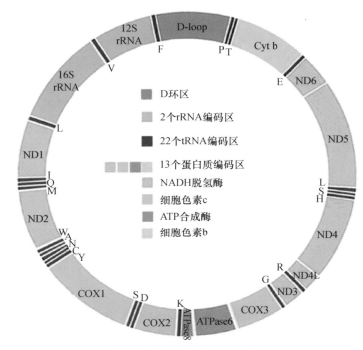

人类线粒体基因组包含16 569个碱基对

图 1-3　人类线粒体基因组组成示意图

碱基相重叠，因而线粒体基因任何区域的突变都会累及基因组中的一个重要功能区域。mtDNA 的非编码区包括 2 段，D 环区（displacement loop region，D-loop）和 L 链复制起始区（O_L），其中 D 环区又称控制区，与 mtDNA 的复制与转录有关，其包含 H 链复制起始点、H 链转录启动子和 L 链转录启动子以及 4 个保守系列。

二、线粒体 DNA 的功能

（一）线粒体 DNA 的复制

mtDNA 在核基因编码的 DNA 聚合酶的作用下以 D 环复制

方式进行复制，这种 DNA 聚合酶是线粒体特异的。线粒体的复制期主要处在细胞周期的 S 期和 G2 期，与细胞周期同步。线粒体使用核基因的通用密码，但也有较多的稀有密码子。同细胞核 DNA 复制一样，mtDNA 也是以半保留复制方式进行自我复制的，因 H 链复制的起始点（O_H）与 L 链复制的起始点（O_L）相隔约 2/3 个 mtDNA 分子，所以其 H 链与 L 链并不同时进行复制。复制时，在 H 链复制起始点以 L 链为模板先合成一段 RNA，作为合成 H 链的 RNA 引物，然后在 DNA 聚合酶作用下，以 L 链为模板合成一条长 500～600 bp 的子代 H 链片段，取代亲代 H 链与 L 链互补。被置换的亲代 H 链片段像字母 D，故这段发生置换的区域被称为 D 环，这种 DNA 复制方式被称为 D 环复制。

在各种复制相关酶和因子的作用下，子代 H 链按顺时针方向继续合成，D 环延伸逐渐暴露轻链复制起始点 O_L，L 链开始以被置换的亲代 H 链为模板按逆时针方向复制出子代 L 链。当 H 链合成结束时，L 链只合成了 1/3，此时 mtDNA 有两个环：一个是已复制完成的环状双链 DNA，另一个是正在复制、有部分单链的 DNA 环，这样的复制为不对称复制。待两条链的复制全部完成后，RNA 引物被切除，缺口封闭，子代 H 链和亲代 L 链、子代 L 链和亲代 H 链各自组合成两个新的环状 DNA 分子并开始分离。

（二）线粒体 DNA 的转录

mtDNA 的转录具有以下特点：

1. mtDNA 两条链（H 链和 L 链）均有编码功能，其转录是两条链全长转录。

2. 两条链从 D 环区的启动子处同时开始以相同速率转录，L 链按顺时针方向转录，H 链按逆时针方向转录（与复制时方向相反）。

3. mtDNA 的基因之间无终止子，因此两条链各自产生一个巨大的多顺反子初级转录产物。H 链还产生一个较短的、合成活跃的 RNA 转录产物，其中包含 2 个 tRNA 和 2 个 mRNA。

4. tRNA 基因通常位于 mRNA 基因和 rRNA 基因之间，每个 tRNA 基因的 5′ 端与 mRNA 基因的 3′ 端紧密相连。核酸酶可准确识别初级转录产物中 tRNA 序列，并在 tRNA 两端剪切转录本，形成单基因 mRNA、tRNA 和 rRNA，剪切下来的 mRNA 无 5′ 帽结构，在 polyA 聚合酶的作用下，在 3′ 端合成一段 polyA，成为成熟的 mRNA。初级转录产物中无信息的片段很快会被降解。

（三）线粒体基因的翻译

线粒体蛋白质合成过程在基质腔内完成，基质腔内存在蛋白质多肽链合成系统，包括 mtDNA 转录的 12S rRNA 与 16S rRNA 及大小约为 55S 的线粒体核糖体（mitoribosome，MR），mtDNA 转录的 22 种 tRNA 蛋白质合成所需的各种酶、氨基酸、离子等。线粒体核糖体以 mRNA 为模板、以 22 种 tRNA 携带相应的氨基酸为原料，生成 13 种与线粒体氧化磷酸化有关的蛋白质。

三、线粒体 DNA 的遗传特征

（一）半自主性

mtDNA 能够自主地进行复制、转录及编码，但这种自主性有限，线粒体的自身结构和生命活动都需要核 DNA（nuclear DNA，nDNA）的参与并受其控制。所以线粒体的生长和增殖依靠两套遗传系统，线粒体是一个半自主性的细胞器。具体表现如下。

1. mtDNA 编码的蛋白质有限：在线粒体所含 1000 多种蛋白质及呼吸链氧化磷酸化系统酶复合体的 80 多种蛋白质亚基中，mtDNA 仅编码 13 种，其他大部分蛋白质亚基及维持线粒体结构和功能的蛋白质的编码都依赖 nDNA，它们在细胞质中合成后经特定方式转运到线粒体中发挥功能。

2. mtDNA 基因表达受 nDNA 的制约：mtDNA 的复制、转录和编码过程所需的各种酶及蛋白质因子都是由 nDNA 编码的。

3.线粒体氧化磷酸化系统的组装和维持需要 nDNA 和 mtDNA 的协同作用。

（二）遗传密码子不同

线粒体的遗传密码子与通用遗传密码子存在差异。在线粒体的遗传密码子中有 4 个密码子的含义与通用密码子不同：AUA 由终止密码子变为甲硫氨酸的密码子，UGA 由终止密码子变为色氨酸的密码子，AGA 和 AGG 由精氨酸的密码子变为终止密码子。另外，线粒体 tRNA 的兼用性较强，22 种 tRNA 可识别线粒体 mRNA 的全部密码子，而核内的通用密码中要阅读 64 个密码子最少需要 32 种 tRNA，所以线粒体内密码子与反密码子的配对原则也与通用密码子不同。

（三）异质性

人类单个体细胞内通常有数百个甚至上千个线粒体，每个线粒体内含 2～10 个 mtDNA 分子，所以每个细胞可有数千个 mtDNA 分子，这即为 mtDNA 的多质性（polyplasmy）。如果细胞或组织中的所有 mtDNA 分子都是相同的，则称为 mtDNA 的同质性（homoplasmy）。由于 mtDNA 随机突变会产生部分突变型的 mtDNA，导致同一个体的不同组织、同一组织的不同细胞、同一细胞的不同线粒体甚至同一线粒体可以既含有突变型、又含有野生型线粒体基因组，即野生型与突变型 mtDNA 共存，这种现象称为 mtDNA 的异质性（heteroplasmy）。野生型 mtDNA 对突变型 mtDNA 有补偿作用，因此，mtDNA 突变并不立即产生严重后果，引发疾病存在阈值效应。在细胞分裂时，线粒体被随机分配进入子代细胞，造成 mtDNA 分布的不均衡，这样线粒体的遗传特性就更倾向于群体遗传方面。

（四）母系遗传

卵母细胞的细胞质中有数十万拷贝数量的 mtDNA，而精子的细胞质中只有很少的线粒体，在精子和卵子结合时，精子细胞质中的线粒体几乎不进入受精卵。因此受精卵中的mtDNA几乎全都来自卵母细胞，这决定了线粒体遗传病的遗传方式为母系遗传（maternal inheritance），即母亲将mtDNA传递给她的子女，但只有女儿能将其mtDNA传递给下一代。因此，具有相同mtDNA序列的个体必定是来自某位共同的女性祖先。

（五）瓶颈效应

卵细胞中有数十万个拷贝数量的mtDNA，受精时，卵细胞的mtDNA只有小部分（2～200个）进入到受精卵传给子代，这种现象称为瓶颈效应。因此，对于具有mtDNA异质性的母亲，瓶颈效应限制了其遗传mtDNA的数量及种类。同时由于卵细胞产生的野生型和突变型mtDNA的数量及种类各不相同，子代个体间会有明显的异质性。

（六）高突变率

mtDNA突变率极高，比nDNA高10～20倍，其原因有以下几点：

1. mtDNA是裸露环状双链的DNA分子，其不与组蛋白结合，缺乏组蛋白的保护。

2. mtDNA中的基因排列紧凑，无内含子，部分区域还会出现重叠，因此mtDNA的任何突变都可能影响到其基因组内的某一重要功能区域。

3. mtDNA位于线粒体基质或依附于内膜，直接暴露于呼吸链代谢产生的超氧粒子和电子传递产生的羟自由基中，而线粒体中又不能合成谷胱甘肽来清除过氧化物，所以mtDNA极易受到氧化损伤。

4. mtDNA复制为不对称复制，亲代H链被替换下来后长时间处于单链状态，直至子代L链合成，而单链DNA可自发脱氨基，导致点突变。

5. 与 nDNA 相比，mtDNA 缺乏有效的精确的 DNA 损伤修复能力。

（七）阈值效应

与 nDNA 相比，mtDNA 极易突变。mtDNA 突变可以影响线粒体氧化磷酸化的功能，导致 ATP 合成障碍，最后引发疾病。mtDNA 突变所产生的效应取决于野生型与突变型 mtDNA 的相对比例以及该组织对能量的依赖程度，只有突变的 mtDNA 达到一定数量时才引起某种组织或器官的功能异常，这种能引起特定组织器官功能障碍的 mtDNA 突变的最小数量称为阈值。不同的组织或器官对能量的依赖程度不同，其发病阈值也不同。对能量依赖程度较高的组织更易受到氧化磷酸化损伤的影响，较低的突变型 mtDNA 水平就会出现临床症状。中枢神经系统对 ATP 的依赖程度最高，其他依次为骨骼肌、心、胰腺、肾、肝。

（张　雷　邵素霞）

参考文献

［1］傅松滨 . 医学遗传学：第 4 版 . 北京：北京大学医学出版社，2018.

［2］左伋 . 医学遗传学：第 7 版 . 北京：人民卫生出版社，2018.

［3］ALBERTS B，JOHNSON A，LEWIS J，et al. Molecular Biology of Cell. 6th ed. Garland Science，2014.

［4］成令忠，钟翠平，蔡文琴 . 现代组织学：第 4 版 . 上海：上海科学技术文献出版社，2003.

［5］OVALLE W K，NAHIRNEY P C. Nahirney. Netter's essential histology. 2th ed. Elsevier Health Medicine，2012.

［6］ANNESLEY S J，FISHER P R. Mitochondria in Health and Disease. Cells，2019，8（7）：680.

第二章　线粒体病的诊断

线粒体病具有高度的临床和表型异质性，因此没有严格明确的临床和病理诊断标准。线粒体病的诊断依据患者的临床表现、生化检测、电生理检查、影像学检查、肌肉病理检查、酶复合体分析及遗传学检测等综合确定。线粒体病具有神经系统易于受累及多系统损害的临床特点，依据临床表现和常规的磁共振成像（magnetic resonance imaging，MRI）或电生理改变，可考虑到线粒体病的可能。而后进行的线粒体病生物标志物测定、线粒体基因和呼吸链复合体功能检查，有些伴肌肉损害的患者进行的肌肉活检，可以证实线粒体病。如果发现异常致病性，而非老化或继发性改变，即可确定诊断并进行分型，具体诊断程序见图 2-1。

根据诊断依据的数量，线粒体病病例可分为疑诊、拟诊和确诊病例。Morava 等修订的线粒体病标准（mitochondrial disease criteria，MDC）评分系统包括临床表型、代谢/影像学以及形态学检查三大部分，其中临床表现分为肌肉、中枢神经系统和多系统症状。在 MDC 评分系统中，破碎红/蓝纤维、细胞色素 c 氧化酶（cytochrome c oxidase，COX）阴性肌纤维、COX 染色降低，每项为 4 分；乳酸升高、丙氨酸升高、脑脊液乳酸升高、脑脊液丙氨酸升高、尿三碳酸盐排泄、MRI 为亚急性坏死性脑脊髓病（subacute necrotizing encephalomyelopathy，又称利氏病，Leigh disease；习称 Leigh 综合征）改变、琥珀酸脱

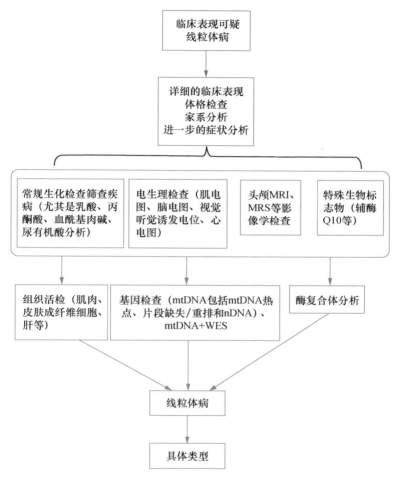

图 2-1 线粒体病诊断程序

氢酶（succinate dehydrogenase，SDH）染色阳性血管和电镜下线粒体异常，每项为 2 分；其他项异常均为 1 分；各项评分相加，8～12 分为确诊，5～7 分为拟诊，2～4 分为可能，1 分则排除。具体见表 2-1。

表 2-1   MDC 评分系统

项目	内容
I 临床表现（最高 4 分）	
肌肉系统（最高 2 分）	肌无力、眼外肌麻痹、面肌运动不耐受、横纹肌溶解、肌电图（EMG）异常
中枢神经系统（最高 2 分）	发育迟缓、癫痫、肌阵挛、卒中样发作、技能丧失、偏头痛、锥体束征、锥体外系表现、脑干受累
多系统症状（最高 3 分）	心、肾、眼、耳、血液系统、消化系统、内分泌系统、神经系统；复发；家族史
II 代谢/影像学（最高 4 分）	血乳酸升高、乳酸/丙酮酸升高、丙氨酸升高，脑脊液乳酸升高、蛋白质升高、丙氨酸升高，尿三碳酸盐排泄、乙基丙二酸尿症，MRI 显示卒中样改变、MRI 为 Leigh 综合征样改变、MRS 乳酸峰
III 形态学（最高 4 分）	破碎红/蓝纤维、COX 阴性肌纤维、COX 染色降低、SDH 染色降低、SDH 阳性血管和电镜下线粒体异常

一、症状评估

中枢和（或）周围神经系统是线粒体病最常见的受累部位，其中发育迟缓、癫痫发作、发作性意识障碍为常见的临床表现；还可出现共济失调、偏头痛、脊髓病、急性卒中样表现（如偏瘫、失语、偏盲）、运动异常（如肌阵挛、肌张力障碍）、周围神经感觉神经病、交感神经病。线粒体病还可累及内分泌、血液、皮肤和骨骼等，以骨骼肌、胃肠道、心、肝、眼、耳、肾、胰腺等的功能障碍为首要表现，容易造成误诊。骨骼肌受累表现为乏力、运动不耐受、肌无力、肌萎缩、横纹肌溶解；胃肠道表现为腹泻、呕吐、便秘、假性肠梗阻、胃轻瘫；眼部受累表现为眼外肌麻痹，出现眼球活动受限或眼睑下垂、眼色素性视网膜病、视神经病、白内障；耳部受累表现为听力损伤；其他系统表现为身材矮小、糖尿病、心肌病、肝衰竭。具体临床表现见表2-2。

表 2-2　线粒体病的主要临床表现

神经系统表现	发育迟缓、智力障碍、痴呆、惊厥、头痛、卒中样表现、意识障碍、神经肌肉病、共济失调、肌张力低下、肌病、运动不耐受、周围感觉-运动神经病、脊髓病、运动障碍、帕金森样症状、肌阵挛、感音神经性耳聋、视神经萎缩、眼外肌麻痹
系统性表现	心肌病、心脏传导障碍、糖尿病、胰腺外分泌功能障碍、甲状旁腺功能低下、身材矮小、多发性内分泌病、全血细胞减少、铁粒幼细胞贫血、肝病、肾病、假性肠梗阻、代谢性酸中毒、恶心、呕吐

部分线粒体病可以归类为某种线粒体综合征，已知的包括：线粒体脑肌病伴高乳酸血症和卒中样发作（mitochondrial encephalomyopathy with lactic acidosis and stroke-like episodes，MELAS），肌阵挛性癫痫伴破碎红纤维综合征（myoclonic epilepsy associated with ragged red fiber，MERRF），Leigh 综合征，线粒体脑肌病（Kearns-Sayre syndrome，KSS），Pearson 综合征，婴儿进行性脑灰质营养不良（阿尔珀斯病），莱伯遗传性视神经病变（Leber hereditary optic neuropathy，LHON），慢性进行性眼外肌麻痹（CPEO），周围神经病、共济失调和视网膜色素变性（neuropathy，ataxia and retinitis pigmentosa，NARP），线粒体神经胃肠型脑肌病（MNGIE），线粒体肌病、线粒体心肌病、糖尿病合并耳聋。

尽管线粒体病临床表现复杂多样，但仍有规律可循。约80%的线粒体病患者表现为多脏器功能障碍，对于不明原因的以神经系统受累为主者或多系统同时受累者，尤其会出现其他疾病不能解释的进展型神经肌肉病和（或）非神经肌肉症状，累及表面上看起来似乎不相关的器官或组织，需高度警惕线粒体病可能。此外，对一些无明显原因的孤立的临床表现，如痴呆、肌无力、癫痫、神经性耳聋、偏头痛伴卒中、身材矮小、肌阵挛性癫痫及心肌病，也应想到线粒体病的可能。

上述不同系统的症状可以单独出现，表现为单个组织或结构损伤，如 LHON 的视神经或母系遗传的非综合征性失聪的耳蜗；也可以出现骨骼肌、脑、心等多组织多系统损伤，如 MELAS、KSS、MNGIE、MERRF 等。这些综合征可出现在任何年龄段，不同年龄段临床表现略有不同，儿科患者最常见的临床特征为发育迟缓、智力障碍、肌张力减退、心脏和呼吸功能衰竭。如 Leigh 综合征可出现致死性多系统损伤、脑肌病、肌病、心脏病。成年患者通常表现为肌病伴随中枢神经系统受累的不同症状，如癫痫、共济失调、多发性神经病、色素性视网膜病，有些患者仅表现为消瘦、无力、运动不耐受。而糖尿病则是早期起病的 MELAS 和 MERRF 的重要标志。

线粒体病的临床表现呈明显的异质性和多样性，这给临床诊断造成了困难。尽管如此，临床表现仍然是其诊断的基石，可为其诊断提供重要的线索。线粒体病的神经系统体征包括：①典型的 MERRF 合并共济失调、癫痫发作和肌阵挛；② MELAS 的偏头痛样发作、反复癫痫及卒中样发作；③ KSS 的进行性眼外肌麻痹、视网膜色素变性、心脏传导阻滞或耳聋；④ LHON 的视神经萎缩；⑤缓慢渐进或波动的线粒体肌病等。这些线粒体病亚型可合并痴呆、乳酸酸中毒、身材矮小、糖尿病、眼睑下垂及多发对称的脂肪瘤等，周围神经受累也较为常见，但通常是无症状性的。对线粒体病的诊断首先要详细询问病史和查体，尤其是对家族史的询问非常重要。即使在同一家族中，患者的临床表型也可以区别很大，例如在 MELAS 患病家系，有的患者仅出现听力障碍或糖尿病。当疑似诊断线粒体病时，家族史调查非常重要，应询问家族中有无儿童罹患不寻常疾病的情况，包括新生儿死亡、原因不明的癫痫以及上述进展性神经系统障碍。如在家族史中发现不明原因的耳聋或家族性排尿病患者，也应怀疑线粒体疾病的可能。当这些特征性表现为母系遗传时，更应怀疑线粒体病的诊断。部分线粒体病是由核基因缺陷所致，也可为孟德尔遗传模式。

二、线粒体疾病的实验室诊断

线粒体疾病的实验室诊断主要有生化诊断和分子遗传学诊断两种，生化诊断主要是检测血液中与线粒体呼吸链功能有关的生化组分，如丙氨酸和乳酸的浓度、丙酮酸脱氢酶的活力和呼吸链中各复合酶的活力，这些指标异常可提示线粒体功能受损。分子遗传学诊断能直接检测基因突变是否包括线粒体基因（mitochondrial DNA，mtDNA）和核基因（nuclear DNA，nDNA）。

（一）常规生化检测

在评估疑似线粒体氧化磷酸化（oxidative phosphorylation，OXPHOS）疾病患者时，重要的是分析不同的常规实验室参数，这些参数将提供有关不同器官可能参与该疾病的关键信息。通过 pH 值和离子测量评估酸碱平衡确定是否存在代谢性（乳酸）酸中毒，或者是否只有乳酸增加而无代谢性酸中毒。OXPHOS障碍患者的肌肉、肾和肝功能经常受损，应进行定期生化指标评估，包括天门冬氨酸氨基转移酶（AST）、丙氨酸氨基转移酶（ALT）、肌酸磷酸激酶（CPK）、尿素、肌酐、蛋白质等。血细胞计数分析是必检项目，如确定存在全血细胞减少症的 Pearson综合征。上述生物标志物分析是自动化的、简单的和具有成本效益的。更重要的是，它们可能对患者的良好表型定义非常有帮助，这对于正确解释二代测序（next-generation sequencing，NGS）至关重要。

（二）特殊分析

1. 乳酸和丙酮酸　乳酸测定简单、容易操作，可作为线粒体病一线诊断方法，并可在所有临床实验室进行。OXPHOS 疾病患者的乳酸增加是由于线粒体呼吸链中烟酰胺腺嘌呤二核苷酸（nicotinamide adenine dinucleotide，NAD）还原型（NADH）的氧化速率降低，NADH/NAD 比值较高，丙酮酸优先还原为乳酸，以便将 NADH 循环为 NAD，促进葡萄糖通过厌氧途径氧化。血乳酸水平升高是 OXPHOS 障碍的一个标志，其临界值约为 2 mmol/L。然而，血乳酸受影响因素较多，取血、哭闹、活动、感染等情况下均可能升高，尤其是轻-中度升高并不一定意味着患有乳酸酸中毒或 OXPHOS 障碍。OXPHOS 疾病患者的血乳酸浓度有时也可能正常，尤其是那些病情较轻的患者。因此，虽然乳酸被认为是一种有用的诊断生物标志物，但其本身既不敏感，也不足以诊断 OXPHOS 疾病。在新生儿中区分新生儿窒息导致大量高乳酸血症的 OXPHOS 疾病更具有挑战性，相比于窒息患者，重度 OXPHOS 疾病患儿的乳酸血症常持续存在，难以纠正。还可以在尿液和脑脊液中测量乳酸，虽然尿液乳酸测定与血样中的乳酸测定具有相同的局限性（缺乏敏感性和特异性），但脑脊液乳酸水平的增加通常强烈支持 OXPHOS 疾病。然而，癫痫发作、中枢神经系统感染可能会增加脑脊液乳酸浓度，通过分光光度法或磁共振波谱（magnetic resonance spectroscopy，MRS）分析测量脑脊液乳酸增加是一个有价值的诊断标准。

关于丙酮酸盐的分析，需要借助含有高氯酸盐的特殊处理和收集管，并立即放置在冰上。虽然丙酮酸的分析方法并不复杂（分光光度法，类似于乳酸），但大多数实验室都无法进行丙酮酸测定。血乳酸/丙酮酸比值反映 NADH/NAD 氧化还原状态，当该比值升高时，表明存在 OXPHOS 疾病。同样，这种测量方法无法区分环境（例如缺氧）或遗传性 OXPHOS 疾病。丙酮酸作为生物标志物最有趣的贡献可能是，它的升高导致乳酸/丙酮酸比值降低，这一结果强烈提示丙酮酸代谢存在遗传缺陷（丙酮酸脱羧酶和脱氢酶缺乏）。生理乳酸/丙酮酸比值通常为12～25。

氨基酸可以使用不同的色谱技术进行分析，其优点是大多数氨基酸可以在一次分析中同时测量。诊断 OXPHOS 疾病的标志性氨基酸是丙氨酸，虽然丙氨酸浓度升高超过 450 μmol/L 提示线粒体功能障碍，但这是非特异性的，与乳酸值升高一样，不能诊断 OXPHOS 疾病。同时测量乳酸和丙氨酸可能会提高诊断能力，因为这样可以排除乳酸升高的人为情况，例如当很难抽血时（儿科护士面临的一个真正问题）或其他分析前因素。换句话说，如果真的存在高乳酸血症，丙氨酸值应该随之升高。其他氨基酸可以为特定疾病提供有用的信息，例如在 MELAS 患者中观察到的低血浆瓜氨酸值。脑脊液丙氨酸浓度升高是一个很好的生物标志物。在 OXPHOS 疾病的诊断工作中，尿氨基酸不是常规测量的，但如果怀疑肾小管病变是 OXPHOS 疾病临床表型的一部分，则其可能会引起关注。

在安静状态下血清乳酸正常值为 0.56～2.2 mmol/L，血清乳酸/丙酮酸比值正常 < 20，血和脑脊液中乳酸浓度、乳酸/丙酮酸比值升高均提示呼吸链功能异常。

血乳酸/丙酮酸最小运动量试验：运动前抽取患者静脉血 2.5 ml，在自行车功量计上运动，功率限制在 15 W，时间为 15 min，运动后即刻和 5 min 时分别采血 2.5 ml，测量运动前后乳酸、丙酮酸值。运动前乳酸、丙酮酸高于正常值，或运动后 5 min 尚不能恢复到正常水平均为异常。乳酸/丙酮酸比值在运动前 < 7 或 > 17，在运动后 < 7 或 > 22 均有诊断意义。对幼儿或瘫痪患者也可采用葡萄糖刺激试验，试验前采血测量乳酸值，口服葡萄糖 2 g/kg 后 90 min，乳酸升高 2 倍以上为异常；但这种有氧运动前后测量有局限性，静息和运动后乳酸与丙酮酸浓度正常并不能除外线粒体病。

2. 细胞因子

（1）**FGF21**：近年来，成纤维细胞生长因子 21（FGF21）已成为诊断 OXPHOS 疾病的有价值的生物标志物。这种循环激素样细胞因子是一种含有 209 个氨基酸的蛋白质，在肝脏中合成，也在白色脂肪组织、棕色脂肪组织、胰腺、骨骼肌和下丘脑中合成。酶联免疫吸附测定（ELISA）是分析人血清 / 血浆中 FGF21 循环浓度的金标准。在最近一份关于晚发性线粒体肌病小鼠模型的报告中，FGF21 的水平过表达（与 COX 阴性肌纤维的数量相关）被用作疾病严重程度的预测因子。此外，FGF21 在调节葡萄糖稳态中起着重要作用，并可以改善胰岛素抵抗，治疗糖尿病。

（2）**GDF15**：生长分化因子 15（GDF15）是一种受 p53 和氧化应激调节的细胞因子，属于人转化生长因子 β（TGF-β）超家族。GDF15 基因定位于染色体 19p12 ～ 13.1，编码一种前肽，主要表达于胎盘、肾、肝、肺、胰腺和前列腺。GDF15 的表达在由促炎细胞因子或白细胞介素 6、致肿瘤过程和心血管疾病引起的炎症反应期间被激活。ELISA 可用于测量人类血清样本中的 GDF15 水平。最近的研究发现，骨骼肌细胞过度表达 GDF15 mRNA，GDF15 为线粒体疾病的潜在新生物标志物，似乎是比 FGF21 更敏感的 OXPHOS 疾病生物标志物。但最近的研究表明，FGF21 和 GDF15 水平均与疾病进展无关。因此需要进一步的研究来阐明 FGF21 和 GDF15 在广泛的 OXPHOS 疾病研究中的真正诊断特异性和敏感性。

（3）**辅酶 Q10**：辅酶 Q10 是线粒体 OXPHOS 途径的关键组成部分，是线粒体病的特异性生物标志物。辅酶 Q10 存在于所有组织中，可以在血液、单核细胞和血小板、肌肉活检、培养的皮肤成纤维细胞、脑脊液、尿路细胞或颊黏膜细胞等各种生物标本中被测定。辅酶 Q10 缺乏可能是组织特异性的，因此有必要研究靶器官中内源性辅酶 Q10 的生物合成。血浆辅酶 Q10 检测不能反映内源性辅酶 Q10 的细胞水平，但可作为 OXPHOS 疾病患者的常规生化测试。诊断辅酶 Q10 缺乏最常用的实验室方法是基于使用高压液相色谱结合紫外线（HPLC-UV）或电化学分析总辅酶 Q10（HPLC-ED）的检测系统，但从生化上仍难以区分原发和继发缺陷，需要结合基因检测。

（4）**其他生物标志物**：根据 OXPHOS 疾病患者的临床表现进行其他生物标志物的分析，在某些情况下有助于快速诊断。例如，通过使用分光光度法检测的单一高效液相层析（HPLC）进行尿液胸苷定量可以诊断 MNGIE，MNGIE 是一种由导致嘧啶代谢途径紊乱的 *TYMP* 基因突变引起的线粒体病。对脑脊液中某些特定生物标志物的分析更有助于快速诊断，例如脑脊液 5- 甲基四氢叶酸是一种合适的生物标志物（与脑脊液总蛋白增加一起），可用于一般 OXPHOS 疾病患者。在 OXPHOS 疾病患者的脑脊液中观察到的生化紊乱可能是由脉络丛功能障碍导致的，脉络丛是一种生成脑脊液的解剖结构。几乎所有叶酸都是以能量依赖的方式从血液运输到大脑的。脑脊液中的维生素 B_1 已被证明是诊断 *SLC19A3* 基因突变引起的维生素 B_1 转运遗传缺陷的良好生物标志物，*SLC19A3* 基因突变是一种可治疗的遗传病，可导致 Leigh 综合征（生物素反应性基底节病）。

（三）呼吸链酶活性测定

呼吸链酶活性测定对于筛查和诊断线粒体病具有重要的意义，目前主要的检测方法包括分子生物法、极谱法、分光光度法。由于 OXPHOS 系统活性容易受到组织类型、细胞种类、总蛋白含量、酶的表达水平、线粒体制备纯度及冻融程度的影响，较多研究选用酶活性稳定、与呼吸链各种表达的水平摩尔比相对固定的三羧酸循环中的柠檬酸合成酶（CS）作为内参照，对 OXPHOS 活性进行标准化，从而减少实验误差。目前骨骼肌的酶活性测定仍是线粒体病的重要诊断手段。在分析结果时需要排除其他因素的影响，如组织缺氧、感染、药物使用等，这些均可能影响酶活性。此外，在对儿童进行分析时需要考虑年龄因素，新生儿酶活性较低，3岁内呈增强趋势，老年人有进行性下降趋势。线粒体呼吸链酶复合体缺陷类型及相关基因和临床表型见表2-3。

表 2-3　线粒体呼吸链酶复合体缺陷类型及相关基因和临床表型

复合体	相关基因	临床表型
复合体Ⅰ	ND1、ND2、ND3、ND4、ND4L、ND5、ND6、NDUFS1、NDUFS2、NDUFS3、NDUFS7、NDUFS8、NDUFV1、NDUFV2、NDUFS4、NDUFS5、NDUFS6、NDUFA1、NDUFA2、NDUFA3、NDUFA4、NDUFA5、NDUFA6、NDUFA7、NDUFA8、NDUFA9、NDUFA10、NDUFA11、NDUFA12、NDUFA13、NDUFAB1、NDUFB1、NDUFB2、NDUFB3、NDUFB4、NDUFB5、NDUFB6、NDUFB7、NDUFB8、NDUFB9、NDUFB10、NDUFB11、NDUFC1、NDUFC2、NDUFV3、NDUFAF1、NDUFAF2、NDUFAF3、NDUFAF4、Ecsit、C20orf7、C8orf38、ACAD9、NUBPL、FOXRED1、DNAJC30、NDUFA7、HDPSL/C10orf65、OXCT2、OXCT1、IVD、DCI、MCCC2、GPAM、C7orf10、AMACR、PHYH、LACTB、LYRM5	脑白质营养不良、散发性肌病、严重新生儿乳酸酸中毒、LHON
复合体Ⅱ	SDHA、SDHB、SDHC、SDHD、SDHAF1、SDHAF2	扩张型心肌病、神经节细胞瘤、嗜铬细胞瘤、Leigh综合征、胃肠道间质瘤、脑肌病
复合体Ⅲ	UQCRB、UQCRQ、UQCRC2、CYC1、TTC19、BCS1L、BCS1L、UQCC2、UQCC3	散发性肌病、脑肌病、心肌病、Leigh综合征、GRACILE综合征（growth retardation amino-

（续表）

复合体	相关基因	临床表型
		cidura cholestasis iron overload，lactacidosis and early death syndrome）
复合体Ⅳ	MT-CO1、MT-CO2、MT-CO3、COX4l1、COX4l2、COX5A、COX6A1、COX6A2、COX6B1、COX7A1、COX7B、COX8A、COXFA4、COX14、COXA3、TACO1、COX10、COX15、COX20、SCO1、SCO2、SURF1、COA5、COA6、COA7、COA8、PET100、PET117、FASTKD2、LRPPRC	LHON、获得性特发性铁幼粒细胞性贫血（acquired idiopathic sideroblastic anaemia，ASIA）、共济失调、肌张力减退、癫痫、视神经萎缩、肌病、乳酸酸中毒和心肌病、肌红蛋白尿、脑病、四肢瘫痪和肌病、生长不良、畸形、范科尼贫血、先天性胰腺外分泌功能不全、肺动脉高压、散发性贫血、脑肌病、肌萎缩侧索样硬化、神经发育退化、肥厚型心肌病、运动不耐受、MELAS、脑萎缩、发育迟缓、偏瘫和脑肌病、Leigh 综合征
复合体Ⅴ	MTATP6、MTATP8、ATP5F1E、ATP5F1A、ATP5F1D、ATP5MK、ATPAF2、TMEM70	婴儿双侧纹状体坏死、NARP 综合征

三、电生理检查

（一）肌电图

肌电图（electromyogram，EMG）检查可发现肌肉有无肌源性损害或神经源性损害；神经传导速度检查有助于发现亚临床的周围神经病变。

（二）诱发电位检查

诱发电位检查对各种脑病综合征的病变部位有辅助诊断价值，听力图检查可证明神经性耳聋。

（三）脑电图

脑电图（electroencephalogram，EEG）对线粒体病伴癫痫样发作有意义，可有全导放电，也可有局灶放电，可见棘慢波、尖慢波等。以皮质损害为主的 MELAS、MERRF 和阿尔珀斯病可见全脑弥漫性慢波，伴局灶性改变，可见棘慢、尖慢综合波。MELAS 多出现后枕部异常癫痫波，MERRF 可见典型肌阵挛发作及 EEG 改变。

（四）心电图

心电图（electrocardiogram，ECG）可用于检查常见预激综合征和心脏传导阻滞，心脏传导阻滞对 KSS 具有重要的诊断价值。CPEO 一般 3～5 年复查一次心电图，KSS 常规进行心电图检查，从心电图中可以发现各种类型的传导阻滞等异常改变。

四、影像学检查

头颅影像学检查包括 CT、MRI、MRS 等，它们是诊断线粒体脑病／脑肌病的辅助方法，对于线粒体病的诊断、分型、预后评估等很重要。但大部分线粒体病患者头颅 MRI 表现并不特异，也可以表现为正常。由于线粒体病主要影响细胞能量代谢，代谢活跃的脑干、基底节的神经元灰质核团较白质纤维更容易受累。白质受累多呈对称性弥漫性改变或囊性变，可随病情进展动态变化。弥散加权成像（diffusion weighted imaging，DWI）和 MRS 技术较常规序列能更早发现病灶。当颅内病灶出现细胞毒性水肿或氧化应激损伤后，细胞内大分子物质堆积，DWI 表现为异常高信号，这种改变可在发病后数分钟内出现，并持续 2～4 周。MRS 可检测到病灶区或脑脊液乳酸峰增高，可以作为线粒体病的一个特征性表现，提示线粒体氧化磷酸化功能障碍；部分患儿可出现 N- 乙酰-天冬氨酸峰降低。MRS 可无创观察活体组织代谢及生化改变，且早于形态学检查，有助于诊断，但敏感性不高。

　　MELAS 患者的头颅 MRI 显示，在卒中样发作期，一侧或双侧颞、顶、枕叶大脑皮质及皮质下白质存在长 T2 信号，病灶不符合血管区分布，MRA 及血管造影无特异性改变。病灶可动态变化，可有局灶脑萎缩。慢性期出现进行性脑萎缩或对称性进行性基底节钙化，苍白球钙化最常见；部分患者伴白质异常信号，以脑室周围和半卵圆中心多见。Leigh 综合征急性期 MRI 特异性改变为双侧对称性灰质［如纹状体、壳核、尾状核和（或）脑干］局灶性坏死信号，丘脑、红核、齿状核也经常受累；少数患儿可累及白质，出现胶质增生或囊性变。阿尔珀斯病患者头颅 MRI 表现为皮质萎缩变薄，小脑、丘脑、基底节信号异常，皮质下白质长 T2 信号，以顶叶和枕叶为主，伴髓鞘化延迟。Pearson 综合征和 KSS 脑萎缩可见皮质下白质、丘脑、基底节及脑干异常信号。线粒体神经胃肠型脑肌病（mitochondrial neurogastrointestinal encephalomyopathy，MNGIE）患者头颅 MRI 显示广泛脑白质营养不良，胼胝体不受累。头颅 CT 检查对于钙化较为敏感，MELAS 和 KSS 可见基底节钙化灶。

五、分子遗传学检测

　　线粒体呼吸链酶为 mtDNA 和 nDNA 编码的产物，除复合体 Ⅱ 全部由 nDNA 编码外，其余复合体均由 mtDNA 和 nDNA 共同编码。线粒体病亚型和常见基因突变见表 2-4。发现 mtDNA 或 nDNA 突变是诊断线粒体病的可靠依据，并可提供疾病分类的证据，对于所有类型的线粒体病都需要基因检测协助诊断。应

表 2-4　线粒体病亚型和常见基因突变

线粒体病	常见基因突变
常见类型	
线粒体脑肌病伴高乳酸血症和卒中样发作	mtDNA 点突变
亚急性坏死性脑脊髓病（Leigh 综合征）	mtDNA 或 nDNA 点突变
莱伯遗传性视神经病	mtDNA 点突变
慢性进行性眼外肌麻痹	mtDNA 大片段缺失
罕见类型	
阿尔珀斯病	mtDNA 聚合酶 γ
线粒体神经胃肠道脑肌病	胸苷磷酸化酶基因突变
线粒体脑肌病	mtDNA 大片段缺失
感觉性共济失调	mtDNA 聚合酶 γ
线粒体肢带型肌病	mtDNA 点突变
肌阵挛性癫痫伴破碎红纤维综合征	mtDNA 点突变
周围神经病、共济失调和视网膜色素变性	三磷酸腺苷合成酶 6
其他类型线粒体病	mtDNA 点突变

注意，当 mtDNA 突变率在不同组织内存在巨大差异时，因突变方式的不同，需要采取不同方法进行检测。mtDNA 突变包括大片段缺失和点突变，当常见点突变为阴性而临床尚高度怀疑线粒体病时，可行 mtDNA 全长测序。对 mtDNA 的分子诊断通常借助 DNA 印迹法（Southern blot），以检测是否有 mtDNA 缺失、重复或数量减少。线粒体病具有高度遗传异质性，对高度怀疑 mtDNA 疾病的患者须做 mtDNA 全序列的突变检测。近年随着测序技术的进步，临床上 mtDNA 全序列突变检测已成为可能。分子诊断的另一个挑战是关于低突变比例样品的检测，现在更多使用高灵敏度的实时荧光 PCR 方法，一方面可测得低比例突变，另一方面可较准确地测得突变比例。不同组织中的 mtDNA 突变比例可能有很大变化，如血样中的突变比例常低于肌肉样品，而

神经系统的样品一般无法获得。因此，若有可能，对同一患者应进行多组织样品的检测，并将其结果与生化指标联系在一起综合考虑，这样有助于诊断和治疗方案的选择。

判断测序发现的新的核苷酸变异是否为致病突变时可参考以下 6 条标准：①突变以杂质性状态存在是致病性 mtDNA 突变的普遍特点；②在大量正常人群中未发现相同突变；③在种系发生中具有高度保守性，或此位点在 mtDNA 结构上具有明显的重要性；④在来自不同家系、具有类似临床表现的患者中均发现此相同突变；⑤突变型 mtDNA 的比例与临床及生化表型的严重程度呈正相关；⑥使用 po 细胞系（无 mtDNA 的细胞）的细胞融合实验证实，该突变足以引起呼吸链功能缺损。二代测序通过基因捕获技术捕获目标基因或全外显子，有测序通量高、简单快捷、花费低等优点，尤其是家系全外显子测序更是大大提高了诊断率。

由于 mtDNA 异常导致的疾病的临床表现复杂，根据临床症状做出诊断非常困难。根据对 mtDNA 异常相关疾病的现有认识而总结出的诊断流程对临床医生有一定帮助：①详尽的家系分析，特别注意是否是母系遗传方式；②临床体征的识别；③应注意起病隐蔽，进展缓慢性的临床表现，如糖尿病和听力下降；④对血液、尿液和脑脊液进行有机酸、氨基酸和肉碱的定量分析；⑤及时使用特殊检查，如脑部 MRI、肌电图、心电图和眼底检查；⑥临床表现疑似 mtDNA 异常相关疾病时，可进行血液 mtDNA 常见突变的分子检测或 mtDNA 全序列分析；⑦必要时进行肌肉活检、线粒体呼吸链功能分析和各个复合酶活力定量分析、免疫组化和电镜检查；⑧在未能排除 nDNA 遗传缺陷时，可考虑全外显子分析。

六、侵入性组织检测

（一）微创伤组织检测

可通过皮肤成纤维细胞系进行线粒体酶和功能测试，诊断测试可能包括极谱分析（以测量线粒体氧化磷酸化综合能力）和分光光度法电子传递链（ETC）复合酶活性或脂肪酸氧化分析（用来验证基因的功能障碍）。

（二）组织活检

近年随着新一代测序技术的发展和广泛应用，侵入性组织检测的使用率已经明显下降，但组织活检仍被认为是诊断线粒体病的一个重要手段。皮肤、骨骼肌、肝脏、心肌均可用于活检，国内常用骨骼肌冰冻切片染色，国外常用皮肤成纤维细胞培养。肌肉组织活检可通过组织化学染色和电镜观察线粒体结构形态进行病理诊断，主要用于伴肌肉损害的类型，样本常取材于肱二头肌、肱三头肌或股四头肌。经典的线粒体病骨骼肌病理表现为改良 Gomori 染色见破碎红纤维（ragged red fiber，RRF）、琥珀酸脱氢酶染色（SDH）在血管周围见深染和（或）部分肌纤维深染、细胞色素 c 氧化酶（COX）阴性肌纤维及深染的肌纤维。由于线粒体分布有组织特异性，约 50% 的患者肌肉病理检查正常，如 NARP、母系遗传亚急性坏死性脑脊髓病，LHON 患者的肌肉活检也通常无特异性改变。RRF 在 mtDNA 突变患者中更多见，其分布具有年龄特异性，年轻患者少见。电镜检查较组织化学染色敏感，阳性率较光镜检查高，肌膜下出现线粒体堆积、体积增大、异形线粒体，线粒体嵴变平或延长，旋绕成同心圆状，线粒体内出现嗜锇小体及类结晶包涵体。类结晶包涵体分为两型，Ⅰ型为呈短棒状结晶样包涵体，排列似停车场；Ⅱ型为呈长条形结晶样包涵体，排列整齐。皮肤成纤维细胞活组织检查的侵袭性比肌肉活组织检查小，并且具有成纤维细胞可以储存在组织库中的巨大优势，因此其样本很容易用于体内实验。因此，皮肤成纤维细胞是功能研究、蛋白质表达和定位分析等的理想生物材料。例如，可以使用该材料测量能量底物（如标记的丙酮酸盐）的氧化速率，或使用标记的前体估计辅酶 Q10 的生物合成。在目前和未来几年，肌肉细胞（尤其是皮肤成纤维细胞）仍然是有价值的生物样本，并可用于确认 NGS 检测到的突变的致病性。

尽管高通量技术在过去 10 年取得了巨大进展，新一代测序技术的广泛应用使越来越多的线粒体病得以诊断，但线粒体病的诊断仍面临着巨大挑战。线粒体病的临床和异质性较高，临床表型通常不完整，尤其是在儿科患者中，目前可用的生物标志物缺乏敏感性和特异性，诊断时仍需要结合临床表现及辅助检查进行综合分析。

（马秀伟）

参考文献

［1］ARTUCH R，ARACIL A，MAS A，et al. Cerebrospinal fluid concentrations of idebenone in Friedreich ataxia patients. Neuropediatrics，2004，35（2）：95-98.

［2］BARSHOP B A，GANGOITI J A. Analysis of coenzyme Q in human blood and tissues. Mitochondrion，2007，7 Suppl：89-93.

［3］BOENZI S，DIODATO D. Biomarkers for mitochondrial energy metabolism diseases. Essays Biochem，2018，62（3）：443-454.

［4］BOYCOTT K M，INNES A M. When one diagnosis is not enough. N Engl J Med，2017，376（1）：83-85.

［5］BUJÁN N，ARIAS A，MONTERO R，et al. Characterization of CoQ_{10} biosynthesis in fibroblasts of patients with primary and secondary CoQ_{10} deficiency. J Inherit Metab Dis，2014，37（1）：53-62.

［6］CORRE J，HéBRAUD B，BOURIN P. Concise review：growth differentiation factor 15 in pathology：a clinical role？ Stem Cells Transl Med，2013，2（12）：946-952.

［7］CUI H，LI F，CHEN D，et al. Comprehensive next-generation sequence analyses of the entire mitochondrial genome reveal new insights into the molecular diagnosis of mitochondrial DNA disorders. Genet Med，2013，15（5）：388-394.

［8］DAVIS R L，LIANG C，SUE C M. A comparison of current serum biomarkers as diagnostic indicators of mitochondrial diseases. Neurology，

2016, 86（21）: 2010-2015.

[9] DESBATS M A, LUNARDI G, DOIMO M, et al. Genetic bases and clinical manifestations of coenzyme Q10（CoQ 10）deficiency. J Inherit Metab Dis, 2015, 38（1）: 145-156.

[10] DIMAURO S, SCHON E A. Mitochondrial respiratory-chain diseases. N Engl J Med, 2003, 348（26）: 2656-2668.

[11] ELING T E, BAEK S J, SHIM M, et al. NSAID activated gene（NAG-1）, a modulator of tumorigenesis. J Biochem Mol Biol, 2006, 39（6）: 649-655.

[12] FERNáNDEZ-VIZARRA E, ZEVIANI M. Nuclear gene mutations as the cause of mitochondrial complex III deficiency. Front Genet, 2015, 6: 134.

[13] FORNY P, FOOTITT E, DAVISON J E, et al. Diagnosing mitochondrial disorders remains challenging in the omics era. Neurol Genet, 2021, 7（3）: e597.

[14] GANDHI S S, MURARESKU C, MCCORMICK E M, et al. Risk factors for poor bone health in primary mitochondrial disease. J Inherit Metab Dis, 2017, 40（5）: 673-683.

[15] GÓMEZ-SÁMANO M, GRAJALES-GóMEZ M, ZUARTH-VáZQUEZ J M, et al. Fibroblast growth factor 21 and its novel association with oxidative stress. Redox Biol, 2017, 11: 335-341.

[16] GOLDENTHAL M J, KURUVILLA T, DAMLE S, et al. Non-invasive evaluation of buccal respiratory chain enzyme dysfunction in mitochondrial disease: comparison with studies in muscle biopsy. Mol Genet Metab, 2012, 105（3）: 457-462.

[17] GORMAN G S, CHINNERY P F, DIMAURO S, et al. Mitochondrial diseases. Nat Rev Dis Primers, 2016, 2: 16080.

[18] GUSIC M, PROKISCH H. Genetic basis of mitochondrial diseases. FEBS Lett, 2021, 595（8）: 1132-1158.

[19] HAAS R H, PARIKH S, FALK M J, et al. Mitochondrial disease: a practical approach for primary care physicians. Pediatrics, 2007, 120（6）: 1326-1333.

[20] HIRANO M, SILVESTRI G, BLAKE D M, et al. Mitochondrial neurogastrointestinal encephalomyopathy（MNGIE）: clinical, biochemical and genetic features of an autosomal recessive mitochondrial disorder.

Neurology, 1994, 44（4）: 721-727.

[21] HONG C M, NA J H, PARK S, et al. Clinical characteristics of early-onset and late-onset leigh syndrome. Front Neurol, 2020, 11: 267.

[22] IZUMIYA Y, BINA H A, OUCHI N, et al. FGF21 is an Akt-regulated myokine. FEBS Lett, 2008, 582（27）: 3805-3810.

[23] KHAMBATTA S, NGUYEN D L, BECKMAN T J, et al. Kearns-Sayre syndrome: a case series of 35 adults and children. Int J Gen Med, 2014, 7: 325-332.

[24] KIM K H, LEE M S. FGF21 as a Stress Hormone: the roles of FGF21 in stress adaptation and the treatment of metabolic diseases. Diabetes Metab J, 2014, 38（4）: 245-251.

[25] LEHTONEN J M, AURANEN M, DARIN N, et al. Diagnostic value of serum biomarkers FGF21 and GDF15 compared to muscle sample in mitochondrial disease. J Inherit Metab Dis, 2021, 44（2）: 469-480.

[26] LEHTONEN J M, FORSSTRÖM S, BOTTANI E, et al. FGF21 is a biomarker for mitochondrial translation and mtDNA maintenance disorders. Neurology, 2016, 87（22）: 2290-2299.

[27] LILL R, FREIBERT S A. Mechanisms of mitochondrial iron-sulfur protein biogenesis. Annu Rev Biochem, 2020, 89: 471-499.

[28] MARTINEFSKI M, SAMASSA P, LUCANGIOLI S, et al. A novel non-invasive sampling method using buccal mucosa cells for determination of coenzyme Q10. Anal Bioanal Chem, 2015, 407（18）: 5529-5533.

[29] MCFARLAND R, TAYLOR R W, TURNBULL D M. A neurological perspective on mitochondrial disease. Lancet Neurol, 2010, 9（8）: 829-840.

[30] MEUNIER I, BOCQUET B, DEFOORT-DHELLEMMES S, et al. Characterization of SSBP1-related optic atrophy and foveopathy. Sci Rep, 2021, 11（1）: 18703.

[31] MORAVA E, VAN DEN HEUVEL L, HOL F, et al. Mitochondrial disease criteria: diagnostic applications in children. Neurology, 2006, 67（10）: 1823-1826.

[32] MURARESKU C C, MCCORMICK E M, FALK M J. Mitochondrial disease: advances in clinical diagnosis, management, therapeutic development and preventative strategies. Curr Genet Med Rep, 2018, 6（2）: 62-72.

［33］ORTIGOZA-ESCOBAR J D, MOLERO-LUIS M, ARIAS A, et al. Free-thiamine is a potential biomarker of thiamine transporter-2 deficiency: a treatable cause of Leigh syndrome. Brain, 2016, 139（Pt 1）: 31-38.

［34］PARIKH S, KARAA A, GOLDSTEIN A, et al. Diagnosis of "possible" mitochondrial disease: an existential crisis. J Med Genet, 2019, 56（3）: 123-130.

［35］PEREZ M J, IVANYUK D, PANAGIOTAKOPOULOU V, et al. Loss of function of the mitochondrial peptidase PITRM1 induces proteotoxic stress and Alzheimer's disease-like pathology in human cerebral organoids. Mol Psychiatry, 2021, 26（10）: 5733-5750.

［36］RAHMAN J, RAHMAN S. Mitochondrial medicine in the omics era. Lancet, 2018, 391（10139）: 2560-2574.

［37］RAHMAN S. Mitochondrial disease in children. J Intern Med, 2020, 287（6）: 609-633.

［38］REHM H L. Disease-targeted sequencing: a cornerstone in the clinic. Nat Rev Genet, 2013, 14（4）: 295-300.

［39］SATO T, MUROYA K, HANAKAWA J, et al. Clinical manifestations and enzymatic activities of mitochondrial respiratory chain complexes in Pearson marrow-pancreas syndrome with 3-methylglutaconic aciduria: a case report and literature review. Eur J Pediatr, 2015, 174（12）: 1593-1602.

［40］SCARPELLI M, RICCIARDI G K, BELTRAMELLO A, et al. The role of brain MRI in mitochondrial neurogastrointestinal encephalomyopathy. Neuroradiol J, 2013, 26（5）: 520-530.

［41］SCHAPIRA A H. Mitochondrial diseases. Lancet, 2012, 379（9828）: 1825-1834.

［42］SCHWARZE K, BUCHANAN J, TAYLOR J C, et al. Are whole-exome and whole-genome sequencing approaches cost-effective? A systematic review of the literature. Genet Med, 2018, 20（10）: 1122-1130.

［43］SEDLAZECK F J, RESCHENEDER P, SMOLKA M, et al. Accurate detection of complex structural variations using single-molecule sequencing. Nat Methods, 2018, 15（6）: 461-468.

［44］SINGH L N, KAO S H, WALLACE D C. Unlocking the complexity of mitochondrial DNA: a key to understanding neurodegenerative disease caused by injury. Cells, 2021, 10（12）: 3460.

[45] SPINAZZI M, CASARIN A, PERTEGATO V, et al. Assessment of mitochondrial respiratory chain enzymatic activities on tissues and cultured cells. Nat Protoc, 2012, 7（6）: 1235-1246.

[46] STEELE H E, HORVATH R, TAYLOR R W. The swinging pendulum of biomarkers in mitochondrial disease: the role of FGF21. Neurology, 2016, 87（22）: 2286-2287.

[47] STENTON S L, SHEREMET N L, CATARINO C B, et al. Impaired complex I repair causes recessive Leber's hereditary optic neuropathy. J Clin Invest, 2021, 131（6）: e138267.

[48] STEWART J B, CHINNERY P F. Extreme heterogeneity of human mitochondrial DNA from organelles to populations. Nat Rev Genet, 2021, 22（2）: 106-118.

[49] STROUD D A, SURGENOR E E, FORMOSA L E, et al. Accessory subunits are integral for assembly and function of human mitochondrial complex I. Nature, 2016, 538（7623）: 123-126.

[50] SUOMALAINEN A, ELO J M, PIETILäINEN K H, et al. FGF-21 as a biomarker for muscle-manifesting mitochondrial respiratory chain deficiencies: a diagnostic study. Lancet Neurol, 2011, 10（9）: 806-818.

[51] TANJI K, SCHON E A, DIMAURO S, et al. Kearns-sayre syndrome: oncocytic transformation of choroid plexus epithelium. J Neurol Sci, 2000, 178（1）: 29-36.

[52] THEUNISSEN T E J, NGUYEN M, KAMPS R, et al. Whole exome sequencing is the preferred strategy to identify the genetic defect in patients with a probable or possible mitochondrial cause. Front Genet, 2018, 9: 400.

[53] THOMPSON K, COLLIER J J, GLASGOW R I C, et al. Recent advances in understanding the molecular genetic basis of mitochondrial disease. J Inherit Metab Dis, 2020, 43（1）: 36-50.

[54] TIRANTI V, D'ADAMO P, BRIEM E, et al. Ethylmalonic encephalopathy is caused by mutations in ETHE1, a gene encoding a mitochondrial matrix protein. Am J Hum Genet, 2004, 74（2）: 239-252.

［55］VISCOMI C, ZEVIANI M. Strategies for fighting mitochondrial diseases. J Intern Med, 2020, 287（6）: 665-684.

［56］WIGGS J L. DNAJC30 biallelic mutations extend mitochondrial complex I-deficient phenotypes to include recessive Leber's hereditary optic neuropathy. J Clin Invest, 2021, 131（6）: e147734.

［57］WIKSTRÖM M, KRAB K, SHARMA V. Oxygen activation and energy conservation by cytochrome c oxidase. Chem Rev, 2018, 118（5）: 2469-2490.

［58］WITTERS P, SAADA A, HONZIK T, et al. Revisiting mitochondrial diagnostic criteria in the new era of genomics. Genet Med, 2018, 20（4）: 444-451.

［59］WONG L J. Next generation molecular diagnosis of mitochondrial disorders. Mitochondrion, 2013, 13（4）: 379-387.

［60］YUBERO D, MONTERO R, MARTíN M A, et al. Secondary coenzyme Q10 deficiencies in oxidative phosphorylation（OXPHOS）and non-OXPHOS disorders. Mitochondrion, 2016, 30: 51-58.

［61］YUBERO D, MONTERO R, RAMOS M, et al. Determination of urinary coenzyme Q10 by HPLC with electrochemical detection: reference values for a paediatric population. Biofactors, 2015, 41（6）: 424-430.

［62］ZEVIANI M, VISCOMI C. Mitochondrial neurodegeneration. Cells, 2022, 11（4）: 637.

［63］ZHANG H, BURR S P, CHINNERY P F. The mitochondrial DNA genetic bottleneck: inheritance and beyond. Essays Biochem, 2018, 62（3）: 225-234.

［64］ZHANG W, CUI H, WONG L J. Comprehensive one-step molecular analyses of mitochondrial genome by massively parallel sequencing. Clin Chem, 2012, 58（9）: 1322-1331.

第三章 人常见线粒体遗传病

人类线粒体疾病包括核基因（nDNA）缺陷、线粒体基因（mtDNA）缺陷或 mtDNA 和 nDNA 间的信号传递障碍。致病机制为：底物转运与利用、蛋白质运输、三羧酸循环或氧化磷酸化偶联障碍、呼吸链功能缺陷、三磷酸腺苷合成减少、氧自由基增加以及细胞内氧化还原失衡诱导细胞凋亡。在临床上为多器官系统损害及功能障碍表现的疾病。

线粒体病遗传呈多样性，其中 mtDNA 突变者约占 20%，nDNA 突变者占 75%～95%。人类 mtDNA 共有 37 个基因，分别编码 22 个转移核糖核酸（tRNA）、2 个核糖体核糖核酸（rRNA）及 13 个多肽。nDNA 基因有呼吸链复合体亚基组装、线粒体基因稳定及线粒体蛋白质合成装置等 10 种功能类型。基因变异的遗传方式呈常染色体显性、常染色体隐性、X 连锁、母系遗传或散发性。

各类线粒体病综合的发病率高达 1：5000～1：4000，起病年龄可从新生儿至成人期不等，其中多数起病于儿童期，可致儿童早期死亡。mtDNA 的最低突变率达 1/5000。2003 年报道的西班牙马德里人群中线粒体疾病的患病率为 5.7/10 万；2008 年针对英格兰东北部人群的流行病学调查报道，线粒体病的患病率为 9.2/10 万；2010 年日本学者报道的线粒体疾病的患病率为 0.58/10 万，各地区线粒体病的患病率差异较大。

线粒体病临床异质性高，多数患者并不符合典型的疾病表现，特别是单器官功能障碍起病者。线粒体病可涉及全身各个系统，包括皮肤、毛发及免疫系统。表 3-1 描述了各系统、器官受累的主要临床表现与体征。

表 3-1   线粒体病各系统、器官受累的临床症状与体征

受累部位	主要临床表现与体征
中枢神经系统	卒中样发作、惊厥、认知障碍、共济失调、肌张力障碍、偏头痛、焦虑、脊髓病等
心血管系统	肺动脉高压、肥厚型心肌病、扩张型心肌病、心脏传导阻滞、预激综合征、瓣膜病等
血液系统	贫血、血小板减少、中性粒细胞减少或缺乏等
泌尿系统	肾小管病、类固醇抵抗性肾病综合征、局灶节段性肾小球硬化、范科尼综合征等
消化系统	肝脂肪变性、肝硬化、肠吸收不良、慢性腹泻等
内分泌系统	糖尿病、身材矮小、肾上腺功能不全、甲状腺功能减退、甲状旁腺功能减退、卵巢早衰等
免疫系统	B 细胞免疫缺陷等
骨骼肌肉	肌无力、运动不耐受、横纹肌溶解等
外周神经	感觉神经病或交感神经病等
眼	眼球运动受限、上睑下垂、皮质盲、色素性视网膜病、视神经病、白内障等
皮肤、毛发	角质松弛、多毛、脱发

各年龄起病的线粒体病详见图 3-1。

线粒体病确诊后需进行对症支持、药物治疗及综合管理。线粒体病患者的围术期管理原则包括：术中监测生命体征，首选区域阻滞麻醉，对行全身麻醉者注意呼吸系统损害、延迟拔管等风险，慎用肌松药和心脏抑制剂，避免含乳酸的晶体液。患线粒体病的儿童须避免代谢负担（如长时间禁食）；手术者应当将其排

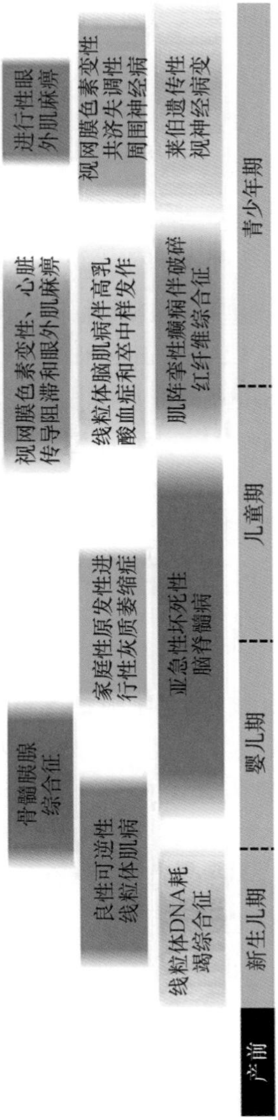

图 3-1 各年龄起病的线粒体病

在首台进行，维持血糖水平（避免出现低血糖），减小术后恶心与呕吐、体温过低、寒战的发生风险；静脉穿刺时避免长时间止血带捆扎；及时纠正酸中毒及低血容量。

（谢丽娜　陈　倩）

第一节　亚急性坏死性脑脊髓病

亚急性坏死性脑脊髓病［subacute necrotizing encephalom-yelopathy，又称利氏病（Leigh disease），习称 Leigh 综合征］于 1951 年由 Denis Archibald Leigh 首次描述为亚急性坏死性脑脊髓炎，是常见的线粒体脑病，多为母系遗传或常染色体隐性遗传性疾病。该病是由于遗传基因的突变引起线粒体功能障碍，从而导致具有表型异质性的早发性神经退行性疾病，影像学典型表现为对称性双基底节或脑干长 T_1 长 T_2 病变，以壳核病变为著。

（一）病因

Leigh 综合征是由线粒体呼吸链 5 种酶复合体（Ⅰ、Ⅱ、Ⅲ、Ⅳ和Ⅴ）、丙酮酸脱氢酶复合体缺陷以及线粒体转运 RNA 变异等所致。有三种遗传方式：①母系遗传：通过编码呼吸链复合体Ⅰ（MTND1、MTND2、MTND3、MTND4、MTND5 和 MTND6）、复合体Ⅳ（MTCO3）、复合体Ⅴ（MTATP6）和线粒体翻译（MTTI、MTTK、MTTL1、MTTV 和 MTTW）的线粒体 DNA（mtDNA）突变；②X 连锁显性遗传：PDHA1 突变导致丙酮酸脱氢酶缺乏；③常染色体隐性遗传：核编码复合体的基因突变（复合体Ⅱ缺陷的 SDHA 和 SDHAF1；复合体Ⅲ缺陷的 UQCRQ、BCS1L 和 TTC19；复合体Ⅳ缺陷的 NDUFA4、SURF1、COX10、COX15、SCO2、PET100、LRPPRC、TACO1 和 ETHE1），导致丙酮酸脱氢酶缺乏的核基因突变（PDHB、

PDHX、DLAT、DLD、LIPT1、LIAS、TPK1、SLC19A3 和 SLC25A19）等。迄今为止，已报道超过 75 个致病基因参与 Leigh 综合征的致病（Lake et al.，2016）。

（二）流行病学

文献报道，澳大利亚每 40 000 个新生儿中约有 1 个 Leigh 综合征患儿，瑞典西部学龄前期儿童 Leigh 综合征发病率约为 1∶32 000，目前国内发病率尚未见报道。

（三）病理生理

Leigh 综合征的特征性神经病理改变包括：①病变多发，多为对称性不完全坏死，呈海绵样变性；②病灶多位于基底节、丘脑、脑干、小脑、脊髓及视神经；③病灶常有毛细血管增生，可伴毛细血管扩张。

Leigh 综合征脑内病变部位及程度表现不一，多为对称性病变，脑干背部、壳核均可受累，累及乳头体者罕见。大脑大体病理无明显异常，壳核或中脑导水管周围可见灰黄色色素沉着。神经肌肉病理活检可见神经脱髓鞘样改变，少数病例肌肉活检可见破碎样红纤维和线粒体包涵体，肌膜下或肌束间大量线粒体增生，少数病例免疫组化染色可见细胞色素 c 氧化酶（COX）缺乏。

（四）临床表现

Leigh 综合征的患病男性多于女性，表型复杂多样，常见症状与基底节、脑干、丘脑及小脑等受累有关。常隐匿起病或因发热、疲劳、饥饿等应激刺激诱发急性脑病，表现为智力发育落后、生长迟缓、肌张力障碍、痉挛性截瘫、癫痫发作、共济失调、吞咽困难、上睑下垂、眼球运动异常（如眼球震颤）、肌无力、呼吸节律改变（如呼吸不规则、呼吸暂停）、色素性视网膜病变、视神经萎缩、乳酸酸中毒等（图 3-2）。

其他系统障碍
肾衰竭
感音性神经性耳聋
血液病等

消化系统功能障碍
糖尿病
便秘、腹泻、呕吐
胃炎
巨结肠
肠麻痹

心脏肌功能障碍
肥厚型心肌病
扩张型心肌病
心律失常

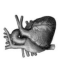
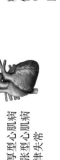

基因突变

mtDNA

氧化磷酸化
功能障碍

实验室检查
脑脊液乳酸升高，血液氨基酸分析（丙氨酸升高）

神经肌肉病
共济失调
肌张力障碍
癫痫发作
运动无力
发育倒退

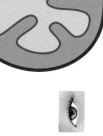

眼部异常
视神经萎缩
眼球震颤
斜视
上睑下垂
眼外肌麻痹
视网膜病/视力障碍

图 3-2 Leigh 综合征的临床表现

根据起病年龄不同，分为两型：①早发型，2岁前起病，以发育迟缓、呼吸无力为首发症状；②晚发型，2岁后起病。运动不耐受和共济失调较为多见。

（五）辅助检查

1. 血、尿、脑脊液等代谢指标分析 血、尿、脑脊液中的乳酸、丙酮酸浓度多升高，其中脑脊液乳酸、丙酮酸增高更显著。乳酸水平可判断疾病严重程度及预测预后。血液、脑脊液氨基酸分析显示丙氨酸浓度升高。血气分析显示代谢性酸中毒，阴离子间隙增大。可有高血氨、低血糖、心肌酶谱异常、肉碱缺乏等。

2. 影像学 颅内病变多呈双侧对称，形态不规则、大小不等，多呈斑块状，可累及脑干、基底节及丘脑等。基底节病变以壳核最多见，丘脑则以背侧丘脑内侧近第三脑室最常见。脑白质、皮层及小脑亦可受累。可伴有髓鞘化延迟或胼胝体发育不良、小脑齿状核发育不良、灰质异位及多微小脑回等畸形。头 MRI 显示长或稍长 T_1、长 T_2 信号，T_2FLAIR 序列病变信号多不均匀，即高信号内可见斑片状低信号。DWI 序列可见弥散受限，信号亦不均匀，高信号弥散受限病变内可见点片状低信号，无弥散受限区。DWI 可评估病变的严重程度及病程演变。增强 MRI 扫描可见受累白质呈多发囊性变。MRS 可见乳酸峰。

3. 确诊检查 基因检测有助于明确诊断，目前已被确认的 Leigh 综合征相关基因超过 75 个。皮肤成纤维细胞、淋巴细胞或神经细胞培养可用于进行线粒体呼吸链酶活性测定，有助于确定诊断。肌肉活检组织病理发现 COX、琥珀酸脱氢酶（SDH）缺陷以及不规则红纤维（RRF）和肌纤维萎缩等均可协助确诊（Baertling et al.，2014）。

（六）诊断与鉴别诊断

1. Leigh 综合征的诊断流程见表 3-2。

依据临床及影像学特点，并具有分子遗传学检测的证据，可确诊本病。

表 3-2　Leigh 综合征的诊断流程

病史	母孕史：反复流产 代谢应激等诱发因素（如感染、长时间禁食、疲劳、手术）后，疾病发作/神经系统恶化 神经退行性症状包括精神运动发育落后、生长迟缓、肌张力减退、癫痫发作、共济失调、吞咽困难、眼球运动异常（如眼球震颤）、呼吸节律改变（如呼吸不规则、呼吸暂停）等 排除其他疾病（围产期窒息、胆红素脑病、一氧化碳或甲醇中毒、维生素 B_1 缺乏、生物素反应性基底节疾病、脑炎等）
体格检查	生长迟缓、基底节和（或）脑干功能障碍的局灶性体征 多系统受累的体征
实验室检查	乳酸酸中毒/高乳酸血症 血液、脑脊液氨基酸分析：丙氨酸浓度升高
头部磁共振	对称性病变（基底节、脑干） MRS 出现乳酸峰
基因诊断	线粒体基因突变

2. 鉴别诊断

（1）韦尼克脑病（Wernicke encephalopathy）：韦尼克脑病与 Leigh 综合征具有类似的病理改变和分布特点；韦尼克脑病多见于妊娠期妇女、慢性胃肠疾患或手术后患者等具有维生素 B_1 缺乏相关的病史者，常伴有维生素 B_1 缺乏的其他表现，精神症状明显，影像学检查示下丘脑和乳头体受累者较少见，这些可与 Leigh 综合征相鉴别。

（2）颅内感染：常表现为发热、呕吐及嗜睡等神经症状，起病较急；MRI 表现为灶状异常信号，脑组织肿胀明显，伴有占位效应，增强扫描可有不规则片状强化或脑膜强化，可伴有脓肿、硬膜下积液、脑出血形成等；脑脊液检测可见特征性改变。临床症状与体征结合影像学表现有助于二者的鉴别。

（3）脱髓鞘病变：多见于双侧大脑半球脑白质，病灶多不对称，边界清楚，可有占位效应，少见病灶内坏死，病灶内信号均匀，激素冲击治疗有效。Leigh 综合征多为双侧对称病变，病灶内有坏死，白质病灶信号不均匀，这些特征可与脱髓鞘病变相鉴别。

（4）其他代谢性疾病：如线粒体脂肪酸氧化异常、生物素酶缺乏症、丙酸尿症、先天性高乳酸血症等疾病均可以 Leigh 综合征表现起病，可通过尿液有机酸、血液酯酰肉碱谱、脂肪酸、生物素酶测定等进行鉴别诊断。

（七）治疗

目前 Leigh 综合征尚无根治方法，可进行营养支持和对症治疗。

1. 药物治疗　鸡尾酒疗法。辅酶 Q10 及其合成衍生物艾地苯醌、EPI-743、左旋肉碱、生物素、B 族维生素（如 α - 硫辛酸、维生素 B_1、核黄素）等。

2. 饮食治疗　优化营养和能量摄入可能改善部分 Leigh 综合征患者剩余线粒体能量的利用，避免过度喂养。生酮饮食适用于有丙酮酸脱氢酶复合体（PDHC）缺陷的患者，在潜在基因缺陷情况尚不清楚时，一般不建议采用生酮饮食。

3. 对症治疗　如果患者有心、肝、肾等脏器的合并症，还应针对合并症进行对症治疗。应注意，对于出现癫痫发作的 SURF1 相关 Leigh 综合征患者，应避免服用丙戊酸钠等导致线粒体功能障碍的抗癫痫药物（Lee et al.，2021）。

4. 新型治疗方案　缺氧治疗、线粒体替代疗法、基因治疗等新型治疗方案也在基础研究中被证实有效，是今后研究的重点（Bakare et al.，2021）。

（八）预后

Leigh 综合征患者发病愈早，预后愈差。患者婴幼儿期死亡率极高，多数患者于 3 岁时死亡。

（郑　萍　陈　倩）

第二节　肌阵挛性癫痫伴破碎红纤维综合征

肌阵挛性癫痫伴破碎红纤维综合征（myoclonic epilepsy associated with ragged red fiber，MERRF）是一种罕见的遗传性线粒体综合征，多为母系遗传，因肌阵挛癫痫及肌肉活检可见破碎红纤维（ragged red fiber，RRF）特征而得名。本病主要累及神经系统和骨骼肌，是一种遗传异质性疾病。

（一）病因

MERRF 主要是由 mtDNA 发生突变所致。1990 年，Shoffner 和 Yoneda 等分别描述了 m.A8344G 的点突变，该突变影响了 MERRF 患者肌肉中编码赖氨酸 RNA 转运体（tRNALys）的线粒体 DNA（mtDNA）。在 MERRF 的 mtDNA 突变中，m.A8344G 突变占 80%～90%；m.T8356C、m.G8361A 和 m.G8363A 等其他突变约占 10%，m.G611A 和 m.G15967A 突变占比少于 5%，有散发病例为 m.T14709C 突变，仍有 10% 的 MERRF 患者的 mtDNA 变异不明。

（二）流行病学

文献报道，MERRF 在北欧的发病率约为 1/400 000，亚洲及中国的发病率尚未见报道。

（三）病理生理学

MERRF 肌肉活检冷冻切片 Gomori 三色染色，可见破碎红纤维（RRF），由大量变性线粒体聚集而成；发病初期，部分病例仅显示肌纤维肌膜下线粒体堆积，不出现典型的 RRF，随着病情发展，约 92% 的患者出现比较典型的 RRF。

（四）临床表现

MERRF 常于儿童期及青少年期起病，起病前患者发育多正常，典型临床特征是肌阵挛、癫痫、共济失调、肌病（运动不耐受、肌无力等）及多系统受累。

中枢神经系统：肌阵挛、癫痫、小脑共济失调、偏头痛、认知障碍、精神异常、卒中样表现等。

神经肌肉系统：肌病、运动不耐受、运动诱发（或休息时）肌痛、呼吸肌无力、多发性神经病等。

眼：上睑下垂、眼外肌麻痹、视神经萎缩、色素视网膜病变等。

其他系统受累：听觉系统为神经性耳聋；心血管系统为心律失常、心肌病等；消化系统为胃肠动力障碍、呕吐、吞咽困难等；内分泌系统为糖尿病、甲状腺功能低下、身材矮小等。

（五）实验室检查

1. 一般检查：血清和脑脊液乳酸升高是诊断 MERRF 的重要指标，运动后乳酸水平更高，无症状患者也存在上述特征。

2. 影像学检查：脑影像学表现无特异性。起病早期多累及下橄榄核、小脑齿状核、红核、脑桥及灰质，机制与神经元丢失及胶质细胞增生相关，晚期则见白质受累，多伴有脑萎缩样表现。

3. 电生理检查：脑电图多表现为全脑弥漫性慢波及发作间期全面性癫痫样放电。发作期脑电图肌阵挛发作同期可见全导棘波、多棘波，睁眼癫痫活动即被抑制。

4. 基因检查：约 80% 的 MERRF 与负责编码赖氨酸 tRNA 的 MT-TK 基因 A8344G 点突变相关（图 3-3），约 10% 由 MT-TK 基因其他点突变（T8356C，G8363A，G8361A）所致，即约 90% 的病例与 MT-TK 基因突变有关；不足 5% 的病例与 MT-TL1、MT-TF、MTTI 等基因有关；少数 MERRF 病例与核基因 POLG 突变有关。

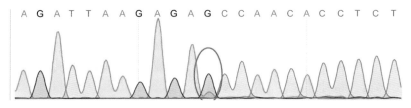

图 3-3　　**m.A8344G 基因突变（红色圆圈所示）**

5. 呼吸链酶活性测定：用于本病的筛查、诊断及未报道基因致病性及基因功能的验证，骨骼肌组织可用于进行酶活性测定。mtDNA A8344G 点突变可导致多种呼吸链酶复合体（Ⅰ、Ⅱ、Ⅲ）活性异常和细胞色素氧化酶（复合体Ⅳ）活性抑制，以复合体Ⅰ及Ⅳ活性降低最为常见。酶活性测定受取材、运输、检测实验技术未普及等因素限制，目前临床上尚未推广使用。

6. 组织病理学检查：在疾病初期可仅表现为骨骼肌肌纤维肌膜下线粒体聚集现象，随着病程进展，92% 以上的患者出现特征性 RRF（图 3-4）。

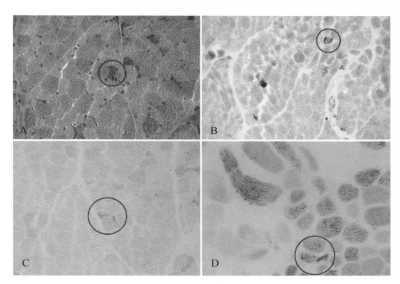

图 3-4　骨骼肌活检的病理特征。**A.** 改良 **Gromori** 三色染色可见破碎红纤维（×200）；**B. SDH** 染色可见 **SDH** 深染肌纤维（×100）；**C**、**D. COX-SDH** 双染色可见 **COX** 淡染肌纤维（×200）（冯硕 等，2019）

（六）诊断

①符合 MERRF 的临床表现；②肌肉活检可见线粒体功能异常；③明确的线粒体基因突变（Park et al.，2017）。

（七）鉴别诊断

诊断 MERRF 时必须将其与进行性进展的肌阵挛性癫痫以及其他原因引起的肌阵挛、共济失调性疾病相鉴别。

（八）治疗

MERRF 尚无特效治疗，临床上提倡综合、个体化管理，目的为改善患者症状，提高生活质量。

1. 生活管理：避免疲劳、寒冷、饥饿、感染、应激等诱发因素，适当进行有氧运动。高乳酸患者需要进行低碳水化合物饮食，但要保证足够热量摄入。

2. 改善呼吸链酶功能：即"鸡尾酒疗法"，其中辅酶 Q10 在复合体Ⅰ、Ⅱ、Ⅲ之间电子传递中发挥重要作用，艾地苯醌、维生素 B$_2$ 等作为电子传递的介质，维生素 E、维生素 C 及硫辛酸可以清除自由基，是目前线粒体病的主要治疗方法。

3. 抗癫痫治疗：全面强直阵挛发作多能被满意地控制，肌阵挛发作则难以用药物治疗，治疗选择多与其他进行性肌阵挛性癫痫类似。但丙戊酸钠是细胞色素 P450 酶系统抑制剂，具有线粒体毒性，可能会加重肌阵挛及其他癫痫发作，需谨慎选择，尤其对于有 POLG 基因突变的患者，可能造成致死性后果，临床上应建议禁用丙戊酸钠，应用时建议联合左卡尼汀。可选择左乙拉西坦、氯硝西泮、托吡酯、唑尼沙胺及高剂量吡拉西坦控制肌阵挛发作，其中左乙拉西坦常用，亦有无效甚至加重的病例报道。氯硝西泮多作为联合用药，单药治疗的报道较少。

4. 对症治疗：心脏传导阻滞者可安装起搏器，预激综合征者可行射频消融术，眼睑下垂者可行整形手术，听力障碍者可植入人工耳蜗。有报道称，注射肉毒素可改善患者痉挛性发音困难。

5. 禁忌或慎用的药物：避免或慎用降低线粒体功能或导致能量代谢异常的药物，包括双胍类降糖药、巴比妥类、氯霉素、丙戊酸钠、多柔比星、干扰素、卡维地洛、布比卡因、磷酰胺、卡铂、齐多夫定、阿司匹林、七氟烷、抑制素类药物等。

6. 麻醉管理：既往有琥珀胆碱诱发线粒体病患者恶性高热的报道，因此琥珀胆碱的使用存在争议；现多认为麻醉高风险为心肌及呼吸肌受累、心脏传导阻滞及吞咽困难等。七氟烷可影响呼吸链电子传递。丙泊酚可能导致横纹肌溶解、乳酸酸中毒、心力衰竭甚至死亡，不建议使用。可选择对呼吸抑制作用小的氯胺酮或右美托咪定作为诱导麻醉药物。临床上医生对于线粒体病麻醉的经验仍少，应注意围术期监测（包括避免长时间禁食、低体温等）。

（九）预防

MERRF 多由线粒体基因突变引起，没有明确的预防措施，应注意对家族史的筛查和优生优育。

1. 避免疲劳、寒冷、饥饿、感染、应激等诱发因素。

2. 日常生活中应该进行适当的有氧运动。

3. 高乳酸患者需要低碳水化合物、高蛋白质、高脂肪饮食，保证足够热量摄入。

4. 有该病家族史者，应注意做好孕前及孕期检查。

（刘　硕　陈　倩）

第三节　线粒体脑肌病伴高乳酸血症和卒中样发作

线粒体脑肌病伴高乳酸血症和卒中样发作（mitochondrial encephalomyopathy with lactic acidosis and stroke-like episodes，MELAS）是一种由线粒体 DNA（mtDNA）或核 DNA（nDNA）突变导致的多系统代谢性疾病，以卒中样发作、癫痫发作、认知与精神障碍、高乳酸血症、肌肉疲乏无力为主要临床特点。

（一）病因及致病机制

mtDNA 和 nDNA 突变导致线粒体呼吸链酶复合体功能缺陷，尤其是酶复合体 I 和 IV 的活性下降，进而引发线粒体功能障碍，导致三磷酸腺苷生成减少、氧自由基增多和乳酸堆积。能量需求高的器官或组织（脑、心肌、骨骼肌）更易受累，出现相应临床表现。

在多个国家、地区的研究中，mtDNA3243 A＞G 突变是导致 MELAS 的主要突变位点，约占 80%；其次是 mtDNA 13513 G＞A 突变，同时随着人们对 nDNA 突变导致线粒体疾病研究的不断深入，越来越多的 nDNA 致病性突变被发现，2022 年，Ng 等报道了一项多中心回顾性观察队列研究，其中常染色体隐性遗传的 POLG 致病性基因突变导致 MELAS 的比例高达 20%，成为仅次于 mtDNA 3243 A＞G 的致病性突变（Ng et al., 2022）。需要注意的是，虽然 mtDNA 3243 A＞G 是 MELAS 的主要致病性突变，但是存在此突变的患者亦可表现为其他线粒体病，如 Leigh 综合征、MERRF 或重叠综合征。

（二）流行病学

MELAS 的患病率为 0.15/10 万～ 0.18/10 万。18 岁以下人群患病率为 0.50/10 万，18 岁以上人群患病率为 0.12/10 万。m.3243 A＞G 点突变为最常见的导致 MELAS 的基因突变，此突变在人群中的发生率为 3.5/10 万～ 236/10 万。

（三）临床表现

1. 卒中样发作：为核心症状，也可为首发症状。多为亚急性或急性起病，出现局灶性神经系统症状（如偏瘫、皮质盲、偏盲、头痛等表现），症状表现与梗死部位存在明确定位关系，梗死灶不符合脑动脉血管供血分布特点，可伴有癫痫发作；卒中样发作数天后症状可逐渐自发缓解；易复发，反复多次发作可致神经系统功能障碍叠加致残。

2. 癫痫：可为首发症状，亦可发生于卒中样发作期或发作间期。癫痫发作形式多样，以局灶性发作伴或不伴继发全面泛化最常见，可出现包括癫痫性失语等多种类型的癫痫持续状态。

3. 头痛：见于 54% ～ 91% 的患者，可为卒中样发作期首发症状，以典型偏头痛或无视觉先兆的偏头痛为主，可持续数天，多种止痛药物无效。

4. 其他常见症状：包括认知及精神障碍、运动不耐受和（或）肌无力、感音神经性耳聋、胃肠功能障碍、身材矮小、糖尿病、扩张型或肥厚型心肌病、局灶节段性肾小球硬化、视网膜色素变性和视神经萎缩等。

5. 叠加综合征：个别患者合并出现其他类型的线粒体病，如 MELAS-MERRF、MELAS-KSS、MELAS-Leigh 综合征、重叠综合征等。

（四）实验室检查

1. 生化测定：患者血、脑脊液乳酸常明显升高，静息空腹状态下 ≥ 2 mmol/L，脑脊液乳酸升高特异性更高（孙翀 等，2018）。应用新鲜活检组织或培养的皮肤成纤维细胞测定线粒体酶复合体活性发现，多数为复合体 I 活性和（或）复合体 IV 活性降低，对肌肉活检阴性患者具有特别的诊断价值。

2. 头颅影像学：具有特征性表现，卒中样发作期头颅 MRI 显示病灶位于皮质和皮质下，呈长 T_1、长 T_2 异常信号，DWI 呈高信号，可呈 "花边样" 改变，颞顶交界处、顶叶和枕叶易受累，病灶不符合脑动脉血管分布特征（图 3-5）。病灶可在发作后数周至数月向邻近脑区扩散，亦可自发消失，为可逆性脑损伤，易复发。头 CT 可见双侧基底节钙化。卒中样发作之后常遗留局部脑萎缩伴脑室扩大。头部磁共振波谱分析显示病灶高乳酸和低 N- 乙酰天冬氨酸双峰表现。卒中样发作期颅内大血管呈扩张或狭窄。

3. 基因检测：对高度怀疑本病的患者，可进行热点基因筛查，阴性者进行核基因及线粒体基因检测，未检测到突变者可行病理检查以协助诊断。

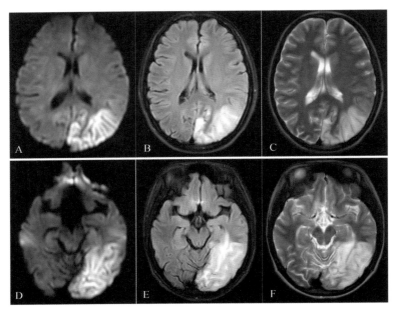

图 3-5 **MELAS 典型病例头颅 MRI。患者女，11 岁，头疼、视力下降、癫痫发作，m. 3243A ＞ G 点突变。图 A ～ F 示病程第 7 天左侧颞枕叶片状异常信号，不符合脑动脉血管分布，图 A DWI 呈"花边样"改变**

4.肌肉活检：临床中不作为确诊的首选，基因检测未发现致病变异者，91% 在改良 Gomori 三色染色中可见破碎样红纤维，琥珀酸脱氢酶染色可见破碎蓝染肌纤维和（或）深染的小血管。电镜下可见肌纤维内、小血管内皮细胞或平滑肌细胞内异常线粒体增多或聚集，线粒体内可见类结晶包涵体。

（五）诊断与鉴别诊断

1992 年 Hirano 等基于一项涵盖 69 例患者的临床研究提出有以下临床特点者需高度考虑本病：① 40 岁前起病的卒中发作；②脑病样表现［癫痫和（或）痴呆］；③高乳酸血症和（或）破碎红纤维。此外，支持本病诊断的其他表现还包括反复发作的头痛或反复呕吐。

2021 年日本学者（Syuichi Tetsuka et al.，2021）提出的 MELAS 诊断标准，详见表 3-3。

表 3-3　MELAS 诊断标准

A. 卒中样发作的证据	1. 头痛伴有呕吐
	2. 癫痫
	3. 偏瘫
	4. 皮质盲或偏盲
	5. 头颅影像学证实的急性局灶性梗死灶
B. 线粒体功能缺陷的证据	1. 血清和（或）脑脊液的高乳酸血症，或线粒体
	2. 相关酶活性减低
	3. 肌肉活检见线粒体异常
	4. 与 MELAS 相关的基因突变

注：确诊 MELAS——2 条 A 标准和 2 条 B 标准（及以上）；
　　可疑 MELAS——1 条 A 标准和 2 条 B 标准（至少 3 条）。

2020 年我国专家共识（袁云　等，2020）中提出的 MELAS 诊断标准详见表 3-4。

表 3-4　2020 年我国专家共识中提出的 MELAS 诊断标准

A：核心证据	1. 有卒中样发作 [a]
	2. 颅脑影像学显示局限于皮质和（或）皮质下、不符合单一血管支配的病灶，随访复查病灶可完全或部分可逆
B：支持证据	1. 以下临床表现至少满足 1 条：认知 / 精神障碍、癫痫发作、感音神经性耳聋、糖尿病、身材矮小、毛发异常、运动不耐受、胃肠功能障碍、心肌病 / 心脏传导异常、肾病等
	2. 血、脑脊液乳酸显著增高或 MRS 显示病灶 / 脑脊液乳酸峰
	3. ≥ 2 次卒中样发作
	4. 家系成员临床表现为 1 种或多种支持证据（B）中的第 1 项，且符合母系遗传

| C：确诊证据 | 1. 骨骼肌活体组织检查病理发现线粒体异常的证据：即改良 Gomori 三色染色发现破碎样红纤维 [b]，和（或）琥珀酸脱氢酶染色发现琥珀酸脱氢酶活性异常肌纤维和（或）琥珀酸脱氢酶深染的小血管，或电镜发现异常线粒体 |
| | 2. 基因检测检出明确的线粒体脑肌病伴高乳酸血症和卒中样发作相关的线粒体 DNA 或核 DNA 致病突变 |

注：[a] 包括头痛伴或不伴呕吐、癫痫发作、偏盲或皮质盲、失语、偏身感觉障碍或偏瘫；[b] 不整红边纤维 > 2%。
确诊 MELAS：A（至少 1 项）+ C（至少 1 项）；
很可能 MELAS：A（至少 1 项）+ B（至少 2 项）；
可能 MELAS：A（至少 1 项）+ B（至少 1 项）；
疑诊 MELAS：A（2 项均符合）。

（六）鉴别诊断

1. 缺血性卒中：具有急性起病的局灶性神经系统症状、体征，如偏瘫、偏盲等。MELAS 患者首次卒中发作年龄小于 40 岁，缺血性卒中者起病年龄大；MELAS 患者头颅 MRI 受累部位不符合脑动脉血管分布，病灶主要出现在后头部，能量代谢更旺盛的皮层受累更明显。

2. 癫痫：在儿童及青少年中癫痫发病率明显高于成人，在以癫痫发作起病的患者中需通过发作症状学、视频脑电图、头颅影像学、代谢筛查、基因检测等相关辅助检查明确癫痫病因。

3. 脑炎：包括病毒性脑炎、自身免疫性脑炎，卒中样发作期头部磁共振可见片状长 T_1、T_2 信号，脑脊液病原学及相关抗体有助于鉴别。

4. 其他：包括脑小血管炎、心源性脑栓塞、大脑皮质静脉血栓形成、可逆性后部白质脑综合征等。

（七）治疗

目前尚缺乏线粒体疾病的随机对照有效性证据；多项临床

报道复合治疗方案可改善症状，耐受性好，包括辅酶 Q10、艾地苯醌、复合维生素、一种或多种抗氧化剂（维生素 E、硫辛酸、N- 乙酰半胱氨酸）。精氨酸作为一氧化氮的前体药物用于 MELAS 卒中样发作临床报道证明有效。口服或静脉输注精氨酸 ［0.15 ～ 0.5 g/（kg·d）］，可扩张血管以缓解卒中样发作，长期口服精氨酸，可降低卒中样发作的频率。牛磺酸对突变基因的修饰治疗亦被重视，最新的多中心 Ⅲ 期临床研究结果显示，大剂量牛磺酸（每天 9 g 或 12 g）口服可有效减少卒中样发作。抗癫痫治疗，首选左乙拉西坦、拉莫三嗪和苯二氮䓬类药物，尽快终止各种类型的癫痫持续状态。曾有报道对左乙拉西坦及苯二氮䓬类药物治疗无效的癫痫持续状态 3 例，吡仑帕奈对其有效。存在认知与精神障碍者，多奈哌齐、加兰他敏及美金刚对部分患者有效，对于并存胃肠道症状、身材矮小、糖尿病者，可进行多学科管理。

（吴欢欢　陈　倩）

第四节　莱伯遗传性视神经病变

莱伯遗传性视神经病变（Leber hereditary optic neuropathy，LHON）由 von Graefe 在 1858 年首次报道，1871 年 Leber 最先描述了本病的临床特征，本病是目前最常见的青少年致盲疾病之一。

（一）病因与发病机制

线粒体 DNA（mitochondrial DNA，mtDNA）点突变是 LHON 发病的主要分子基础，呈母系遗传。85% ～ 95% 的 LHON 是由 11778G ＞ A（MT-ND4）、3460G ＞ A（MT-ND1）或 14484T ＞ C（MT-ND6）3 个原发突变位点引起的。其中以 11778G ＞ A

（MT-ND4）突变最为常见，在我国患者中占 90.2% ～ 92.8%（王佳伟 等，2019）。

以上 3 个 mtDNA 点突变均导致线粒体呼吸链酶复合体 I 蛋白编码异常，线粒体氧化磷酸化功能障碍，修饰因素（如 mtDNA 拷贝数异常、X 染色体修饰基因等遗传因素，烟酒、创伤等环境因素）协同作用，线粒体功能严重障碍，视网膜神经节细胞（retinal ganglion cell，RGC）内活性氧（reactive oxygen species，ROS）增高，RGC 功能丧失或凋亡，致使患者出现视力障碍。

（二）临床表现

10 ～ 35 岁起病，男性多见，具有不完全外显特征。

急性或亚急性无痛性视力下降，双眼同时或在 1 年内相继受累，通常视力逐步下降至 0.1 左右，重者仅存眼前指数，罕见丧失光感者。可伴中心视野缺损及色觉（通常为红绿色）障碍。含黑色素的 RGC 在病变中保留，瞳孔对光反射存在，单眼发病或双眼病变程度不同时即可出现相对性传入性瞳孔障碍（RAPD）。

临床分为 4 期：无症状期（突变携带者）、亚急性期（病程 ≤ 6 个月）、动态期（病程 6 ～ 12 个月）和慢性期（病程 > 12 个月）。在亚急性期，患眼眼底可正常，也可表现为 LHON 假性视盘水肿三联征：①视盘表面毛细血管扩张；②视盘周围神经纤维层肿胀；③荧光素眼底血管造影（FFA）检查视盘：无荧光素渗漏。视野检查可见中心暗点；光学相干断层扫描（OCT）可表现出视盘颞侧或颞下区视网膜神经纤维层增厚；视觉诱发电位（VEP）P100 波振幅下降和潜伏期延长，这些检查有助于 LHON 的早期诊断。动态期至慢性期，视盘假性水肿消退，视盘颞侧颜色变淡、苍白，可发展为全视盘呈苍白色；此时视野缺损可逐渐进展为中心与生理盲点相连的暗点或弥漫性中心视野缺损，OCT 上表现为颞侧视网膜神经纤维层和神经节细胞层肿胀消退，逐渐变薄甚至缺失。

除眼部表现外，少数并存心血管系统及神经系统症状，如预激综合征、类多发性硬化表现等，称为"LHON plus"。

（三）诊断与鉴别诊断

青少年期（尤其是青少年期男性）起病，双眼同时或先后出现急性或亚急性无痛性视力下降或无症状者，符合典型眼底表现时，无论有无母系遗传家族史，均应考虑 LHON 可能。结合检眼镜、FFA、OCT、VEP 等检查，外周血 mtDNA 找到致病性突变可确诊。

根据临床症状、起病特点，以及眼科检查、基因检测等手段，与视神经炎、营养不良性或中毒性视神经病变、压迫性视神经病变、黄斑病变等疾病鉴别。

（四）治疗与预后

无特效治疗。艾地苯醌是目前唯一经临床研究证实有效的药物，易通过生物膜及血脑屏障，促进线粒体 ATP 合成，清除 ROS、抑制脂质过氧化，保护 RGC，推荐剂量为 900 mg/d，亚急性期和动态期尽早开始治疗，至少持续 1 年（Carelli et al., 2017）。

基因治疗是用正常的野生型基因替换突变型基因并进行表达，采用患眼玻璃体腔内注射，将腺相关病毒携带正常的野生型基因直接转染到 RGC 中，从而改善 RGC 功能，目前正在进行临床试验。

LHON 突变携带者，建议不吸烟、少饮酒，避免应激及创伤刺激，避免接触环境中的有毒物质，降低发病风险，定期随访眼、心、神经系统各项功能。

LHON 患者视功能的预后差，最佳矫正视力多不足 0.1，少数可自发恢复部分视力。视力预后与基因位点相关，m.3460G ＞ A 最为严重，m.14484T ＞ C 相对轻，m.11778G ＞ A 为中间型。

（陈金晓　陈　倩）

第五节 线粒体 DNA 耗竭综合征

线粒体 DNA 耗竭综合征（mitochondrial DNA depletion syndrome，MDS）是一组由于核基因突变导致线粒体 DNA 数量减少的常染色体隐性遗传病，多于新生儿及婴幼儿期起病，主要累及中枢神经系统、肌肉、肝脏及胃肠道系统，临床分为肌病型、脑肌病型、脑肝型及神经胃肠型，目前暂无特效治疗，预后差。

（一）病因及发病机制

MDS 是由于核基因突变导致 mtDNA 数量逐渐下降，能量代谢障碍，在临床上导致多系统器官功能障碍，主要通过以下两种机制影响 mtDNA 合成及稳定。

1. 线粒体核苷酸库稳定障碍：线粒体无法直接利用氨基酸等原料自行合成核苷酸，需通过核苷酸的补救途径合成。mtDNA 合成在整个细胞周期中是持续的，其中补救途径对 mtDNA 的维持至关重要。TK2、DGUOK、SUCLA2、SUCLG1、RRM2B 和 TYMP 编码的蛋白在维持线粒体 dNTP 池稳定中发挥重要作用；MPV17 编码 MPV17 蛋白是线粒体内膜蛋白，在哺乳动物和酵母的 mtDNA 维持和氧化磷酸化活性中发挥作用，以上任何一个基因的致病突变均致 mtDNA 耗竭。

2. mtDNA 复制异常：POLG 编码 DNA 聚合酶 γ 的催化亚基，DNA 聚合酶 γ 是人类唯一的 mtDNA 复制和修复的 DNA 聚合酶。C10orf2 编码的 TWINKLE 蛋白，是线粒体 DNA 解旋酶，POLG 和 C10orf2 基因致病性突变造成 mtDNA 复制异常，从而导致 mtDNA 含量减少及缺失。

（二）流行病学

目前暂无流行病学相关研究报道。

（三）临床分型

依据临床-基因表型，MDS 可分为 4 型。

肌肉型：临床表现多样，轻重不一，累及心、肝、脑和皮肤等多器官，与 TK2 基因突变相关。依据起病年龄及病情进展速度分为以下三个亚型：①经典型，婴儿期及儿童早期起病，起病前智力运动发育正常，逐渐出现肌张力减低、喂养困难、面肌无力及延髓性麻痹症状，认知功能不受影响，病情进展迅速，数月或数年发展为呼吸衰竭死亡；②青少年 / 儿童期型，首发症状为周身乏力、活动耐力下降，逐渐出现肢体无力、肌张力降低，进展缓慢，可存活至青少年；③成人型，表现为面部和四肢无力，其中部分患者可出现呼吸无力、进行性眼外肌麻痹、吞咽困难和构音障碍。

脑肌病型：新生儿期起病，临床表现为喂养困难、肌张力下降、肢体无力、智力运动发育迟缓、感音神经性耳聋，部分伴有癫痫发作、肌张力障碍表现及眼睑下垂，该型进展迅速，常于婴儿期死亡。本表型主要与 SUCLA2、SUCLG1、RRM2B 基因突变相关。

脑肝病型：新生儿期或婴儿早期起病，肝脏受累可表现为肝大、肝功能异常、肝脏纤维化、肝衰竭，可伴有胆汁淤积。神经系统受累的表现包括智力运动发育落后伴倒退、难治性癫痫、共济失调、眼球震颤及肌张力障碍等。不同致病基因的临床表现存在差异，基因型与临床表型之间尚缺乏对应关系。本型的致病基因包括 POLG、MPV-17、C10orf2 及 DGUOK 等。

神经胃肠型：详见本章第六节。

（四）实验室检查

生化检查：脑肝病型患者 ALT、AST 轻度升高；肌肉型患者肌酸激酶轻到中度升高。

头颅 MRI（图 3-6）：脑肌肉型可见类似 Leigh 综合征样的

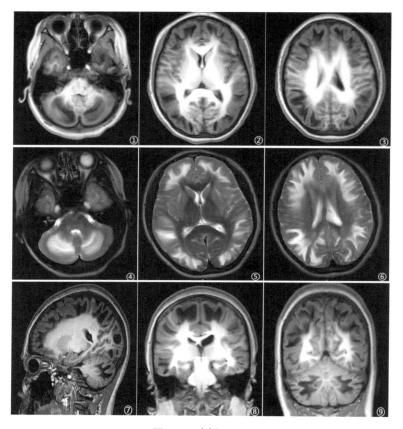

图 3-6　头颅 MRI

注：女性，14 岁，因异常步态、言语减少、认知倒退就诊，MPV-17 基因致病性突变导致的 MDS 综合征患儿。起病 3 个月头部磁共振提示皮层下白质大片状长 T_1 长 T_2 异常信号，病变范围广泛，累及小脑、双侧大脑半球，脑干结构、深部核团未见受累

双侧基底节对称性水肿、异常信号改变；脑肝病型常见脑萎缩、脑室扩张及脱髓鞘样改变等。

代谢筛查：多表现为酮尿等非特异性改变，亦有报道 SUCLA2、SUCLG1 基因突变致病的脑肌病型患者甲基丙二酸升高。

肝活检：可见肝纤维化改变，肝脏细胞 mtDNA 拷贝数明显下降是脑肝型 MDS 患者的确诊依据。

（五）诊断与鉴别诊断

本病早期临床表现缺乏特异性。新生儿期或婴儿早期起病者发育迟缓、肌无力、肝功能不全，应考虑到本病可能，尽早基因检测确诊。

（六）治疗

暂无特效治疗，左卡尼汀、辅酶 Q10、B 族维生素及抗氧化剂如维生素 E 和维生素 C，其疗效均不明显（徐佳鑫 等，2019），肝移植的疗效仍存在争议。

（七）预后

预后差，多于起病后数月内死亡，常见的直接死亡原因为肺部感染。

（吴欢欢 陈 倩）

第六节 线粒体神经胃肠型脑肌病

线粒体神经胃肠型脑肌病（mitochondrial neurogastrointestinal encephalopathy disease，MNGIE）是一种常染色体隐性遗传性疾病，1976 年由 Okamura 及其团队首次报道。其发病年龄多为 5 个月至 50 岁，60% 在 20 岁前起病。临床症状常表现为胃肠道动力障碍、恶病质、进行性眼外肌麻痹、周围神经病变及白质脑病等。

（一）病因

位于染色体 22q13 上的胸腺嘧啶核苷酸磷酸化酶（thymidine phosphorylase，TYMP）基因存在纯合或复合杂合突变，胸腺嘧啶核苷代谢异常，导致线粒体 DNA（mtDNA）缺陷及功能障碍。

（二）流行病学

MNGIE 的发病率尚缺乏报道。

（三）病理生理学

多系统损害，周围神经为脱髓鞘性、混合性和轴索性周围神经病；十二指肠灶性平滑肌缺乏、灶性肌间神经丛缺失，浆膜出现肉芽肿及纤维化改变，也可出现小肠平滑肌细胞肿胀、内环肌增厚和纵行肌萎缩、神经节细胞相对少、神经纤维肿胀，直肠神经节细胞及黏膜肌层平滑肌巨大线粒体；大脑皮层下白质的血管内皮细胞胸腺嘧啶核苷酸磷酸化酶（thymidine phosphorylase，TP）表达减低，白质脱髓鞘和胶质增生；骨骼肌活检显示神经源性损害，线粒体的形态异常。

（四）临床表现

临床异质性高，多系统器官受累。

1. 胃肠道症状：45%～67% 的患者为首发症状，表现为恶心、吞咽困难、餐后呕吐、腹胀、肠鸣、阵发性腹痛、腹泻、假性肠梗阻及胃轻瘫等；虽然有严重的胃肠功能障碍，但微量元素、维生素 E、叶酸、维生素 B_{12} 等处正常范围。

2. 恶病质：体形消瘦，胃肠道症状出现或加重时开始消瘦，体重平均下降 15 kg 左右。

3. 眼部症状：首发者约占 21%，表现为进行性眼外肌麻痹，眼睑下垂、眼球活动受限，复视者少见。

4. 周围神经病：见于全部患者，以脱髓鞘改变最为常见，其次是混合性病变，临床表现为轻度肢体无力、腱反射消失及手套、袜套样感觉异常，如麻木、针刺感，下肢常重于上肢。

5. 脑白质病变：见于全部患者，头部磁共振显示病变明显，临床相关症状体征轻微。

6. 其他：肝硬化、肝酶升高；贫血；早发性神经性听力丧失；自主神经功能障碍（体位性低血压），膀胱功能障碍；无症状的心室肥大和束支传导阻滞；糖尿病和甲状腺功能低下；脑脊液蛋白质显著增加；乳酸血症和高丙酸血症等。

根据发病年龄，MNGIE 可分为两型：早发型（经典型）和晚发型（表 3-5）。

表 3-5　按发病年龄分组 MNGIE 的临床特征

	早发型（经典型）	晚发型
起病年龄	＜ 40 岁	≥ 40 岁
白细胞 TP 活性	0 ～ 10%	10% ～ 30%
血浆 dThd 和 dUrd 水平	血浆 dThd ＞ 4 和（或）dUrd 水平＞ 5 μmol/L	血浆 dThd 0.05 ～ 4 和（或）dUrd 水平 0.05 ～ 5 μmol/L
胃肠道症状	100%	100%
白质脑病	100%	100%
周围神经病	92% ～ 100%	60%
眼部症状	74% ～ 100%	100%
听力障碍	39% ～ 45%	75%

（五）实验室检查

1. 生化检测：高乳酸血症和血清丙酮酸增高对诊断有提示意义，脑脊液乳酸和蛋白含量可出现增高。

2. 胃肠检查：胃肠动力检测如吞咽试验、胃排空和胃肠测压等提示胃排空延缓、小肠运动缓慢。胃肠道放射学检查可见小肠憩室。

3. 肌电图：表现为周围神经损害，少数同时有肌源性损害特征。

4. 头部磁共振：广泛的非特异性脑白质病变，胼胝体、基底节、丘脑、中脑、脑桥和小脑白质常见受累。

5. 肌肉活检：可见破碎红纤维，SDH 染色增强的纤维，COX 阴性肌纤维参差不齐，呼吸链酶活性缺乏，电镜下线粒体数量增多和超微结构异常。

6. TYMP 基因检测：发现致病性变异是诊断金标准。

7. 胸腺嘧啶核苷酸磷酸化酶（TP）活性检测：低于对照平均值的 10%，TP 活性在 TP 突变基因携带者中也有部分下降。血浆 dThd 和 dUrd 水平升高。

（六）诊断

MNGIE 的诊断依据典型的临床表现、肌肉活检、小肠黏膜组织学（排除其他病变）、TP 活性检测、血浆中或尿中脱氧胸苷和脱氧尿苷水平等，金标准为 TYMP 基因检测（Hirano et al., 2021）。

（七）鉴别诊断

MNGIE 多以胃肠道症状、眼外肌麻痹、神经系统症状为首发症状起病，故主要与以下疾病相鉴别。

1. 胃肠道疾病：克罗恩病、食管炎和（或）胃炎、肠易激综合征、肠系膜上动脉综合征、慢性假性肠梗阻等。

2. 神经系统疾病：慢性炎性脱髓鞘性多发性神经病，以及其他线粒体疾病：如 CPEO、KKS 等。

3. 重症肌无力：以眼外肌麻痹为首发症状者易误诊为重症肌无力。可结合病史、新斯的明试验及肌电图等进行鉴别。

（八）治疗

尚缺乏有效治疗。

一般治疗：全胃肠外营养支持治疗。辅酶 Q10、维生素 B_2 可能有效。

调节生化失衡：治疗目的是恢复 TP 活性，清除积累的 dUrd、dThd。血液透析、腹膜透析可清除积累的代谢物、血小板输注可外源性补充一定量活力正常的 TP。

肝移植是一种新兴的酶替代疗法，目前是存在肝衰竭的 MNGIE 患者的首选治疗方法。异基因造血干细胞移植可以恢复 MNGIE 患者的 TP 活性，但存在移植物抗宿主病及移植失败的风险。

（九）预后

本病预后差，患者平均生存年龄为 35～37 岁，19 岁前生存率为 100%，50 岁后生存率＜5%。患者主要死于胃肠道和肝脏并发症（肠穿孔、肠出血、肝衰竭、肠外营养的中心静脉导管有关的感染）和恶病质等。

（十）预防

避免极冷极热环境，避免过度的锻炼，预防感染及避免服用影响线粒体功能的药物如苯妥英钠、氯霉素、四环素等。对家族遗传性 MNGIE 进行遗传咨询有助于减少后代患病率。

（郑　萍　陈　倩）

第七节　巴思综合征

巴思综合征（Barth syndrome，BTHS，OMIM 302060）是一种罕见的 X 连锁隐性遗传的线粒体肌病，1983 年由 Barth 首先发现并报道，其发病率约为 1/400 000～1/300 000。由 TAZ 基因突变引起。本病多于婴儿期起病，临床表现变异性较大，以心肌病、骨骼肌病、生长发育迟滞、中性粒细胞减少及 3-甲基戊烯二酸尿症（3-methylglutaconic aciduria，3-MGCA）为主要临床特征。

（一）病因

由位于 Xq28 的 TAZ 基因致病性变异引起。TAZ 基因包含 11 个外显子，负责编码线粒体内膜的一种磷脂酰基转移酶——Tafazzin 蛋白，该酶催化亚油酸与心磷脂结合，酶活性下降致使成熟的心磷脂（主要为四亚油酰心磷脂）减少，单体可溶心磷脂升高，线粒体的结构和功能异常，造成心脏等多器官受累。

（二）临床表现

1. 心肌病是 BTHS 最常见的临床表现，多见于婴儿期，胎儿心肌病也有报道。其中以扩张型心肌病和左室心肌致密化不全多见，肥厚型心肌病也有报道。BTHS 还可合并心律失常，心电图上可表现为室性或房性心律失常、复极化异常以及 QT 间期延长，心源性猝死也有发生。

2. 肌病，骨骼肌受累，非进行性的近端肌无力和运动发育迟缓，独立行走的中位年龄为 19 个月（12～24 个月），大运动发展里程碑落后于正常儿童，部分需要借助拐杖或者轮椅行走。也有合并脂质沉积性肌病的 BTHS 病例报道。

3. 体格生长发育迟缓，可有宫内发育迟缓，尤其是体重与身高较同龄儿更差。国内学者报道的 4 例 BTHS 病例中，其体重均低于或等于同龄儿标准值第 3 个百分位数，其中 3 例身高低于同龄儿标准值第 3 个百分位数，1 例身高为同龄儿标准值第 10 个百分位数。BTHS 患儿体格发育落后通常出现于青春期前，青春期后存在追赶趋势。

4. 外周血：中性粒细胞持续性或间歇性减少，但也可完全正常。疾病早期并不出现中性粒细胞减少。

5. 尿中 3-MGCA 升高，见于部分患儿，缺乏特异性。

（三）诊断

BTHS 诊断主要依据临床表现，结合辅助检查。

主要的辅助检查：

1. 患儿尿中 3-MGCA 较正常升高 5 ～ 20 倍提示 BTHS 可能。

2. 采用高效液相色谱质谱法测量皮肤成纤维细胞、肌肉组织或外周血中的单体可溶心磷脂与四亚油酰心磷脂的比值是可靠的方法之一。单体可溶心磷脂或心磷脂，采用 0.30 作为诊断界值，特异度和灵敏度可达 100%。

3.TAZ 基因检测：致病性变异为诊断的金标准。

（四）治疗

尚无特效治疗方法，对症支持治疗，如对心脏各症予对症药物，对中性粒细胞减少症采用皮下注射粒细胞集落刺激因子与抗生素联合的治疗方法。

（五）预后

无对症支持治疗，婴幼儿期的病死率极高。早期诊断以及早期干预治疗可以明显改善患儿的预后。

（苗　硕　陈　倩）

第八节　卡恩斯-塞尔综合征

卡恩斯-塞尔综合征（Kearns-Sayre syndrome，KSS）是一种罕见的、散发的线粒体脑肌病，1958 年由 Kearns 和 Sayre 等学者首次报道。本病可累及多个高能量需求的器官组织，以眼外肌麻痹、视网膜色素变性和心脏传导阻滞为特征性表现。

（一）病因

80% 以上的 KSS 患者存在线粒体 DNA（mitochondrial DNA，mtDNA）大片段缺失（Schon et al., 1989；Holt et al., 1989），

常见缺失为 mtDNA 8470-8482/13447-13459 的 4977 kb 缺失，缺失两端还存在 13bp 的同向重复。余突变类型还包括大片段重复、A3243G 点突变等。核基因如 SSBP1、SOX10 的变异也可能与本病相关。

（二）发病机制与病理

KSS 患者的基因突变致线粒体的呼吸链酶复合体功能缺陷。肌肉组织经 Gromori 三色染色后，在光镜下可见破碎红纤维（ragged red fiber，RRF）（图 3-4A），内含有大量增殖的线粒体和丰富的糖原，呼吸链酶复合体活性检测证实 RRF 与酶复合体Ⅰ、Ⅳ的联合缺陷有关。部分 5 岁以下的 KSS 患儿 RRF 阴性。另外，细胞色素 c 氧化酶（COX）染色后可见散在的 COX 阴性肌纤维（图 3-4C、D），琥珀酸脱氢酶（SDH）染色后可见 SDH 深染肌纤维（图 3-4B），这种改变并不代表某种特定的酶复合体缺陷，但却是线粒体肌病最有力的证据之一。以上病理改变也可见于 MELAS、MERRF 或其他肌病。电镜下，KSS 患者的肌肉线粒体可见轮状嵴以及晶状包涵体（图 3-7）。

脑部和脊髓病理可见空泡样变、海绵样变、神经元变性、胶质细胞增生、星形细胞增生等，苍白球和丘脑可见矿物质沉积。

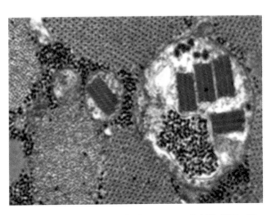

图 3-7　肌肉线粒体晶状包涵体（×10 000）（吴世陶 等，2020）

（三）诊断

1.临床症状：KSS 多在 20 岁前发病，三大临床主征为眼外肌麻痹、视网膜色素变性和心脏传导阻滞。KSS 患者的眼外肌麻痹和眼睑下垂症状呈慢性进展性，需注意与重症肌无力相鉴别。视网膜色素变性的典型表现为眼底"椒盐征"（salt and peper）（图 3-8），患者可能出现视力下降、夜盲、白内障等症状。心脏受累最常见为右束支传导阻滞和房室传导阻滞，最终进展为Ⅲ度房室传导阻滞，还可表现为心肌病、Q-T 间期延长等，心源性猝死是 KSS 患者的主要死因。其他多系统受累的表现还包括：智力障碍、小脑共济失调、肌肉无力、身材矮小、神经性耳聋、糖尿病、甲状旁腺功能减退、贫血、范科尼综合征等。

2.诊断标准：KSS 的诊断需符合 20 岁前发病，进行性眼外肌麻痹，视网膜色素变性。且具有以下 3 项中的至少 1 项：①心脏传导阻滞；②脑脊液蛋白大于 100 mg/dl；③小脑共济失调。最终确诊仍需依靠血或尿的基因二代测序检测，或肌肉活检（病理学、酶学检测及 DNA 印迹法检测 mtDNA 大片段

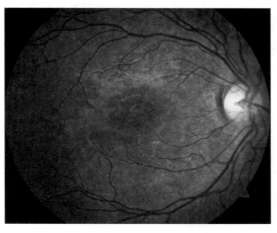

图 3-8　视网膜色素变性呈眼底"椒盐征"

缺失）。

3. 其他辅助检查：

（1）血和脑脊液乳酸水平升高，血乳酸/丙酮酸运动试验阳性。

（2）肌肉组织在光镜下可见 RRF、COX 阴性肌纤维和 SDH 深染肌纤维，在电镜下可见线粒体轮状嵴以及晶状包涵体。

（3）肌肉分离线粒体或皮肤成纤维细胞培养检测呼吸链酶复合体的活性，可见下降。

（4）血清肌酶谱异常（轻度增高）或正常。

（5）脑电图在脑病期间可呈广泛慢波。

（6）肌电图非特异性的肌源性损害或正常。

（7）头部 MRI 可见皮层下白质、丘脑、基底节、脑干的 T2 高信号，伴或不伴大脑及小脑萎缩；MRS 可见病灶区及脑脊液的乳酸峰增高。

（四）治疗及预后

无特效治疗，支持治疗包括补充辅酶 Q10、大剂量 B 族维生素等。心脏传导阻滞是影响本病预后的主要因素，应及时安装心脏起搏器。对症治疗包括上睑下垂可行眼睑矫正手术，神经性耳聋患者可佩带人工耳蜗，因环咽喉肌失迟缓而出现吞咽困难的患者可切除部分括约肌或行胃造瘘，对内分泌功能障碍的患者行激素替代治疗等。本病预后差，多数患者于 30～40 岁死亡。

（陈金晓　　陈　倩）

第九节　慢性进行性眼外肌麻痹

慢性进行性眼外肌麻痹（chronic progressive external ophthalmoplegia，CPEO）是一种以慢性进行性眼睑下垂、眼球活动障碍为特征的线粒体病，眼睑下垂多为双侧对称，少数为非对称性。任何年龄均可发病，30岁以前起病多见，多为散发。

（一）病因

CPEO最早在1868年由VonGraefe描述，随着1967年肌活检发现异常线粒体聚集，以及1988年发现患者mtDNA突变，目前认为mtDNA突变是其主要病因（McClelland et al.，2016）。本病具有显著的遗传异质性，2/3病例为散发，mtDNA单一大片段缺失是其主要突变形式，mtDNA缺失的先证者通常为新发突变，发生于胚胎发育早期，或母亲卵子形成过程中（即母亲生殖细胞嵌合）。若先证者的母亲存在生殖细胞嵌合，则先证者的兄弟姐妹患病概率为1%～4%，但目前尚未见生殖细胞嵌合的母亲所生后代中有1名以上患病的报道。先证者的后代是否患病取决于其卵母细胞是否携带致病突变，其后代不论男女，患病概率可达50%。其余1/3病例为家族遗传性，遗传方式包括母系遗传、常染色体显性（AD）遗传或常染色体隐性（AR）遗传，其中母系遗传多为mtDNA点突变，AD或AR遗传多为nDNA原发突变引发mtDNA复制和维持过程中的继发多基因缺失（McClelland et al.，2016；Martikainen et al.，2012）。

（二）流行病学

CPEO的患病率尚无报道。有文献报道芬兰西南部存在线粒体病因的CPEO患病率约为1.3/100 000，其中mtDNA大片段缺失引起的CPEO患病率约为0.66/100 000（Martikainen et al.，2012）。

（三）病理生理学

肌活检发现破碎红纤维（RRF）和COX阴性肌纤维是本病特征性的病理改变。RRF是由于线粒体结构和功能障碍后大量线粒体反应性增生聚集所致。线粒体呼吸链复合体缺陷导致COX

阴性肌纤维的产生，儿童患者中 COX 阴性肌纤维可能比 RRF 更多（路爱军 等，2020）。

（四）临床表现

1. 任何年龄均可发病，儿童或青少年，即 30 岁以前起病多见。

2. 眼部受累表现：主要表现为慢性、进行性双侧上睑下垂和眼球活动障碍，多数为对称性，少数为非对称性。由于双侧眼肌均受累，眼外肌麻痹进展缓慢，故较少出现复视。

3. 咽部及四肢骨骼肌受累：少数患者可有咽部及四肢肌无力表现。

（五）实验室检查

1. 血乳酸/丙酮酸：静态血乳酸＞ 2.0 mmol/L 为异常，血乳酸/丙酮酸≥ 20（正常＜ 10）提示呼吸链功能受损。乳酸诊断线粒体病灵敏度和特异度不高，部分线粒体病患者中血乳酸/丙酮酸水平亦始终保持正常。

2. 新斯的明试验：阴性。

3. 肌电图：可表现为非特异性肌源性改变，重复电刺激无波幅递减。

4. 肌活检：光镜发现 RRF（Gomori 或 SDH 染色）和 COX 阴性肌纤维（COX 染色）为典型病理改变。任何年龄 RRF ＞ 2%，50 岁及以下 COX 阴性肌纤维＞ 2%，或 50 岁以上 COX 阴性肌纤维＞ 5% 为异常（Walker et al.，1996）。电镜可弥补光镜不足，但不能作为主要病理依据，电镜可观察到肿胀的线粒体嵴和晶格状包涵体（Lang et al.，2010；Bisceglia et al.，2014）（图 3-4）。

5. 基因检测：是 CPEO 诊断的金标准，标本肌肉组织优于血液。多数为散发，少数为家族遗传性，其中 AD 遗传较 AR 遗传更为常见（表 3-6）。

表 3-6　按遗传方式分组的已知 CPEO 致病基因

遗传方式	散发性	AD 遗传	AR 遗传	母系遗传
致病基因	mtDNA 单一大片段缺失	nDNA 编码： *POLG1*、*POLG2*、*ANT1*、*Twinkle*、*RRM2B*、*DNA2*、*OPA1*	nDNA 编码： *TYMP*、*POLG1*、*DGUOK*、*TK2*、*MGM1*、*RNASEH1*	mtDNA 编码： *mtRNA^{Leu}*、*mtRNA^{Gln}*、*mtRNA^{Ala}*、*mtRNA^{Tyr}*、*mtRNA^{Lys}*、*mtRNA^{Asn}*、*mtRNA^{Ile}*、*mtRNA^{Pro}*

注：引自文献（McClelland et al.，2016；Eshaghi et al.，2021）。

（六）鉴别诊断

进行性眼外肌麻痹的病因很多，根据病变部位可分为眼肌病、神经肌肉接头病、核性和核上性眼肌麻痹。主要与以下疾病相鉴别。

1. 慢性进行性眼外肌麻痹叠加综合征（CPEO-plus）：CPEO通常仅有眼肌受累，CPEO-plus 除眼肌受累外，还有线粒体功能障碍多系统受累的表现，包括视神经萎缩、视网膜病变、脊髓小脑共济失调、锥体束征、癫痫、心肌病、甲状腺功能减低、糖尿病等。

2. 卡恩斯-塞尔综合征（KSS）：KSS 多在 20 岁以前发病，主要表现为 CPEO、视网膜色素变性、心脏传导阻滞三联征。KSS 和 CPEO 均与 mtDNA 大片段缺失有关，部分 KSS 还存在mtDNA 大片段重复。二者症状存在重叠，KSS 被认为是一种较严重的 CPEO。KSS 典型的视网膜色素变性为"椒盐征"或骨样色素改变，有些 CPEO 也会出现色素性视网膜病变，但较KSS 轻。

3. 重症肌无力：二者鉴别点在于，CPEO 眼部症状无波动性，眼外肌麻痹进展缓慢，因代偿故少有复视，新斯的明试验阴性。肌电图轻度肌源性损害亦可提示 CPEO，但重复电刺激无波幅递减。

4. 眼咽型肌营养不良（oculopharyngeal muscular dystrophy,

OPMD）：OPMD 是一类少见的常染色体显性或隐性遗传病，起病晚，多在 40～60 岁发病，眼咽型远端肌营养不良还表现为远端肢体无力和萎缩，下肢胫骨前肌最常受累，且肢体无力症状早于眼外肌，肌酸激酶轻度升高，肌肉病理可见镶边空泡。

5. 进行性核上性麻痹（PSP）：PSP 是进行性 tau 蛋白异常聚集导致的神经系统变性病，起病晚，多在 60 岁以后发病，除核上性眼球运动障碍外，核心症状还包括姿势不稳、轴性肌张力障碍，亦常见认知障碍、行为异常，典型 MRI 表现为中脑萎缩。

（七）治疗

尚无有效的治疗方法。手术治疗可在一定程度上改善上睑下垂（Eshaghi et al.，2021）。

（八）预后

CPEO 预后尚缺乏报道。本病眼外肌麻痹进展较慢，但随着病情进展，眼外肌逐渐纤维化，最终导致眼球固定。

（九）预防

对家族遗传性 CPEO 进行遗传咨询有助于减少后代患病率。

（韩　烨　陈　倩）

第十节　Pearson 综合征

Pearson 综合征（Pearson syndrome，PS）是一种罕见的 mtDNA 缺失综合征，通常发生于婴幼儿早期，临床表现多样，主要表现为刚出生不久即出现的输血依赖性贫血、骨髓前体细胞空泡化和胰腺外分泌功能障碍。本病预后差，患者多于 5 岁内死亡（Farruggia et al.，2018）。

（一）病因

本病最早在 1979 年由 Pearson 首次提出，随后 10 年中逐渐被明确为一种线粒体病。PS 是由于 mtDNA 单一大片段缺失所致，4977 bp 缺失是其最常见的类型，位于线粒体核苷酸 8470-13447，缺失两侧通常有 13bp 的重复序列，大约 39% 的 PS 患者存在这种"常见缺失"。其余 61% 患者 mtDNA 缺失大小从 2.3 kb 至 9 kb 不等，缺失位点也不相同，主要发生在线粒体核苷酸 6074 ～ 16 085 kb（Liu et al.，2021）。绝大多数 PS 为散发，是由于卵子或胚胎发育早期的新生突变所致。极少数情况下，PS 的突变来源于卵子的前体细胞，在这种情况下，由于所产生的卵细胞中突变型 mtDNA 与野生型 mtDNA 所占的比例不同，后代的表型异质性较大，临床表型轻重不一。

（二）流行病学

流行病学研究表明，意大利的新生儿中 PS 的发病率约为 1/1 000 000，男女发病率无显著差异，其他地区的发病率尚缺乏报道（Farruggia et al.，2016）。据统计，截至 2018 年，文献报道的 PS 患者总数不超过 150 例（Farruggia et al.，2018）。

（三）病理生理学

目前已知 4 种线粒体病与 mtDNA 单一大片段缺失有关，包括 PS、KKS、CPEO 和 CPEO-plus。在大片段缺失中以 mtDNA 4977 bp 缺失最为常见，又称为"常见缺失"。在 PS 患者中，具有相同 mtDNA 缺失类型的患者，其临床表型仍可存在较大差异，这是由突变型 mtDNA 的拷贝数和组织分布决定的。同一细胞内可能同时存在突变型 mtDNA 和野生型 mtDNA，这种现象称为异质性。由于异质性的存在，突变型 mtDNA 与野生型

mtDNA 所占的比例在患者临床表型中起重要作用。此外，不同组织的突变阈值存在差异，高度依赖有氧代谢的组织，其突变阈值低于依赖无氧酵解的组织。另外，突变型 mtDNA 的拷贝数及组织分布会随着时间推移而发生变化，故 PS 患者随着病程进展可能出现临床表型的变化，例如存活 3 年以上的 PS 患者可能出现 Leigh 综合征和 KSS 的症状，且贫血症状可能消失（Nilay et al.，2020）。

（四）临床表现

临床表现为多系统受累，主要累及血液系统，其次为胰腺，还可有肝肾功能异常、神经系统损害等（Crippa et al.，2015；Farruggia et al.，2018；Pronman et al.，2019）：

1. 血液系统：出生不久即出现铁粒幼细胞性贫血，约半数患者有血小板减少，约 90% 患者有中性粒细胞减少或缺乏。

2. 胰腺分泌功能障碍：由胰腺组织纤维化、脂肪浸润引起。外分泌功能障碍表现为脂肪泻、肠吸收不良及慢性腹泻等。内分泌功能障碍见于 10%～27% 的患者，出现糖尿病。

3. 其他内分泌系统：可有肾上腺功能不全、甲状旁腺功能减退等。

4. 肾：约 18%～45% 的患者出现范科尼综合征。

5. 神经系统：出生时神经系统大多正常，随着病情进展，约半数患者出现神经系统症状，包括发育迟缓、肌张力减低、共济失调、癫痫发作等。神经系统影像学可正常，也可有脑白质脱髓鞘、基底节及小脑病变。某些患者可出现 Leigh 综合征和 KSS 的表现。

6. 眼／耳部：约半数患者眼部受累，包括上睑下垂、眼肌麻痹、白内障、色素性视网膜病等，并向 KSS 进展。很少出现皮质盲或神经性耳聋。

7. 其他：约 70% 患者肝大，肝衰竭少见；约 1/3 患者脾大；27%～50% 患者有心脏疾病，1/3 患者有心肌病，可出现心律失常。

（五）实验室检查

1. 血液系统检查：新生儿期即出现严重贫血、血小板减少、中性粒细胞减少或缺乏。骨髓细胞学检查提示红系发育不良，环形铁粒幼细胞比例常升高，骨髓前体细胞数量减少伴空泡化（图 3-9）。

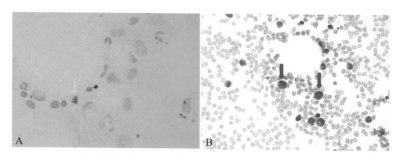

图 3-9 **PS 骨髓细胞学检查。A. 普鲁士蓝染色（×1000），黄色箭头表示铁粒幼细胞；B. 瑞氏染色（×400），蓝色箭头表示胞质空泡化的前体细胞**（Son et al.，2022）

2. 静态血乳酸＞ 2.0 mmol/L、血乳酸 / 丙酮酸≥ 20（正常＜ 10）、血清丙氨酸升高、尿液乳酸和延胡索酸升高提示本病。

3. 肌活检：呈线粒体病的典型病理改变，光镜下可见 COX 阴性肌纤维、脂肪和糖原浸润。由于基因检测的应用，肌活检即已不作为常规检查。

4. 基因检测：是 PS 诊断的金标准。标本可选择血液、尿液或其他组织（如颊黏膜上皮细胞、成纤维细胞、肝脏细胞等），检测出突变型 mtDNA 可确诊。

（六）鉴别诊断

本病血液系统表现主要与先天性纯红细胞再生障碍鉴别。

（七）治疗

尚无针对 PS 的有效治疗方法，可给予相应对症支持治疗，包括输血、补充粒细胞集落刺激因子、纠正酸碱失衡及电解质紊乱、胰酶替代治疗、补充脂溶性维生素等。建议补充辅酶 Q10、肉碱、维生素 B_2，但治疗效果尚未被证实。有报道对 5 例骨髓造血功能衰竭的患者进行异基因造血干细胞移植，其中 2 例接受非亲缘脐带血移植后血液及非血液系统症状均得以改善；其他 3 例接受骨髓移植后均出现移植物抗宿主病、肺曲霉病等严重并发症，2 例死亡（Son et al., 2022）。

（八）预后

预后差，患者多于 5 岁内死亡，早期干预可一定程度地改善患者生活质量和生存年限。

（九）预防

对于确诊病例，对母亲进行线粒体基因检测有助于遗传咨询和产前诊断。

（韩　烨　陈　倩）

第十一节　阿尔珀斯病

阿尔珀斯病（Alpers disease）又称婴儿进行性脑灰质营养不良（progressive neuronal degeneration of childhood），是一种罕见线粒体疾病，通常与线粒体 DNA 多聚酶 γ1（POLG1）基因突变相关。属于常染色体隐性遗传的肝脑综合征，是线粒体脑肌病（mitochondrial encephltomyopathy）的一个亚型，为半糖代谢异常的线粒体遗传综合征。本病是一种预后不良的早期神经退行性疾病，以发育倒退、难治性癫痫、肝功能障碍三联征为特征。

（一）病因

DNA 多聚酶 γ1 酶活性的改变导致线粒体 DNA 水平降低或缺失。当线粒体 DNA 的功能含量低于临界点时，出现器官功能异常。阿尔珀斯病是由 POLG 基因突变引起的线粒体疾病中最严重的表型之一。POLG 缺陷的结果是 mtDNA 缺失或 mtDNA 缺失的积累。mtDNA 的缺失会导致脑和肝细胞功能障碍、线粒体呼吸链损伤和细胞凋亡。最近的全外显子组测序已经确定了阿尔珀斯病的其他分子遗传学原因，包括编码苯丙氨酸 -tRNA 合成酶的 FARS2 致病突变，编码天冬酰胺 -tRNA 合成酶的 NARS2 和编码脯氨酸 -tRNA 合成酶的 PARS2 致病突变等（图 3-10）。

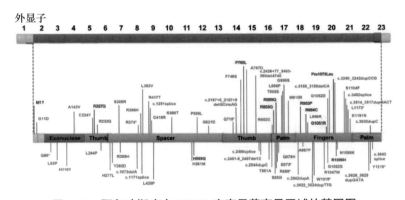

图 3-10　阿尔珀斯病中 POLG 突变显著变异区域的基因图

注：其中红色的突变是在当前的研究中发现的，蓝色的突变是在过去的研究中报道的（Li et al., 2021）

（二）流行病学

发病率约为 1/100 000。高峰发病年龄呈双峰表现，第一个高峰为 2～4 岁，范围从 3 个月到 8 岁不等；第二高峰是 17～24 岁。

（三）病理生理学

典型的神经病理学表现为大脑皮层、海马、嗅球和小脑对称性萎缩，伴有椎板坏死和神经元变性，最近研究显示，慢性神经退行性变，伴有急性局灶性神经元坏死，涉及额叶、颞叶和枕叶皮质，以及海马、丘脑和小脑皮质，局灶性病变是继发于由潜在呼吸链缺乏和癫痫活动增加神经元能量需求引起的神经元ATP耗竭。

（四）临床表现

运动和智力发育倒退、难治性癫痫和肝功能障碍为本病的三联征，尤其是应用丙戊酸钠后的急性肝衰竭，其他症状包括发育迟缓、发育不全、肌张力减退、痉挛和共济失调。

（五）实验室检查

首选基因检测POLG的致病突变。DNA多聚酶 $\gamma 1$（POLG1）基因突变与本病密切相关。POLG位于15q25，编码线粒体DNA多聚酶 γ，该蛋白在线粒体DNA复制与修复中发挥重要作用。已知的POLG基因突变大约200余种，可以是纯合突变，也可是杂合突变，后者更常见。常见的POLG基因突变为A467T、W748S、G848S和T914P，其中A467T占突变等位基因的40%。

肌肉活检可见COX阴性肌纤维，但由于发病年龄较早，患儿较少进行。肝或肌活检进行呼吸链复合体酶活性检测。

（六）诊断

最常用的诊断标准是2006年Nguyen等提出的诊断标准。

1. 临床表现有难治性癫痫、精神运动倒退和肝损伤。

2. 无肝病及其他表现者，需POLG基因测序、肝组织活检、尸检进一步确诊。

3. 其他临床表现包括下列11条，须符合2条及以上。

（1）颅脑磁共振波谱分析提示 N- 乙酰天门冬氨酸降低、肌酸正常、乳酸升高；

（2）头 MRI 或 CT 提示脑容积减小（图 3-11）；

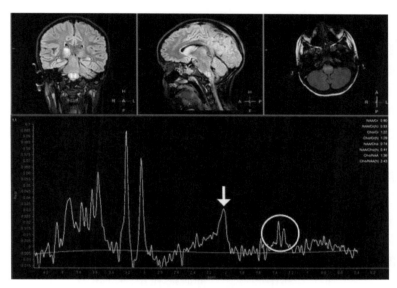

图 3-11　髓橄榄核的质子 MRI 光谱图像（回波时间 30 毫秒）显示 N- 乙酰天冬氨酸（*N*-acetyl-aspartate，NAA）水平下降（白色箭头所示）和乳酸双峰的存在（白色圆圈所示）（Wu et al.，2018）

（3）脑脊液蛋白升高；

（4）至少 1 次脑电图提示多灶起源的高波幅慢波、棘波 / 多棘波活动；

（5）皮层盲或视神经萎缩；

（6）视觉诱发电位异常，而视网膜电流图正常；

（7）骨骼肌或肝脏线粒体 DNA 耗竭；

（8）骨骼肌或肝脏聚合酶 - γ 活性缺陷；

（9）除外急性肝衰竭的情况，至少有 1 次血或脑脊液的乳酸升高（> 3 mmol/L）；

（10）肝细胞呼吸链测定实验提示单独电子传递链复合体Ⅳ

缺陷或Ⅰ、Ⅲ、Ⅳ联合缺陷；

（11）家族中有 1 个同胞被诊断为阿尔珀斯病。

（七）治疗

1. 通过促进氧化磷酸化作用，增强呼吸链的功能。

（1）促进氧化磷酸化反应的底物：左旋肉碱、烟酸、维生素 B_1、二氯乙酸等。

①左旋肉碱作为抗氧化剂，保护组织细胞不受活性氧的伤害，促进长链脂肪酸转运进线粒体，促进线粒体的 β 氧化和 ATP 的产生；②烟酸在呼吸链的组成中具有传递电子的作用；③维生素 B_1 可促进 PDG 复合体的功能，产生乙酰辅酶 A；④二氯乙酸同样能促进丙酮酸氧化反应；⑤辅酶 Q 可以缓解由于呼吸链缺陷带来的 ATP 功能障碍和活性氧的产生；⑥其他辅酶 Q 类似物泛醌类、维生素 B_2、艾地苯醌等可以清除自由基；⑦维生素 E 的类似物是一种新发现的药物；⑧ EP1-743 也可改善线粒体病人的症状。

（2）通过一些中间产物，使呼吸作用绕过呼吸链有缺陷的地方，发挥呼吸链的功能：①琥珀酸可以直接传递电子到复合体Ⅰ、Ⅱ；②维生素 C 可以使呼吸链传递绕过复合体Ⅲ传递电子；③维生素 K 也可绕过复合体Ⅲ实现电子传递。

2. 清除细胞内的有害物质，提高细胞的抗氧化能力：比如胱氨酸、双去氧基姜黄素、二甲基甘氨酸。胱氨酸是谷胱甘肽合成的前体，双去氧基姜黄素可增强丙酮酸激酶活性，二甲基甘氨酶也是一种抗氧化剂。

3. 改变 mtDNA 的异质性，目前还停留在实验水平，通过改变线粒体的突变率，使其降到阈值以下，就可不伤害线粒体功能。

4. 改变线粒体动态：线粒体一直处于动态平衡过程，线粒体融合和分裂协调进行。分裂异常导致线粒体破碎，线粒体融合使用不同 mtDNA 突变的缺陷株互补，恢复其呼吸链功能。类黄酮槲皮素可引起线粒体自噬和促进 U373MG 线粒体生物合成，维护动态平衡。

5. 阿尔珀斯病死亡的主要原因是癫痫持续状态和肝衰竭，丙戊酸是世界上使用最广泛的抗癫痫药物之一，但其致命的副作用是可诱发急性肝衰竭，因此在阿尔珀斯病病人中使用的利弊很难权衡，故更重要的是要治疗肝损害。阿尔珀斯病目前尚无有效治疗手段，仅限于对症治疗。难治性癫痫、丙戊酸诱导的急性肝衰竭是该病的主要致死原因。

6. 对症治疗

（1）治疗阿尔珀斯病患儿难治性癫痫的新型抗癫痫药（如拉莫三嗪、托吡酯、奥卡西平或左乙拉西坦）并未表现出较传统抗癫痫药（如苯巴比妥、苯妥英、卡马西平或扑米酮）更好的疗效。新型抗癫痫药镇静作用较轻，对肝的影响及药物相互作用较少，因此安全性较传统抗癫痫药要好。

（2）研究显示左卡尼汀对肝功能损伤的治疗有益，几乎无不良反应报道，一旦诊断阿尔珀斯病可立即使用，左卡尼汀也可首选用于治疗丙戊酸引起的肝功能损伤。一旦在使用丙戊酸的过程中出现肝衰竭，及时停用丙戊酸可能逆转其引起的功能障碍。需要有足够的随访观察时间。

（3）辅助应用还原性甘草酸苷、复方甘草酸苷制剂行保肝治疗及口服熊去氧胆酸胶囊改善胆汁淤积，改善肝衰竭。由于在阿尔珀斯病中肝衰竭并非孤立事件，因此肝移植禁用于阿尔珀斯病患者。

（八）预后

难治性癫痫、丙戊酸诱导的急性肝衰竭是该病的主要致死原因。本病愈后很差，一般发病后 3 ～ 12 个月死亡。

（九）预防

作为儿科医生及儿科临床药师，应提高对该病的认识，对于婴幼儿起病、有发育迟缓、脑脊液蛋白水平异常的癫痫患儿应特别注意，建议尽早行 POLG 基因的全面测序。早期诊断、避免使用丙戊酸引起急性肝衰竭，对该病预后至关重要。

（刘　硕　陈　倩）

参考文献

［1］北京医学会罕见病分会，北京医学会神经内科分会神经肌肉病学组，中国线粒体病协作组 . 中国线粒体脑肌病伴高乳酸血症和卒中样发作的诊治专家共识 . 中华神经科杂志，2020，53（3）：171-178.

［2］路爱军，董春霞，赵倩倩，等 . 慢性进行性眼外肌麻痹 1 例报告 . 临床神经病学杂志，2020，5（33）：360-361.

［3］毛莹莹，陈倩 . 肌阵挛性癫痫伴破碎红纤维综合征的诊断与管理 . 中国临床医生杂志，2020，48（7）：768-771.

［4］孙翀，林洁，蔡爽，等，线粒体脑肌病伴高乳酸血症和卒中样发作的临床特点和生存分析，中华神经科杂志，2018，51（2）：118-123.

［5］王佳伟，赵娟 . Leber 遗传性视神经病变诊断和治疗专家共识 . 眼科，2019，28（5）：328-335.

［6］徐佳鑫，黄博杰，姜红，等，线粒体 DNA 耗竭综合征研究进展，中华实用儿科临床杂志，2019，34（4）：314-317.

［7］BAERTLING F，RODENBURG R J，SCHAPER J，et al. A guide to diagnosis and treatment of Leigh syndrome. J Neurol Neurosurg Psychiatry，2014，85（3）：257-265.

［8］BAKARE A B，LESNEFSKY E J，IYER S，et al. Leigh syndrome：A tale of two genomes. Front Physiol，2021，12：693734.

［9］BAU V，ZIERZ S. Update on chronic progressive external ophthalmoplegia. Strabismus，2005，13（3）：133-142.

［10］BISCEGLIA M，CROCIANI P，FOGLI D，et al. Selected case from the Arkadi M. Rywlin International Pathology Slide Series：Mitochondrial myopathy presenting with chronic progressive external ophthalmoplegia （CPEO）：a case report. Adv Anat Pathol，2014，21（6）：461-468.

［11］CARELLI V，CARBONELLI M，de COO I F，et al. International consensus statement on the clinical and therapeutic management of Leber hereditary optic neuropathy. J Neuro-ophthalmol, 2017, 37（4）: 371-381.

[12] CRIPPA B L, LEON E, CALHOUN A, et al. Biochemical abnormalities in Pearson syndrome. Am J Med Genet A, 2015, 167a（3）: 621-628.

[13] DIMAURO S, SCHON E A. Mitochondrial respiratory-chain diseases. N Engl J Med, 2003, 348（26）: 2656-2668.

[14] ESHAGHI M, ARABi A, ESHAGHI S. Surgical management of ptosis in chronic progressive external ophthalmoplegia. Eur J Ophthalmol, 2021, 31（4）: 2064-2068.

[15] FARRUGGIA P, DI CATALDO A, PINTO R M, et al. Pearson syndrome: A retrospective cohort study from the marrow failure study group of A.I.E.O.P.（Associazione Italiana Emato-Oncologia Pediatrica）. JIMD Rep, 2016, 26: 37-43.

[16] FARRUGGIA P, DI MARCO F, DUFOUR C. Pearson syndrome. Expert Rev Hematol, 2018, 11（3）: 239-246.

[17] HIRANO M, CARELLI V, de GIORGIO R, et al. Mitochondrial neurogastrointestinal encephalomyopathy（MNGIE）: Position paper on diagnosis, prognosis, and treatment by the MNGIE International Network. J Inherit Metab Dis, 2021, 44（2）: 376-387.

[18] HOLT I J, HARDING A E, COOPER J M, et al. Mitochondrial myopathies: Clinical and biochemical features of 30 patients with major deletions of muscle mitochondrial DNA. Ann Neurol, 1989, 26（6）: 699-708.

[19] LAKE N J, COMPTON A G, RAHMAN S, et al. Leigh syndrome: One disorder, more than 75 monogenic causes. Ann Neurol, 2016, 79（2）: 190-203.

[20] LANG T, LAVer N, STROMINGER M B, et al. Morphological findings of extraocular myopathy with chronic progressive external ophthalmoplegia. Ultrastruct Pathol, 2010, 34（2）: 78-81.

[21] LEE I C, CHIANG K L. SURF1 clinical diagnosis and treatment of Leigh syndrome based on: Genotype and phenotype. Antioxidants（Basel）, 2021, 10（12）: 1950.

[22] LI H, WANG W, HAN X, et al. Clinical attributes and electroencephalogram analysis of patients with varying Alpers' syndrome genotypes. Front Pharmacol, 2021, 12: 669516.

[23] LIU R, MO G L, SONG Y Z. Identification of a novel large deletion of

the mitochondrial DNA in an infant with Pearson syndrome: a case report. Transl Pediatr, 2021, 10 (1): 204-208.

[24] MARTIKAINEN M H, HINTTALA R, RÖYTTÄ M, et al. Progressive external ophthalmoplegia in southwestern Finland: a clinical and genetic study. Neuroepidemiology, 2012, 38 (2): 114-119.

[25] MCCLELLAND C, MANOUSAKIS G, LEE M S. Progressive external ophthalmoplegia. Curr Neurol Neurosci Rep, 2016, 16 (6): 53.

[26] NGUYEN M T B, MICIELI J, MARGOLIN E. Teaching neuroimages: Kearns-Sayre syndrome. Neurology, 2019, 92 (5): e519-e520.

[27] NG Y S, LAX N Z, BLAIN A P, et al. Forecasting stroke-like episodes and outcomes in mitochondrial disease. Brain, 2022, 145 (2): 542-554.

[28] NILAY M, PHADKE S R. Pearson Syndrome: Spontaneously recovering anemia and hypoparathyroidism. Indian J Pediatr, 2020, 87 (12): 1070-1072.

[29] PARK S Y, KIM S H, LEE Y M. Molecular diagnosis of myoclonus epilepsy associated with ragged-red fibers syndrome in the absence of ragged red fibers. Front Neurol. 2017, 8: 520.

[30] PRONMAN L, RONDINELLI M, BURKARDT D D, et al. Pearson Syndrome: A Rare Cause of Failure to Thrive in Infants. Clin Pediatr (Phila), 2019, 58 (7): 819-824.

[31] SARNAT H B, MARíN-GARCíA J. Pathology of mitochondrial encephalomyopathies. Can J Neurol Sci, 2005, 32 (2): 152-166.

[32] SCHON E A, RIZZUTO R, MORAES C T, et al. A direct repeat is a hotspot for large-scale deletion of human mitochondrial DNA. Science, 1989, 244 (4902): 346-349.

[33] SON J S, SEO G H, KIM Y M, et al. Clinical and genetic features of four patients with Pearson syndrome: An observational study. Medicine (Baltimore), 2022, 101 (5): e28793.

[34] WALKER U A, COLLINS S, BYRNE E. Respiratory chain encephalomyopathies: a diagnostic classification. Eur Neurol, 1996, 36 (5): 260-267.

[35] YATSUGA S, POVALKO N, NISHIOKA J, et al. MELAS: a nationwide prospective cohort study of 96 patients in Japan. Biochim Biophys Acta, 2012, 1820 (5): 619-624.

第十二节 NAPR 综合征

NARP 综合征（周围神经病、共济失调和视网膜色素变性，neuropathy，ataxia and retinitis pigmentosa，NARP）是由线粒体编码 mt-ATP6 蛋白的基因突变所致的一种母系遗传性疾病。以周围神经病、共济失调和视网膜色素变性 3 大症状为主要表现，并由此命名。非经典 NARP 综合征可表现为主要症状与发育迟缓、耳聋、癫痫、神经源性肌无力及认知损害等症状的组合。该疾病由 Holt 等于 1990 年首次报道，1994 年研究者发现该疾病与线粒体 DNA 突变相关。目前没有关于 NARP 综合征流行率的数据。NARP 综合征明显不如 Leigh 综合征常见。

（一）NARP 综合征的遗传特征

目前认为本综合征是由 mt-ATP6 基因突变所致。正常情况下 mt-ATP6 基因通过一系列化学反应，使线粒体能利用氧和单糖合成三磷酸腺苷（ATP），由 mt-ATP6 基因翻译的蛋白形式的一部分亚基的酶——ATP 合酶是负责的 ATP 生产的最后一步。mt-ATP6 基因突变后，改变了 ATP 合酶的结构和功能，致使线粒体合成 ATP 的能力降低而致病。致病的经典基因位点为 mtDNA 8993T > G/C 或 8989G > C 突变，亦有 mtDNA 8950G > A、mtDNA 9185T > C、mtDNA 9035T > C 位点突变的报道。由于线粒体突变负荷的差异，临床表现不同，突变负荷小于 70% 时，患者可无明显临床表现，当突变负荷在 70% ～ 90% 时，可表现为 NARP 综合征，而大于 90% 时可表现为亚急性坏死性脑脊髓病（Leigh 综合征）。并有关于 NARP 综合征与 Leigh 综合征叠加综合征的报导，可能由于二者同属于 ATP6 基因突变相关的疾病谱的原因。

（二）NARP 综合征的临床特征

本病归属于线粒体神经病范畴，多在儿童或成年早期发病。主要影响周围神经系统，大多数表现为感觉性周围神经病变的症状：乏力、刺痛或疼痛，可累及上、下肢；可影响运动神经，出现肌无力、肌萎缩，不能忍受运动，呈病态疲劳；可以共济失调为首发症状，表现为小脑性共济失调，MRI 可见大脑及小脑萎缩；可以表现为视觉系统受累，即视网膜变性，临床可无表现，眼科检查也无发现，常早期表现为夜盲，逐渐出现视野缺损，最终导致视力丧失，眼底检查可发现视网膜存在骨细胞样色素沉着，视网膜电图波幅降低，视网膜变性也可以是本综合征的唯一表现。此外，本综合征也可出现线粒体遗传病的其他表现，如癫痫发作、智力下降、感音神经性耳聋、心脏传导阻滞、内分泌疾病等，一般病情进展缓慢，但病毒感染后可使病情突然恶化。

（三）NRRP 综合征的诊断

NARP 综合征的严格诊断标准尚未建立。NARP 综合征的诊断多以具有以下任一临床特征并在分子遗传检测中发现 mtDNA 致病变异为依据。

并不是所有的功能都可能存在，至少在起病初期有以下临床特征时应该考虑：①肌无力；②神经病变；③共济失调发作；④视网膜炎或视神经萎缩；⑤学习困难；⑥其他：肌电图和神经传导检查可证明周围神经病变；头颅 MRI 可发现大脑和小脑萎缩；视网膜电图可能显示异常（包括小振幅波形）或正常。

NARP 综合征的分子基因检测方法包括靶向单基因检测、线粒体基因组测序和更全面的基因组检测。大多数 mtDNA 致病变异是具有异质性的（即突变的 mtDNA 与野生型 mtDNA 共存），对于一些致病变异，突变负荷可能在不同组织之间有所不同，并可能随着年龄的增长而增加或减少，骨骼肌是最可靠的 mtDNA

分析来源。在儿童中，可以采用外周血白细胞检测，但在成人中，白细胞 DNA 检测不能发现缺失，肌肉（或尿上皮细胞）是进行分析的首选组织。在检测中对两种常见的 mt-ATP6 致病变异进行靶向分析，与对白细胞 DNA 的缺失 / 重复分析同时进行。如果没有检测到 mt-ATP6 致病性变异或缺失 / 重复，则进行线粒体基因组测序。

（四）NARP 综合征的治疗

本病一般病情进展缓慢，患者可以生育，尽管目前尚无根治办法，但本病的核心是 ATP 酶的结构和功能异常降低了 ATP 合成的能力。因此，从生活上和临床上降低活性氧（ROS）产生是可以延缓病情发展的。出现症状后多以对症支持治疗为主。

1. 酸中毒　可应用碳酸氢钠纠酸治疗。

2. 癫痫　根据癫痫发作的类型选择适当的抗癫痫药物。应避免使用丙戊酸钠和巴比妥钠，因为它们对线粒体呼吸链有抑制作用。

3. 肌张力异常　苯海索、巴氯芬、丁苯那嗪和加巴喷丁可能有效，可单独或组合应用；应初始给予低剂量，并逐渐增加，直到达到症状控制或出现无法忍受的副作用。此外，肉毒杆菌注射也可以应用在伴有严重顽固性肌张力障碍的患者中。

此外，减少因 ROS 的影响而产生的治疗可包括以下方式：

（1）保护和强化人体过氧化氢酶（CAT）及谷胱甘肽过氧化物酶（GSN-Px）的作用，例如保证充足睡眠，使得在超氧化物歧化酶（SOD）作用下过氧化氢催化分解。维持机体生物钟的正常运转、保持愉快的心态、坚持运动等都是合理发挥机体抗氧化作用的有效措施。

（2）科学的膳食及抗氧化制剂的应用。进食亲水性的维生素 C（VC）和谷胱甘肽（GSH），亲脂性的生育酚、黄酮类化合物、类胡萝卜素、辅酶 Q10 等，以及细胞色素 c、硫辛酸等以及微量元素等抗氧化剂。

其他治疗方式仍在不断探索中，如生酮饮食、基因治疗、卵母细胞捐献、植入前基因检测、线粒体捐献等。

（杨　辉）

参考文献

［1］纪珊，刘国良. NARP 综合征的认识、特征及临床处理. 实用糖尿病杂志，2018，14（6）：4-6.

［2］HOLT I J，HARDING A E，PETTY R K，et al. A new mitochondrial disease associated with mitochondrial DNA heteroplasmy. Am J Hum Genet，1990，46（3）：428-433.

［3］KLEMENT P，ZEMAN J，HANSIKOVA H，et al. Different restriction fragment pattern of mtDNA indicative of generalized 8993 point mutations in a boy with lactic acidosis. J Inherit Metab Dis，1994，17（2）：249-250.4

［4］THORBURN D R，RAHMAN J，RAHMAN S. Mitochondrial DNA-associated Leigh syndrome and NARP in GeneReviews（（R）），M.P. Adam，D.B. Everman，G.M. Mirzaa，et al.，Editors. 1993：Seattle（WA）.

［5］WHITE S L，COLLINS V R，WOLFE R，et al. Genetic counseling and prenatal diagnosis for the mitochondrial DNA mutations at nucleotide 8993. Am J Hum Genet，1999，65（2）：474-482.

第十三节　其他线粒体相关综合征

一、常染色体显性视神经萎缩

常染色体显性视神经萎缩（autosomal dominant optic atrophy，ADOA）又称为 Kjer 型视神经萎缩。OPA1 突变是导致 ADOA 最常见的原因。OPA1 蛋白参与了几个重要的细胞过程，包括通过其前融合特性实现的线粒体网络的稳定性。与 LHON 不同，ADOA 的视力丧失很常见（＞85%），平均发病年龄为 8 岁。此外，在一项大型观察性研究中，约 20% 的患者（ADOA ＋）发现了眼外神经系统并发症。双侧感音神经性耳聋，发病于儿童晚期和成年早期，是其突出的临床特征。在成年期，可能会出现共济失调、周围神经病变、肌病和眼部肌病。痉挛性偏瘫和多发性硬化白质脑病很少出现。组织化学和骨骼肌活检的分子特征显示患该病的患者存在多个 mtDNA 缺失和 COX 阴性肌纤维。

二、非综合征性听力损失

听力障碍是一种常见的临床特征，无论是作为一种孤立的表现，还是作为疾病谱系的一部分（如 MELAS）。mtDNA 突变是导致遗传性非综合征性听力损失（non-syndromic hearing loss，NSHL）发病的重要原因之一，它还和药物性听力损失、年龄相关性听力损失、迟发性听力损失等后天性听力损失有密切的联系。线粒体 NSHL 是线粒体环境（如耳毒性药物）和遗传因素相互作用以决定患者表型的一个很好的例子。由于其独特的起源，线粒体可能容易受到几种针对细菌核糖体的抗生素的影响，特别是当线粒体基因组存在某些突变时。线粒体 m.1555A ＞ G 和 m.1494C ＞ T 基因突变可增加氨基糖苷类药物与核糖体的结合，使核糖体解码位点对氨基糖苷诱导的误翻译和蛋白质合成抑制超敏感。如果对有这些 mtDNA 突变的患者使用氨基糖苷类药物，可能会导致耳聋；因此，建议在开始治疗前对 mtDNA 突变进行筛查试验，以避免耳聋的发生。

三、儿童型肌脑肝综合征

儿童型肌脑肝综合征（childhood myocerebrohepatopathy spectrum disorders，MCHS）与阿尔珀斯病均由 POLG 基因突变所致，其

中 MCHS 常在患儿出生的几个月内发病，甚至在新生儿期发病。临床上主要表现为严重的肌张力低下、发育迟缓及肝功能障碍。患者的肝脏活检可以排除典型的阿尔珀斯病肝脏表现。临床表现有至少以下 8 项中的 2 项：①神经病变；②癫痫；③血液或脑脊液乳酸升高；④二羧酸尿；⑤氨基酸尿、糖尿或尿碳酸盐增多；⑥听力损失；⑦异常 MRI 伴小脑萎缩，丘脑病变，髓鞘化延迟或白质脑病；⑧单独缺乏 CⅣ、COX，或骨骼肌、肝活检缺乏 2 个或更多电子传递复合体（CⅠ、CⅡ、CⅢ或 CⅣ）。此外还可能存在肾功能异常、听力障碍、白内障。该病惊厥表现并不常见，可能由于此类患儿在出现惊厥之前已经死亡，存活者多数由于肝功能异常而在 1 岁之前死亡。肌肉或肝脏活检提示复合体Ⅳ缺乏，伴或不伴其他氧化磷酸化复合体缺乏。

（杨　辉）

参考文献

［1］侯阿娜．新生儿线粒体病．中国小儿急救医学，2021，28（8）：663-667.

［2］赵晶晶，汪淇璇，蔺欣，等．线粒体功能障碍相关遗传性非综合征型听力损失的研究进展．中华耳科学杂志，2018，16（2）：136-140.

［3］HIKMAT O，TZOULIS C，CHONG W K，et al. The clinical spectrum and natural history of early-onset diseases due to DNA polymerase gamma mutations. Genet Med，2017，19（11）：1217-1225.

［4］ORSUCCI D，IENCO E C，SICILIANO G，et al. Mitochondrial disorders and drugs：what every physician should know. Drugs Context，2019，8：212588.

［5］YU-WAI-MAN P，GRIFFITHS P G，GORMAN G S，et al. Multi-system neurological disease is common in patients with OPA1 mutations. Brain，2010，133（Pt 3）：771-786.

第四章　线粒体融合与分裂

在过去，线粒体被认为是细胞内独立的能量供应中心，然而实际上线粒体是在细胞内相互连接形成网状结构并通过不断地融合与分裂处于一种动态平衡的细胞器。线粒体的形态具有可塑性，能针对细胞的能量需求、损伤情况等做出相应的变化应答，如线粒体片段化或延长。这种融合与分裂的变化主要通过线粒体融合、分裂蛋白控制，如线粒体融合蛋白 Mitofusin1/2（Mfn1/2）、视神经萎缩蛋白（Opa1）和线粒体分裂蛋白等。在线粒体融合、分裂蛋白的精确控制下，线粒体可在不断变化的生理环境中做出迅速准确的反应，这不仅对于线粒体的遗传以及维持其功能至关重要，还影响着细胞的生存状态。该变化过程与诸多生物学过程有着密切关系，如能量代谢、胚胎发育、自噬和凋亡等，其功能异常可导致多种严重疾病，如视神经萎缩、缺血再灌注损伤，心肌肥厚和心力衰竭等。

第一节　线粒体融合

一、线粒体融合的特点

在典型的线粒体融合反应中，两个线粒体端到端碰撞，在碰撞部位发生膜融合，融合反应也可以发生在端侧，或在单个线粒体内形成环状结构（Gao et al.，2021）。线粒体有双膜，融合的发生是由外膜融合和内膜融合组成的，这两种膜的融合时间很接近，但有时这两个时间间隔是可以区分的。膜融合的最终结果是内容物混合，基质成分扩散到整个新的线粒体（Liu et al.，2009）。不同细胞有不同的线粒体形态特征剖面，由融合和分裂之间的平衡来维持。例如，培养的间期成纤维细胞中的线粒体通常是管状形态，从短管到长管、再到相互连接的管状网络。当核聚变受阻时，小管会迅速碎裂成小球体，这正是对抗裂变的结果（Twig et al.，2008）。当裂变被阻塞时，小管拉长，因为要对抗融合而显示出更多的相互连接。裂变事件经常发生在融合事件之后不久，这表明这两个过程之间存在反馈（图4-1）。

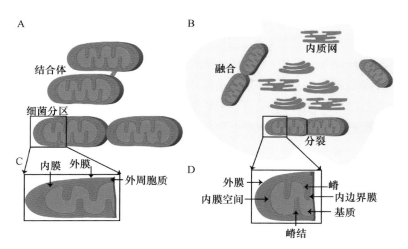

图 4-1　线粒体适应于细胞内的生命。细菌分裂和接合（细菌细胞间质粒的转移）（A）与线粒体融合和裂变过程（B）并列。（C）细菌细胞和（D）线粒体的结构

二、线粒体融合的机制

线粒体融合需要动力蛋白家族的三种鸟苷三磷酸（GTP）水解酶。线粒体融合蛋白 Mfn1 和 Mfn2，位于线粒体外膜，是外膜融合所必需的，同时有丝分裂蛋白必须也存在于相对应的线粒

体上，使融合发生（Koshiba et al.，2004）。有丝分裂蛋白形成同寡聚物和异寡聚物复合体，通常认为有丝分裂蛋白之间的反式相互作用介导了融合过程中线粒体的栓系。在结构研究的基础上，研究者提出了外膜栓系模型（Cao et al.，2017）。在最近的模型中发现，鸟嘌呤核苷酸依赖性的线粒体融合蛋白二聚化介导线粒体栓系的发生（Qi et al.，2016）。视神经萎缩蛋白 1（Opa1）是动力蛋白超家族成员，介导细胞膜融合并且与细胞膜形成有关。缺乏 Opa1 的细胞仅表现为线粒体外膜融合，从未发生内膜融合（Mishra et al.，2014），见图 4-2。

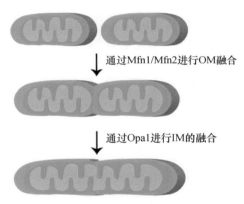

图 4-2　融合机制。线粒体融合蛋白介导外膜（OM）融合，视神经萎缩蛋白 1（Opa1）介导细胞膜融合。IM，内膜

尽管外膜已经融合，失败的融合中间产物通过裂变分解，导致 Opa1 缺陷的细胞中的线粒体碎片化。与线粒体融合蛋白不同的是，Opa1 只需要在两个相对的线粒体中的一个上发生细胞膜融合（Song et al.，2009）。在人类细胞中，Opa1 的 8 种 RNA 剪接形式是由外显子 4，4b 和 5b 的差异剪接产生的（Delettre et al.，2011）。所有 RNA 剪接形式都编码一个多肽，其中包含一个 N 端线粒体靶向序列（MTS）和由通用外显子 5 编码的 S1 蛋白水解位点（Song et al.，2007）。在 N 端进入线粒体基质的过程

中，MTS 被基质处理蛋白酶（MPP）去除。如果 S1 位点保持完整，形成的长亚型 Opa1 通过跨膜段固定在细胞膜上，大部分蛋白质面向细胞膜空间（Drerup et al.，2017）。如果 S1 位点被线粒体内膜蛋白 1（Oma1）酶切割，就会产生 Opa1 的短亚型。这些短异构体没有膜锚，原则上是可溶的，但它们和与膜结合的长 Opa1 异构体形成复合体，调节融合活性。4 种剪接形式另外包含 S2 蛋白水解位点（由差异剪接外显子 5b 编码），它可以被Yme1L 蛋白酶切割产生不同的短异构体。因此，Oma1 蛋白酶和Yme1L 蛋白酶调节 Opa1 的加工过程，并根据细胞条件调节融合活性。外显子 5b 的差异剪接为产生的短亚型 Opa1 提供了额外的多样性。很明显，在基础条件下，长异构体和短异构体的结合对于线粒体融合的生理水平是必需的（Anand et al.，2014）。例如，当 Opa1 缺陷的细胞被重组为只表达长亚型 Opa1 或短亚型Opa1 的互补 DNA 时，很少检测到线粒体融合。当两种亚型过表达时，会产生大量的线粒体融合（Tondera et al.，2009）。在病理条件下（如线粒体内膜电位耗散），Oma1 蛋白酶被激活，并促进 Opa1 向短异构体加工（Ban et al.，2017），这种向短异构体的完全转变导致融合活性丢失。也有人提出短亚型 Opa1 本身有促进裂变的说法（Ban et al.，2018）。

　　然而，一些证据表明，长亚型 Opa1 自身能够介导线粒体融合。在表达长亚型 Opa1 不可切割版本的 Opa1 缺陷的细胞中，如果细胞被环己酰亚胺处理，会引发应激性高灌注的情况，线粒体会大量伸长。在线粒体融合的细胞中，长亚型 Opa1 融合活性的其他证据来自于 Oma1 蛋白酶和 Yme1L 蛋白酶的缺失。这些细胞不能将 Opa1 加工成短的形式，但它们含有一些管状线粒体，显示出与其他含心磷脂的脂质体的融合活性，只要相对应的脂质体含有心磷脂（DeVay et al.，2009）。然而，也有证据表明短亚型 Opa1 可以调节或介导融合。长亚型 Opa1 的体外膜融合活性通过加入短亚型 Opa1 而增强（Cogliati et al.，2013）。更值得注意的是，当将短亚型 Opa1 单独添加到含有心磷脂的脂质体中时，可介导 GTP 依赖性融合。

综上所述，这些结果表明，Opa1 的长亚型和短亚型都具有固有的融合活性。在基础条件下的细胞中，单独的长亚型 Opa1 或单独的短亚型 Opa1 很少或没有融合活性。在应激条件下，特别是与应激诱导的高灌注相关的条件下，长亚型的融合活性被未知的机制激活。短亚型 Opa1 可以从本质上调节长亚型 Opa1 的融合活性，事实上，长亚型 Opa1 裂解成短型亚型激活了其膜融合活性。除了融合内膜外，Opa1 在维持嵴结构上也发挥着独立的作用（del Dotto et al.，2017）。在缺乏 Opa1 的情况下，嵴的超微结构被严重破坏，呼吸链超复合体大大减少。Opa1 在嵴结构中的作用与其融合活性无关。在 Opa1 缺陷的细胞中，不显示线粒体融合活性的 RNA 异构体的表达挽救了嵴结构（Lee et al.，2017）。

（张文丹　姚　顺　商　微）

参考文献

[1] ABRAMS A J，HUFNAGEL R B，REBELO A，et al. Mutations in SLC25A46，encoding a UGO1-like protein，cause an optic atrophy spectrum disorder. Nature Genetics，2015，47（8）：926-932.

[2] ANAND R，WAI T，BAKER M J，et al. The i-AAA protease YME1L and OMA1 cleave OPA1 to balance mitochondrial fusion and fission. Journal of Cell Biology，2014，204（6）：919-929.

[3] BAN T，ISHIHARA T，KOHNO H，et al. Molecular basis of selective mitochondrial fusion by heterotypic action between OPA1 and cardiolipin. Nature Cell Biology，2017，19（7）：856-863.

[4] BAN T，KOHNO H，ISHIHARA T，et al. Relationship between OPA1 and cardiolipin in mitochondrial inner-membrane fusion. Biochimica et Biophysica Acta-Bioenergetics，2018，1859（9）：951-957.

[5] COGLIATI S，FREZZA C，SORIANO M E，et al. Mitochondrial

cristae shape determines respiratory chain supercomplexes assembly and respiratory efficiency. Cell, 2013, 155 (1): 160-171.

[6] DEL DOTTO V, MISHRA P, VIDONI S, et al. OPA1 isoforms in the hierarchical organization of mitochondrial functions. Cell Reports, 2017, 19 (12): 2557-2571.

[7] DELETTRE C, GRIFFOIN J M, KAPLAN J, et al. Mutation spectrum and splicing variants in the OPA1 gene. Human Genetics, 2001, 109 (6): 584-591.

[8] DEVAY R M, DOMINGUEZ-RAMIREZ L, LACKNER L L, et al. Coassembly of Mgm1 isoforms requires cardiolipin and mediates mitochondrial inner membrane fusion. Journal of Cell Biology, 2009, 186 (6): 793-803.

[9] DRERUP C M, HERBERT A L, MONK K R, et al. Regulation of mitochondria-dynactin interaction and mitochondrial retrograde transport in axons. Elife, 2017, 6: e22234.

[10] GAO S, HU J. Mitochondrial fusion: The machineries in and out. Trends in Cell Biology, 2021, 31 (1): 62-74.

[11] KOSHIBA T, DETMER S A, KAISER J T, et al. Structural basis of mitochondrial tethering by mitofusin complexes. Science, 2004, 305 (5685): 858-862.

[12] LEE H, SMITH S B, YOON Y. The short variant of the mitochondrial dynamin OPA1 maintains mitochondrial energetics and cristae structure. Journal of Biological Chemistry, 2017, 292 (17): 7115-7130.

[13] LIU X, WEAVER D, SHIRIHAI O, et al. Mitochondrial kiss-and-run: Interplay between mitochondrial motility and fusion-fission dynamics. EMBO Journal, 2009, 28 (20): 3074-3089.

[14] MISHRA P, CARELLI V, MANFREDI G, et al. Proteolytic cleavage of Opa1 stimulates mitochondrial inner membrane fusion and couples fusion to oxidative phosphorylation. Cell Metabolism, 2014, 19 (4): 630-641.

[15] QI Y, YAN L, YU C, et al. Structures of human mitofusin 1 provide insight into mitochondrial tethering. Journal of Cell Biology, 2016, 215 (5): 621-629.

[16] SONG Z, CHEN H, FIKET M, et al. OPA1 processing controls mitochondrial fusion and is regulated by mRNA splicing, membrane

potential，and Yme1L. Journal of Cell Biology，2007，178（5）：749-755.

[17] SONG Z，GHOCHANI M，MCCAFFERY J M，et al. Mitofusins and OPA1 mediate sequential steps in mitochondrial membrane fusion. Molecular Biology of the Cell，2009，20：3525-3532.

[18] TONDERA D，GRANDEMANGE S，JOURDAIN A，et al. SlP-2 is required for stress-induced mitochondrial hyperfusion. EMBO Journal，2009，28（11）：1589-1600.

[19] TWIG G，ELORZA A，MOLINA A J A，et al. Fission and selective fusion govern mitochondrial segregation and elimination by autophagy. EMBO Journal，2008，27（2）：433-446.

第二节　线粒体分裂

一、动力相关蛋白 1 的核心作用

线粒体分裂是一个线粒体分裂成两个更小的线粒体。线粒体分裂的中心介质是动力相关蛋白 1（Drp1），一种 GTP 水解酶（Pagliuso et al.，2018）。这种蛋白从细胞质中被招募到线粒体表面，自我组装成螺旋结构，缠绕和收缩线粒体小管，以促进裂变。在这种方式下，它的作用类似于经典的动力蛋白，以收缩细胞膜内吞内陷的颈（Jimah et al.，2019）。除了在线粒体裂变中起作用外，Drp1 和裂变机制的其他几个成分也定位于过氧化物酶体，而 Drp1 的丢失会导致过氧化物酶体的伸长。这些动力蛋白超家族蛋白的生物物理特性是根据它们所收缩的结构（线粒体小管和内吞内陷）量身定制的。有人认为，Drp1 单独的小管收缩不足以完全介导小管分裂，因为它不能充分收缩小管（Lee et al.，2016）。经典动力蛋白 Dnm2 也被发现被招募到线粒体的裂变部位。在细胞中敲低 Dnm2，线粒体变得细长，这被认为是 Drp1 产生的裂变中间体不能发生分裂的原因（Kamerkar et al.，2018）。但是，Dnm2 是否是在 Drp1 之后催化膜分裂的裂变机制的核心部分，还有待进一步评价。与敲除相反，由 CRISPR 基因编辑生成的缺乏 Dnm2 或所有三种经典动力蛋白（Dnm1、Dnm2 和 Dnm3）的细胞，并没有显示出线粒体或过氧化物酶体裂变缺乏的现象（Bui et al., 2013）。

二、招募动力相关蛋白 1 到裂变部位

Drp1 从细胞质募集到线粒体表面需要驻留在线粒体外膜上的 Drp1 受体上。这一现象在酵母中得到了最好的说明，其中外膜蛋白 FIS1 通过分子调控因子 Mdv1 和 Caf4 招募 Dnm1（Drp1 的酵母同源物）（Bui et al., 2013）。在缺乏 FIS1 或调控因子的情况下，Dnm1 保持胞质性。哺乳动物也含有 FIS1，但它在 Drp1 招募和线粒体裂变中的作用似乎不大。哺乳动物的 FIS1 显然不像酵母的 FIS1 那样在线粒体裂变中发挥核心作用，缺乏 FIS1 的细胞很少或没有裂变缺陷（Otera et al., 2010）。相反，某些形式的自噬需要 FIS1（Losó et al., 2013）。对 FIS1 的这种要求是否反映了一种特殊形式的裂变功能，或者是否 FIS1 协调了线粒体与自噬体膜的联系，尚不清楚（Yamano et al., 2014）。

另外，三个外膜蛋白——线粒体裂变因子（MFF）、MiD49 和 MiD51 在 Drp1 招募到线粒体中有更重要的作用（Przedborski et al., 2016），见图 4-3。这些分子中的任何一个被耗尽都会导致明显的线粒体伸长，这三种分子的耗尽都会导致与 Drp1 耗尽的严重程度相似的裂变缺陷（Otera et al., 2010）。MFF 的功能似乎很简单，因为它的缺失减少了 Drp1 对线粒体的招募并影响了裂变，而 MFF 的过表达则增强了线粒体的分裂。相比之下，MiD 的作用方式更为复杂（Shen et al., 2016），低水平表达导致线粒体裂变增强，但过表达导致线粒体显著伸长。尽管每个蛋白都可以独立地将 Drp1 引入线粒体（Osellame et al., 2016），但有迹象表明，MiDs 和 MFF 在 Drp1 复合体中相互作用以调节裂变（Otera et al., 2014），这种相互作用的细节以及它们如何调节裂

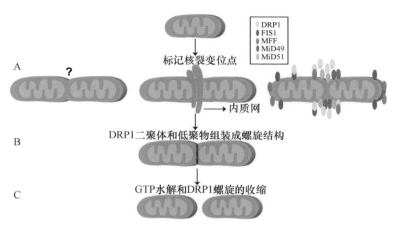

图 4-3　线粒体裂变由 DRP1、线粒体适配器和细胞质元件协调。A. 由于尚未确定的 IMM 裂变机制（左图），与内质网的结合（中图），以及接头蛋白 FIS1、MFF、MiD49 和 MiD51 之间的关系（右图），只发现 DRP1 在预收缩的裂变位点被募集。内质网和 DRP1 适配器蛋白如何协同工作还不清楚；B. DRP1 在标记的裂变位点周围组装成螺旋结构；C. DRP1 水解 GTP，分裂 OMM（线粒体外膜）和 IMM（线粒体内膜），生成两个子线粒体。MiD49 和 MiD51 是 49 kDa 和 51 kDa 的线粒体动力学蛋白

变仍有待澄清。

　　Drp1 被招募到线粒体后，似乎发生了实质性的结构变化，以收缩线粒体小管并诱导分裂。令人困惑的是，有关 MiD49 和 MiD51 这些蛋白质的过度表达导致 Drp1 被大量招募到线粒体，但矛盾的是，它导致线粒体伸长。当细胞遇到压力时，这些细长的线粒体可以被触发进行快速裂变，这导致了 MiDs 招募 Drp1 的不活跃构象被随后激活（Losón et al., 2014）。只有当 Drp1 与 GTP 的非水解形式 GMPPCP 结合时，重组 Drp1 与 MiD49 才能形成稳定的共聚物。高分辨率低温电子显微镜（cryo-EM）分析表明，该共聚物是一个线性长丝，其中 Drp1-MiD49 在 4 个不同的界面大量填充，可能使 Drp1 稳定在 GTP 构象中，这似乎与分裂不相容（Kalia et al., 2016）。值得注意的是，GMPPCP 与 GTP 的交换以及随后的 GTP 水解将线性纤维转化为内径为 16 nm

的环。在 Drp1 的环状构象中，MiD49 被解离。这些观察结果表明，GTP 结合的 Drp1 被 MiD49 招募，组装成线性长丝，必须经历广泛的构象变化来介导裂变（Otera et al.，2014）。GTP 的水解导致 MiD49 解离，随后 Drp1 丝重排成一个环，收缩线粒体小管。更多的低温电镜研究表明，心磷脂——一种富集于线粒体膜的脂质，可以调节 Drp1 的结构并增强其 GTP 水解活性（Francy et al.，2017）。

（张文丹　蒋红红　商　微）

参考文献

［1］BUI H T，SHAW J M. Dynamin assembly strategies and adaptor proteins in mitochondrial fission. Current Biology，2013，23（19）：891-899.

［2］FRANCY C A，CLINTON R W，FRÖHLICH C，et al. Cryo-EM studies of drp1 reveal cardiolipin interactions that activate the helical oligomer. Scientific Reports，2017，7（1）：10744.

［3］JIMAH J R，HINSHAW J E. Structural insights into the mechanism of dynamin superfamily proteins. Trends in Cell Biology，2019，29（3）：257-273.

［4］KALIA R，WANG R Y R，YUSUF A，et al. Structural basis of mitochondrial receptor binding and constriction by DRP1. Nature，2018，558（7710）：401-405.

［5］KAMERKAR S C，KRAUS F，SHARPE A J，et al. Dynamin-related protein 1 has membrane constricting and severing abilities sufficient for mitochondrial and peroxisomal fission. Nature Communications，2018，9（1）：5239.

［6］LEE J E，WESTRATE L M，WU H，et al. Multiple dynamin family members collaborate to drive mitochondrial division. Nature，2016，540（7631）：139-143.

［7］LOSó N O C，SONG Z，CHEN H，et al. Fis1，Mff，MiD49 and MiD51 mediate Drp1 recruitment in mitochondrial fission. Molecular Biology of the Cell，2013，24（5）：659-667.

［8］LOSóN O C，LIU R，ROME M E，et al. The mitochondrial fission receptor MiD51 requires ADP as a cofactor. Structure，2014，22（3）：367-377.

［9］OSELLAME L D，SINGH A P，STROUD D A，et al. Cooperative and independent roles of Drp1 adaptors Mff and MiD49/51 in mitochondrial fission. J Cell Sci，2016，129（11）：2170-2181.

［10］OTERA H，MIYATA N，KUGE O，et al. Drp1-dependent mitochondrial fission via MiD49/51 is essential for apoptotic cristae remodeling. Journal of Cell Biology，2016，212（5）：531-544.

［11］OTERA H，WANG C，CLELAND M M，et al. Mff is an essential factor for mitochondrial recruitment of Drp1 during mitochondrial fission in mammalian cells. Journal of Cell Biology，2010，191（6）：1141-1158.

［12］PAGLIUSO A，COSSART P，STAVRU F. The ever-growing complexity of the mitochondrial fission machinery. Cellular and Molecular Life Sciences，2018，75（3）：355-374.

［13］PRZEDBORSKI S，ROJANSKY R，CHA M-Y，et al. Elimination of paternal mitochondria in mouse embryos occurs through autophagic degradation dependent on PARKIN and MUL1. Elife，2016，5：e17896.

［14］SHEN Q，YAMANO K，HEAD B P，et al. Mutations in Fis1 disrupt orderly disposal of defective mitochondria. Molecular Biology of the Cell，2014，25（1）：145-159.

［15］YAMANO K，FOGEL A I，WANG C，et al. Mitochondrial Rab GAPs govern autophagosome biogenesis during mitophagy. ELife，2014，3：e01612.

第三节　线粒体融合与动力蛋白超家族的结构关系

线粒体是高度动态的细胞器，不断经历裂变和融合。线粒体动力学的紊乱破坏了其功能，并导致多种人类疾病。线粒体外膜（OMM）和线粒体内膜（IMM）的融合是由两类动力蛋白（DLP）介导的——Mitofusin（Mfn）/Fuzzy onions 1（Fzo1）和视神经萎缩蛋白 1/ 线粒体基因组维持蛋白 1（Opa1/Mgm1）（Gao et al.，2020）。Mfn 和 Opa1 属于动力蛋白超家族的多域 GTP 酶，在真核细胞中参与各种膜重塑活动（Praefcke et al.，2004）。在这些所谓的 DLP 中，最著名的动力蛋白功能是在内吞过程中从质膜上裂解网格蛋白包被的囊泡（Koshiba et al.，2004）。此外，动力蛋白 1（DNM1L）也被称为动力相关蛋白 1（Drp1），介导线粒体裂变（Sugiura et al.，2014）。黏病毒抗性蛋白（Mx）和鸟苷酸结合蛋白（GBP）限制了几种类型的 RNA 病毒和逆转录病毒（Sprenger et al.，2019）。内质网融合蛋白（Atlastin，ATL）催化内质网（ER）融合，含 Eps 15 同源域（EH 域）的膜转运调节蛋白（EHD）参与内体转运（Kim et al.，2012），最近发现的一个成员 neurolastin 是胚胎发育过程中神经元分化的媒介（Wong et al.，2019；Lomash et al.，2019）。此外，细菌也有细菌性 DLP（BDLP），尽管它们的功能还没有被完全解析（Nunnari et al.，2012）。

　　DLP 都含有一个 GTP 酶（G）结构域和一个螺旋区。以前的结构和相关生化研究（特别是过去 10 年的研究）揭示了 DLP 的重要共同特征（Kalia et al.，2018；Reubold et al.，2015）。首先，与典型的小 GTP 酶，如 Ras 和 Rab 相比，DLP 有一个扩大的 G 结构域，与鸟嘌呤核苷酸结合的亲和力较弱（微摩尔范围，而 Ras 样 GTP 酶的解离常数 K_d 则在纳摩尔范围内）（Praefcke et al.，2004）。其次，DLP 在 GTP 水解循环中一般不需要特定的 GTP 酶激活蛋白（GAP）或鸟嘌呤核苷酸交换因子（GEF）（Jimah et al.，2019）。相反，它们的 GTP 酶活性是由 G 结构域的同源二聚体刺激的，而且 GTP 酶的重新加载对 DLP 似乎是自发的，这与它们对鸟嘌呤核苷酸的亲和力相对较低有关（Gao et al.，2010）。再次，DLP 的功能依赖于 GTP 水解酶调节的结构域之间的相对运动（Faelber et al.，2013）。Mfn

和 Opa1 是动力蛋白超家族中最后被揭示其结构信息的成员（Daumke et al., 2016）。对于不同物种 DLP 名称的详细信息请参考表 4-1。

表 4-1 在每种物种中关键 DLP 的名称

功能	酵母菌	拟南芥	黑腹果蝇	人类
OMM 融合	Fzol	FZL	Fzo/Marf	Mfn1/2
IMM 融合	Mgm1	N/A	Opa1	Opa1
线粒体裂变	Dnm1	N/A	Drp1	DNM1L
囊泡裂变	N/A	Drp1/2	Shqi（shibire）	Dnm1/2/3
内质网融合	Sey1	RHD3	ATL	ATL1/2/3

注：N/A，不适用。

　　裂变 DLP 的结构已经被广泛研究。例如，DNM1L 包括 G 结构域、BSE 和一个脂质体，BSE 通过所谓的铰链 2 连接到 G 域，这三个分散的序列区域组成螺旋束，此螺旋束中间部分是一个四螺旋束，通过铰链 1 连接到 BSE 的另一侧（Fröhlich et al., 2013）。这种结构域组织由动力蛋白和 Mx 共享，代表了具有膜裂变活性的 DLP（裂变 DLP）的典型结构（Gao et al., 2011）。在 DNM1L 分子的远端，一个被称为 B 插入的灵活区域，介导 DNM1L 的锚定，以靶向 OMM（Fröhlich et al., 2013）。B 插入的位置和功能相当于动力学中的结构同源（PH）结构域，用于结合磷脂酰肌醇脂类，以及 Mx 中的 L4 环，用于识别病毒核糖核酸粒（Gao et al., 2011）。在缺乏核苷酸的情况下，这些裂变的 DLP 能够在体外变形，形成管状脂质体（Jimah et al., 2019）。在细胞中，胞质 DNM1L 可通过 OMM 周围的胞柄形成螺旋寡聚体。在 GTP 水解循环中，DNM1L 分子通过铰链 1 和铰链 2 进行剧烈的左右移动，共同导致螺旋寡聚物的收缩和管状膜的无泄漏分裂（Mears et al., 2011）。这个由动力蛋白和 Mx 共享的功能模型得到了来自晶体结构、低温–电磁螺旋重建和其他生物物理方法的数据支持（Reubold et al.，2015）。

Mfn 结构与线粒体外膜融合，当 OMM 带负电荷时，线粒体融合不会发生。基因数据表明，在两个对立的 OMM 上都需要 Mfn 才能实现融合；因此，Mfn 之间的反式相互作用是必不可少的（Chen et al.，2003）。在早期的研究中，Mfn 被描述为 V 型分子，通过两个跨膜（TM）螺旋固定在 OMM 上，面向细胞质侧的 TM 螺旋的 G 结构域和两个传统命名的七肽重复序列［HR1（来自人类 Mfn1 的 317 ～ 400 残基）和 HR2（来自 662 ～ 737 残基）］。根据第一个关于 Mfn 的结构报道，小鼠 Mfn1 的 75 残基 HR2 折叠成一个长长的 α - 螺旋，并在晶体中二聚形成一个反平行的螺旋线圈。在此基础上，推导了 Mfn1 HR2 的类栓系模型（Koshiba et al.，2004）。然而，哺乳动物 Mfn 的生化特性表明，当体外栓系分离的线粒体时，它们形成同质和异质寡聚体。重要的是，栓系活性依赖于 GTP 水电裂解（Ishihara et al.，2004）。这些结果是在过去 10 年 DLP 结构信息爆发之前取得的，这引发了一个关于 GTP 水解在 HR2 介导的栓系模型中的作用的问题（Cho et al.，2010）。另一种融合 DLP ATL 的结构可以融合内质网膜，突出了 G 结构域介导的栓系模型（Daumke et al.，2016）。ATL 的 N 端胞质结构域包括一个 G 结构域，后面是一个三螺旋束（3HB）（Peng et al.，2014）。在 GTP 酶水解过程中，G 结构域形成反式二聚体，相邻的 3HB 结构域的摆动将相反的内质网膜拉近以实现融合（Kim et al.，2012）。Mfn 与 ATL 相似，它们都是完整的膜融合 DLP，没有证据表明裂变 DLP 会形成螺旋低聚物。因此，在报告 Nfn 结构之前，研究者有预见性地提出了 G 域介导的栓系模型（Knott et al.，2008）。

（张文丹　蒋红红　商　微）

参考文献

［1］CHEN H，DETMER S A，EWALD A J，et al. Mitofusins Mfn1 and Mfn2 coordinately regulate mitochondrial fusion and are essential for embryonic development. Journal of Cell Biology，2003，160（2）：189-200.

［2］CHO D H，NAKAMURA T，LIPTON S A. Mitochondrial dynamics in cell death and neurodegeneration. Cellular and Molecular Life Sciences，2010，67（20）：3435-3447.

［3］DAUMKE O，PRAEFCKE G J K. Invited review：Mechanisms of GTP hydrolysis and conformational transitions in the dynamin superfamily. Biopolymers，2016，105（8）：580-593.

［4］FAELBER K，GAO S，HELD M，et al. Oligomerization of dynamin superfamily proteins in health and disease. Progress in Molecular Biology and Translational Science，2013，117：411-443.

［5］FRÖHLICH C，GRABIGER S，SCHWEFEL D，et al. Structural insights into oligomerization and mitochondrial remodelling of dynamin 1-like protein. EMBO Journal，2013，32（9）：1280-1292.

［6］GAO S，HU J. Mitochondrial fusion：The machineries in and out. Trends in Cell Biology，2021，31（1）：62-74.

［7］GAO S，VON DER MALSBURG A，DICK A，et al. Structure of myxovirus resistance protein a reveals intra- and intermolecular domain interactions required for the antiviral function. Immunity，2011，35（4）：514-525.

［8］GAO S，VON DER MALSBURG A，PAESCHKE S，et al. Structural basis of oligomerization in the stalk region of dynamin-like MxA. Nature，2010，465（7297）：502-506.

［9］ISHIHARA N，EURA Y，MIHARA K. Mitofusin 1 and 2 play distinct roles in mitochondrial fusion reactions via GTPase activity. Journal of Cell Science，2004，117（26）：6535-6546.

［10］JIMAH J R，HINSHAW J E. Structural insights into the mechanism of dynamin superfamily proteins. Trends in Cell Biology，2019，29（3）：257-273.

［11］KALIA R，WANG R Y R，YUSUF A，et al. Structural basis of mitochondrial receptor binding and constriction by DRP1. Nature，2018，

558（7710）：401-405.

[12] KIM B H, SHENOY A R, KUMAR P, et al. IFN-inducible GTPases in host cell defense. Cell Host and Microbe, 2012, 12（4）：432-444.

[13] KNOTT A B, PERKINS G, SCHWARZENBACHER R, et al. Mitochondrial fragmentation in neurodegeneration. Nature Reviews Neuroscience, 2008, 9（7）：505-518.

[14] KOSHIBA T, DETMER S A, KAISER J T, et al. Structural basis of mitochondrial tethering by mitofusin complexes. Science, 2004, 305（5685）：858-862.

[15] LOMASH R M, GU X, YOULE R J, et al. Neurolastin, a dynamin family GTPase, regulates excitatory synapses and spine density. Cell Reports, 2015, 12（5）：743-751.

[16] MEARS J A, LACKNER L L, FANG S, et al. Conformational changes in Dnm1 support a contractile mechanism for mitochondrial fission. Nature Structural and Molecular Biology, 2011, 18（1）：20-27.

[17] NUNNARI J, SUOMALAINEN A. Mitochondria: In sickness and in health. Cell, 2012, 148（6）：1145-1159.

[18] PENG M, YIN N, LI M O. Sestrins function as guanine nucleotide dissociation inhibitors for Rag GTPases to control mTORC1 signaling. Cell, 2014, 159（1）：122-133.

[19] PRAEFCKE G J K, MCMAHON H T. The dynamin superfamily: Universal membrane tubulation and fission molecules? Nature Reviews Molecular Cell Biology, 2004, 5（2）：133-147.

[20] REUBOLD T F, FAELBER K, PLATTNER N, et al. Crystal structure of the dynamin tetramer. Nature, 2015, 525（7569）：404-408.

[21] SPRENGER H G, LANGER T. The good and the bad of mitochondrial breakups. Trends in Cell Biology, 2019, 29（11）：888-900.

[22] SUGIURA A, MCLELLAND G-L, FON E A, et al. A new pathway for mitochondrial quality control: mitochondrial-derived vesicles. The EMBO Journal, 2014, 33（19）：2142-2156.

[23] WONG Y C, KIM S, PENG W, et al. Regulation and function of mitochondria-lysosome membrane contact sites in cellular homeostasis. Trends in Cell Biology, 2019, 29（6）：500-513.

第四节　线粒体与其他细胞器间的相互作用

内质网（ER）和线粒体之间的物理相互作用似乎在决定线粒体裂变的位置上起着重要作用。长期以来，研究者一直在利用电子显微镜来研究线粒体和内质网之间的接触位点，这对两个细胞器之间磷脂合成和钙信号传递的协调很重要。生化研究还表明，部分内质网膜（称为线粒体相关膜）与线粒体共化。活细胞成像研究表明，在酵母细胞和哺乳动物细胞中，大多数线粒体裂变位点显示，ER 小管穿过或包裹线粒体（Cheong et al., 2011）。MFF、MiD49、MiD51 和 Drp1 常与线粒体小管狭窄的 ER 标记位点共定位（Elgass et al., 2015）。有趣的是，这些 ER 标记的收缩在没有 MFF 或 Drp1 的情况下仍然存在，这表明 ER 包裹可能是裂变过程的最初步骤，可能会将小管的直径缩小到 Drp1 的尺寸。

线粒体分裂的位点似乎也受到线粒体 DNA 动力学的影响。mtDNA 与许多调节其组织结构或代谢的蛋白质有关，包括单链 DNA 结合蛋白、转录因子 A 和解旋酶等（Hensen et al., 2014）。mtDNA 被压缩成类核结构，在线粒体内表现出动态行为，包括分裂事件（以分离复制产物）（Garrido et al., 2003）。在野生型细胞中，大多数线粒体裂变事件发生在类核附近（Ban-Ishihara et al., 2013）。缺乏 Drp1 的细胞有异常大的 mtDNA 类核，这是由类核聚集引起的（Wang et al., 2020）。这些扩大的类核引起 Drp1 敲除细胞线粒体小管的局部膨大。在心肌细胞中，这些类核形态缺陷导致呼吸链功能降低（Ishihara et al., 2015）。只有一小部分 ER 与线粒体接触最终导致线粒体裂变。积极复制的类核的位置与最终发展到裂变的接触子集高度相关（Lewis et al.,

2016）。这一观察结果表明，mtDNA 复制提供了诱导线粒体裂变的信号。

敲除实验清楚地表明，融合和裂变对线粒体功能是重要的。在细胞或动物中抑制融合和裂变的任何一个过程都会导致严重的线粒体功能障碍。几种细胞机制阐明了融合和裂变对机体产生的益处（图 4-4）。

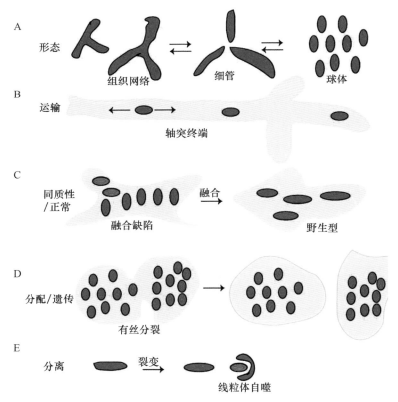

图 4-4　线粒体融合和裂变影响线粒体功能的示意图。红色表示受损或功能失调的线粒体。**A.** 融合和裂变之间的平衡控制着线粒体的形状、数量和大小；**B.** 线粒体裂变产生更小的线粒体，在轴突中更有效地运输；**C.** 线粒体融合促进同质线粒体种群的维持，从而能够容忍更高水平的线粒体 DNA 突变；**D.** 有丝分裂过程中的线粒体裂变促进子细胞的"公平"遗传；**E.** 线粒体裂变产生的小线粒体片段可在自噬过程中被自噬体吞噬

一、线粒体形态的调控

线粒体融合和裂变之间的相互转变控制着线粒体的大小、数量和形状（图 4-4A）。例如，裂变的增加或融合的减少将导致更小、更多的线粒体以短管或球形出现（Li et al., 2004）。在一些细胞中，形状本身具有重要的功能影响。在神经元中，小线粒体向神经末梢的运输可能比长线粒体更有效（图 4-4B）。当神经元中的线粒体裂变被阻断时，细长的线粒体进入神经元延伸区以支持突触的效率就会降低；相反，Drp1 过表达增加树突线粒体，并与突触密度增强有关（Verstreken et al., 2005）。细长的线粒体不能被运输到神经末梢，这可能是由于长线粒体在体细胞中的纠缠。然而值得注意的是，小的线粒体并不总是表现出有效的运输。因融合受损而破碎的线粒体有严重的运输缺陷（Chen et al., 2003）。有证据表明，线粒体融合蛋白与线粒体迁移蛋白复合体在物理上相互作用，形成一种外膜蛋白复合体，参与线粒体沿微管的运输（Misko et al., 2010）。

线粒体的形状可能直接影响线粒体的生物能量功能，细长的线粒体有时会产生更多的 ATP。然而，线粒体形状和生物学功能之间的因果关系仍然不清楚。毫无疑问，许多类型的线粒体功能障碍，无论是由外在原因引起的，还是由病理原因引起的，都会产生线粒体碎片。在某些情况下，线粒体功能障碍会激活 Oma1 蛋白酶，导致在 S1 裂解位点过度加工 Opa1（Duvezin-Caubet et al., 2006）。Opa1 转化为短异构体，损害了线粒体融合。此外，能量缺乏导致一系列蛋白激酶的激活，磷酸化 MFF 促进线粒体裂变（Nelson et al., 2016）。虽然线粒体功能障碍通常会导致线粒体碎裂，但这并不意味着在没有实验证实的情况下，碎裂的线粒体通常就等同于 ATP 产量低（Dotto et al., 2017）。Opa1 的短异构体在线粒体融合中缺乏，但在 Opa1 缺失的细胞中会挽救 ATP 的产生，即使线粒体仍然碎片化（Lee et al., 2017）。

二、促进内容物交换

线粒体融合和裂变的一个关键功能是促进线粒体之间的膜和内容物的混合。这种交换导致了内容物互换而不影响线粒体的形态（Liu et al.，2009）。内容物交换对线粒体有几个好处。首先，它促进线粒体种群的均质化，见图 4-4C。因为 mtDNA 只编码 13 个多肽，线粒体从细胞质中导入大部分蛋白质组，当线粒体融合被抑制时，单个线粒体的特性就会发生变化，这可以通过对关键线粒体标记的免疫染色来衡量（Wang et al.，2020），这一观察结果表明，融合有助于减少细胞器与细胞器之间的变异。其次，线粒体融合有助于改善异质性 mtDNA 突变的不利影响。在mtDNA 突变引起的线粒体疾病中，突变通常是隐性的，在细胞遇到呼吸链功能障碍之前，突变负载必须达到高水平，约存在60%～90% 的异质性。这种耐受高水平 mtDNA 突变的能力依赖于线粒体融合（Huang et al.，2022）。

三、线粒体 DNA 的维持

线粒体融合和裂变都是维持线粒体 DNA（mtDNA）所必需的。在没有线粒体融合的情况下，细胞中线粒体 DNA 的数量急剧减少。mtDNA 在酵母细胞中是完全缺陷的，但在哺乳动物细胞中是部分缺陷的（Hensen et al.，2014）。此外，mtDNA在突变哺乳动物细胞中的分布是有缺陷的，因此许多线粒体缺乏 mtDNA，无法维持线粒体氧化磷酸化（OXPHOS）活性（Weaver et al.，2014）。在许多细胞类型中，线粒体融合的丧失会导致 OXPHOS 活性的降低。目前尚不清楚 OXPHOS 缺陷完全是由 mtDNA 水平的降低引起，还是涉及与融合相关的其他机制。众所周知，Opa1 在嵴结构和 OXPHOS 超复合体维护中发挥着作用，这与它在细胞膜融合中的作用无关（Cogliati et al.，2013）。在没有线粒体裂变的情况下，mtDNA 类核聚集形成大的结构，使线粒体小管变形（Ban-Ishihara et al., 2013），类核的聚集导致线粒体内 mtDNA 的不均匀分布，并导致心肌细胞中出现 OXPHOS 缺陷（Ishihara et al., 2015）。OXPHOS 活性集中在聚集的类核周围，其他地方则没有。相反，缺乏 Drp1 的成纤维细胞不存在 OXPHOS 缺陷（Wakabayashi et al., 2009）。

四、线粒体遗传特性

在细胞生长周期中，线粒体的形态经历了显著的转变（Mitra et al., 2009），这可能有助于线粒体均匀分布到子细胞（图 4-4D）。在细胞组织培养过程中，线粒体在 G1 ～ S 期拉长，但在 G2 和 M 期分裂（Kashatus et al., 2011）。Drp1 的有丝分裂磷酸化促进了这种分裂，从而增强了其裂变活性，并在有丝分裂过程中产生更多的线粒体（Taguchi et al., 2007）。由于线粒体与分布在细胞各处的细胞骨架元件相关，这种分裂可能有助于促进线粒体向两个子细胞的公平分配。在培养的哺乳动物细胞中，研究者一直认为线粒体遗传是被动的，发生在细胞质内容物被均匀分配到子细胞之后。然而，有证据表明，乳腺茎样细胞传递线粒体是不对称的，因此作为干细胞的后代接受较少的老化线粒体（Katajisto et al., 2015）。这一现象表明，在某些哺乳动物细胞类型中确实存在线粒体遗传的活性机制。在出芽的酵母中，有明确的机制来积极地将线粒体运输到发育中的芽中，以及在母细胞中维持另一组线粒体的活性（Youle et al., 2012）。

五、受损线粒体的分离

线粒体自噬，即线粒体的自噬降解，是线粒体质量控制的主要机制。功能障碍的线粒体被自噬机制识别，导致它们被自噬小体吞噬并运输到溶酶体进行降解。在机体内有多种自噬途径，包括由 PINK1 和 Parkin 介导的通路，这两种分子参与家族型帕金森病的演变过程（Billia et al.，2013）。为了清除功能失调的线粒体，它们必须与其他线粒体种群分离。这种分离以几种互补的方式出现。首先，功能失调的线粒体无法与其他线粒体融合。涉及内膜去极化的线粒体功能障碍导致 Oma1 激活，并诱导 Opa1 的处理和失活（Twig et al.，2008）。此外，Opa1 功能与线粒体的 OXPHOS 活性有关，与膜解耦联无关。不主动呼吸的线粒体无法融合（Mishra et al.，2014）。其次，线粒体裂变促进线粒体的分离，对于产生适当大小的线粒体片段供自噬体吞噬也很重要，见图 4-4E。在酵母中，自噬适配器 Atg32 与 Atg11 形成复合体，连接线粒体和自噬小体。Atg11 也会招募 Dnm1，从而直接协调线粒体的裂变及其与自噬体的接合（Mao et al.，2013；Tanaka et al.，2010）。在哺乳动物细胞中，抑制 Drp1 可以减少帕金森病介导的自噬（Tanaka et al.，2010）。然而，有些形式的自噬不需要 Drp1 的作用（Yamashita et al.，2016）。最后，在帕金森病介导的有丝分裂中，许多外膜蛋白被泛素–蛋白酶系统降解，包括有丝分裂蛋白和线粒体迁移蛋白，这些蛋白质的去除会阻止线粒体的融合和运输（Chan et al.，2011）。裂变促进受损线粒体的分离，有证据表明，融合会干扰这一过程。在含有杂质 mtDNA 缺失的苍蝇模型中，线粒体融合水平的降低会导致突变 mtDNA 水平的降低（Ziviani et al.，2010）。这一结果表明，线粒体融合降低了筛选缺陷 mtDNA 的效率，通过将线粒体重新整合到缺陷细胞器中，可以挽救这种 mtDNA 缺陷。

六、平衡线粒体融合和分裂

敲除研究清楚地表明，单侧丧失融合或裂变对线粒体功能有严重的不利影响。然而，线粒体融合和裂变的适当平衡似乎比每个过程的绝对水平更重要。缺乏 MFF 的小鼠线粒体裂变严重减少，并于 12 ～ 14 周死于扩张型心肌病。心肌细胞 OXPHOS 活性明显降低，心脏组织广泛纤维化，然而，Mfn1 的同时丢失完全挽救了这些缺陷（Chen et al.，2015），缺少 Mfn1 的动物通常表现出新生儿的致命性，而同时缺少 MFF 又"挽救"了新生儿的致命性。因此，两种致命的线粒体动力学突变的组合的结果是产生一只基本正常的鼠。这一发现表明，只要这两个过程得到适当的平衡，低水平的线粒体融合和裂变与高水平的细胞和组织功能是相容的。这些双突变小鼠仍然可能存在某些类型的应激敏感，但强健的线粒体功能显然是通过线粒体动力学的再平衡而恢复的（Wakabayashi et al.，2009）。这些结果表明，线粒体动力学的再平衡可能为与线粒体融合或裂变缺陷相关的疾病提供一种治疗策略。事实上，有证据表明，当裂变受到干扰时，细胞反馈机制可以部分地重新平衡线粒体动力学。例如，当 Drp1 被"删除"时，Mfn1 和 Mfn2 的水平降低了约 50%（Ishihara et al.，2009）。这种代偿反应可能导致线粒体动力学的部分再平衡，尽管它不足以防止某些细胞类型的功能障碍。

（张文丹　蒋红红　商　微）

参考文献

［1］BAN-ISHIHARA R，ISHIHARA T，SASAKI N，et al. Dynamics of nucleoid structure regulated by mitochondrial fission contributes to cristae reformation and release of cytochrome c. Proceedings of the National Academy of Sciences of the United States of America，2013，110（29）：11863-11868.

［2］BILLIA F，HAUCK L，GROTHE D，et al. Parkinson-susceptibility gene DJ-1/PARK7 protects the murine heart from oxidative damage in vivo. Proceedings of the National Academy of Sciences of the United States of America，2013，110（15）：6085-6090.

［3］CHAN N C，SALAZAR A M，PHAM A H，et al. Broad activation of the ubiquitin-proteasome system by Parkin is critical for mitophagy. Human Molecular Genetics, 2011, 20（9）: 1726-1737.

［4］CHEN H, DETMER S A, EWALD A J, et al. Mitofusins Mfn1 and Mfn2 coordinately regulate mitochondrial fusion and are essential for embryonic development. Journal of Cell Biology, 2003, 160（2）: 189-200.

［5］CHEN H, REN S, CLISH C, et al. Titration of mitochondrial fusion rescues Mff-deficient cardiomyopathy. Journal of Cell Biology, 2015, 211（4）: 795-805.

［6］CHEONG R, RHEE A, WANG C J, et al. Information transduction capacity of noisy biochemical signaling networks. Science, 2011, 334（6054）: 354-358.

［7］COGLIATI S, FREZZA C, SORIANO M E, et al. Mitochondrial cristae shape determines respiratory chain supercomplexes assembly and respiratory efficiency. Cell, 2013, 155（1）: 160-171.

［8］DEL DOTTO V, MISHRA P, VIDONI S, et al. OPA1 isoforms in the hierarchical organization of mitochondrial functions. Cell Reports, 2017, 19（12）: 2557-2571.

［9］DUVEZIN-CAUBET S, JAGASIA R, WAGENER J, et al. Proteolytic processing of OPA1 links mitochondrial dysfunction to alterations in mitochondrial morphology. Journal of Biological Chemistry, 2006, 281（49）: 37972-37979.

［10］ELGASS K D, SMITH E A, LEGROS M A, et al. Analysis of ER-mitochondria contacts using correlative fluorescence microscopy and soft X-ray tomography of mammalian cells. Journal of Cell Science, 2015, 128（15）: 2795-2804.

［11］GARRIDO N, GRIPARIC L, JOKITALO E, et al. Composition and dynamics of human mitochondrial nucleoids. Molecular Biology of the Cell, 2003, 14（4）: 1583-1596.

［12］HENSEN F, CANSIZ S, GERHOLD J M, et al. To be or not to be a nucleoid protein: A comparison of mass-spectrometry based approaches in the identification of potential mtDNA-nucleoid associated proteins. Biochimie, 2014, 100（1）: 219-226.

［13］HUANG Y, ZHOU J H, ZHANG H, et al. Brown adipose TRX2 deficiency activates mtDNA-NLRP3 to impair thermogenesis and protect against diet-induced insulin resistance. The Journal of Clinical

Investigation, 2022, 132 (9): e148852.

[14] ISHIHARA N, NOMURA M, JOFUKU A, et al. Mitochondrial fission factor Drp1 is essential for embryonic development and synapse formation in mice. Nature Cell Biology, 2009, 11 (8): 958-966.

[15] ISHIHARA T, BAN-ISHIHARA R, MAEDA M, et al. Dynamics of mitochondrial DNA nucleoids regulated by mitochondrial fission is essential for maintenance of homogeneously active mitochondria during neonatal heart development. Molecular and Cellular Biology, 2015, 35 (1): 211-223.

[16] KASHATUS D F, LIM K H, BRADY D C, et al. RALA and RALBP1 regulate mitochondrial fission at mitosis. Nature Cell Biology, 2011, 13 (9): 1108-1117.

[17] KATAJISTO P, DÖHLA J, CHAFFER C L, et al. Asymmetric apportioning of aged mitochondria between daughter cells is required for stemness. Science, 2015, 348 (6232): 340-343.

[18] LEE H, SMITH S B, YOON Y. The short variant of the mitochondrial dynamin OPA1 maintains mitochondrial energetics and cristae structure. Journal of Biological Chemistry, 2017, 292 (17): 7115-7130.

[19] LEWIS S C, UCHIYAMA L F, NUNNARI J. ER-mitochondria contacts couple mtDNA synthesis with Mitochondrial division in human cells. Science, 2016, 353 (6296): aaf5549.

[20] LI Z, OKAMOTO K I, HAYASHI Y, et al. The importance of dendritic mitochondria in the morphogenesis and plasticity of spines and synapses. Cell, 2004, 119 (6): 873-887.

[21] LIU X, WEAVER D, SHIRIHAI O, et al. Mitochondrial kiss-and-run: Interplay between mitochondrial motility and fusion-fission dynamics. EMBO Journal, 2009, 28 (20): 3074-3089.

[22] MAO K, WANG K, LIU X, et al. The scaffold protein Atg11 recruits fission machinery to drive selective mitochondria degradation by autophagy. Developmental Cell, 2013, 26 (1): 9-18.

[23] MISHRA P, CARELLI V, MANFREDI G, et al. Proteolytic cleavage of Opa1 stimulates mitochondrial inner membrane fusion and couples fusion to oxidative phosphorylation. Cell Metabolism, 2014, 19 (4): 630-641.

[24] MISKO A, JIANG S, WEGORZEWSKA I, et al. Mitofusin 2 is

necessary for transport of axonal mitochondria and interacts with the Miro/ Milton complex. Journal of Neuroscience, 2010, 30 (12): 4232-4240.

[25] MITRA K, WUNDER C, ROYSAM B, et al. A hyperfused mitochondrial state achieved at G 1-S regulates cyclin E buildup and entry into S phase. Proc Natl Acad Sci USA, 2019, 106 (29): 11960-11965.

[26] NELSON B R, MAKAREWICH C A, ANDERSON D M, et al. Muscle physiology: A peptide encoded by a transcript annotated as long noncoding RNA enhances SERCA activity in muscle. Science, 2016, 351 (6270): 271-275.

[27] TAGUCHI N, ISHIHARA N, JOFUKU A, et al. Mitotic phosphorylation of dynamin-related GTPase Drp1 participates in mitochondrial fission. Journal of Biological Chemistry, 2007, 282 (15): 11521-11529.

[28] TANAKA A, CLELAND M M, XU S, et al. Proteasome and p97 mediate mitophagy and degradation of mitofusins induced by Parkin. Journal of Cell Biology, 2010, 191 (7): 1367-1380.

[29] TWIG G, ELORZA A, MOLINA A J A, et al. Fission and selective fusion govern mitochondrial segregation and elimination by autophagy. EMBO Journal, 2008, 27 (2): 433-446.

[30] VERSTREKEN P, LY C V, VENKEN K J T, et al. Synaptic mitochondria are critical for mobilization of reserve pool vesicles at Drosophila neuromuscular junctions. Neuron, 2005, 47 (3): 365-378.

[31] WAKABAYASHI J, ZHANG Z, WAKABAYASHI N, et al. The dynamin-related GTPase Drp1 is required for embryonic and brain development in mice. Journal of Cell Biology, 2009, 186 (6): 805-816.

[32] WANG X, LI X, LIU S, et al. PCSK9 regulates pyroptosis via mtDNA damage in chronic myocardial ischemia. Basic Research in Cardiology, 2020, 115 (6): 66.

[33] WEAVER D, EISNER V, LIU X, et al. Distribution and apoptotic function of outer membrane proteins depend on mitochondrial fusion. Molecular Cell, 2014, 54 (5): 870-878.

[34] YAMASHITA S I, JIN X, FURUKAWA K, et al. Mitochondrial division occurs concurrently with autophagosome formation but independently of Drp1 during mitophagy. Journal of Cell Biology, 2016, 215 (5): 649-665.

[35] YOULE R J, VAN DER BLIEK A M. Mitochondrial fission, fusion and stress. Science, 2012, 337 (6098): 1062-1065.

[36] ZIVIANI E, TAO R N, WHITWORTH A J. Drosophila Parkin requires PINK1 for mitochondrial translocation and ubiquitinates Mitofusin. Proceedings of the National Academy of Sciences of the United States of America, 2010, 107（11）: 5018-5023.

第五节 细胞活动中的线粒体动力学

线粒体可以通过重塑它的嵴膜以及融合和分裂自主地将细胞信号转化为与细胞需求相适应的功能。哪些依附于新陈代谢的细胞活动可能需要线粒体的这些功能？在本节中，我们强调了细胞器形态的紊乱如何影响宿主细胞的生理学，并总结了线粒体动力学的揭示作用（图4-5）。

一、细胞凋亡

细胞凋亡是一种程序化免疫沉默的细胞死亡形式，可在外部（通过受体结合）和内部作用于细胞（Kroemer et al., 2005）。在这些路径启动后，OMM以依赖Drp1的方式严重碎片化（Tait et al., 2010）。伴随这一形态变化的是Bcl-2蛋白BAX和BAK（155）在BH3结构域凋亡诱导蛋白（BID）激活后，通过同质寡聚的方式改变OMM的通透性（Korsmeyer et al., 2000）。截断的BID进入线粒体并通过破坏维持嵴形状的Opa1寡聚体来重塑嵴。细胞色素c与dATP、Apaf-1和Caspase-9一起存储在嵴外排中，进入细胞质复合体，启动凋亡级联。通过基因或药理抑制Drp1、下调Fis1和过表达Mfn1延长线粒体，可降低细胞对凋亡刺激的敏感性（Zou et al., 1999）。相反，通过Mfn2降解、Opa1敲除或过表达Fis1和Drp1使线粒体破碎显著增加了细胞对凋亡刺激的敏感性（Estaquier et al., 2007）。为什么碎片化与细胞凋亡抵抗力降低相关？一种解释是，Drp1的绑定和对

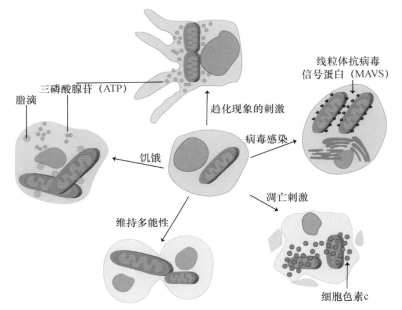

图 4-5　线粒体形态变化及作用。线粒体可以表现出一系列的形态，每一种都适合特定的功能。增长发生在自噬过程中，并通过增强从脂滴和氧化磷酸化中获取呼吸底物的能力来促进细胞存活。在病毒感染期间，类似的形态变化通过增强与内质网定位的 **STING**（干扰素基因刺激因子）的相互作用，以及通过激活邻近线粒体上的 **MAVS**（线粒体抗病毒信号蛋白）增强抗病毒信号，从而促进细胞存活。相比之下，较小的线粒体可以有效地被传输到趋化淋巴细胞的后端并提供局部的 **ATP**。线粒体碎裂促进新、旧线粒体的不对称分裂，对维持多能性至关重要，而融合则是心肌细胞正常发育所必需的。嵴形状的重塑在自噬和凋亡过程中对调节线粒体的功能同样重要。嵴变薄可增强线粒体代谢。相反，在凋亡刺激过程中，嵴增宽和嵴连接开放导致促凋亡的内膜空间蛋白的释放和细胞死亡

OMM 的限制改变了它的拓扑结构，使它能够适应 BAX 的插入（Molina et al.，2009）。为了支持这种可能性，GTP 水解的 Drp1 突变体与 OMM 结合足以刺激 BAX 寡聚（Griparic et al.，2004）。有趣的是，在 Mfn1$^{-/-}$ 的小鼠胚胎成纤维细胞（mef）中，小尺寸的超碎片线粒体不允许 BAX 插入 OMM，这是丙型肝炎病毒用来减少凋亡的策略（Cassidy-Stone et al.，2008）。Mfn1$^{-/-}$

和 Mfn2$^{-/-}$ 的 mef 也不太容易受到线粒体外膜通透化（MOMP）的影响，这是因为缺乏融合导致 OMM 蛋白的分布不均一（Li et al.，2010）。

为了使细胞凋亡在 MOMP 后有效地进行，嵴储存的促凋亡蛋白必须被释放（Montessuit et al.，2010）。下调 Opa1 或损坏可溶性的膜结合 Opa1 寡聚物可以破坏嵴结构，并增加凋亡信号传递过程中的敏感性和细胞色素 c 的释放（Youle et al.，2010）。Opa1 表达的增加保留了嵴结构并增加了对凋亡刺激的抵抗力（Hsu et al.，2020）。值得注意的是，在亨廷顿病模型和 Fas（第一凋亡信号）诱导的肝损伤中，通过 Opa1 过表达收紧嵴也可以纠正对凋亡的敏感性（Olichon et al.，2003）。

二、免疫信号

某些病毒感染会导致线粒体网络的急剧延伸，这对抗病毒信号传递至关重要（Castanier et al.，2010）。一旦病毒 RNA 被识别，它就可以与细胞质的 RLR（视黄酸诱导基因 I 样受体）结合（Seth et al.，2005）。该 RNA-RLR 复合体易位到线粒体，并在 OMM 结合线粒体抗病毒信号蛋白（MAVS），允许 OMM 募集各种下游信号效应分子，并通过 irt3/7 和 NF-κB 激活分别产生 I 型干扰素（IFNs）和促炎细胞因子（West et al.，2011）。线粒体中 MAVS 的存在是这一信号传递过程所必需的。线粒体形状的改变可以显著影响免疫信号转导（图 4-5）。Mfn1 过表达或 Fis1 和 Drp1 耗损介导的延伸增强抗病毒信号转导，而 Mfn1 或 Opa1 沉默降低 NF-κB 和 IRF3 激活（Koshiba et al.，2011）。在缺少 Mfn1 的情况下，视黄酸诱导基因蛋白 I（RIG-I）信号被破坏，而 Mfn1 和 Mfn2 的缺失导致病毒感染的 mef 不再产生 IFNβ 和 IL-6（Koshiba et al.，2011）。进一步将线粒体形态与免疫联系起来的证据是，通过显性负性 Drp1 或化学抑制 Drp1 的高灌注可以激活 NF-κB 通路并减少细菌生长（Zemirli et al.，2014）。

对于线粒体延伸如何转化为增强的免疫信号有几种可能的解释：①融合增加可能促进 MAVS 从 Mfn2 分离，抑制下游信号传导（Yasukawa et al.，2009）；②融合通过增加间歇性接触增加 MAVS 信号。因为 MAVS 可以以类似朊病毒的方式激活，增加线粒体长度将促进间歇性接触，从而激活 MAVS，增强 NF-κB 和 IRF3 反应（Hou et al.，2011）。线粒体延伸也可能促进线粒体-内质网的接触和 STING（干扰素基因刺激子，是 IFNγ 信号的内质网换能器）的激活（Ishikawa et al.，2008）。

在 T 细胞活化和各种微生物感染过程中也观察到线粒体动力学的改变。在 T 细胞受体（TCR）参与过程中，Drp1 介导的裂变重新分配免疫突触（immunologial synapse，IS）附近的线粒体，协调免疫突触（IS）的组织，并调节 TCR 信号强度。从遗传学或药理学上抑制 Drp1 会阻止线粒体的募集和 T 细胞的正常组装，并导致 TCR 信号的失调（Quintana et al.，2007）。Drp1 诱导的裂变也可能在改变线粒体 Ca^{2+} 摄取中发挥作用，因为 IS 的招募与较高的线粒体内 Ca^{2+} 水平有关（Baixauli et al.，2011）。在感染过程中诱导宿主细胞线粒体数量变化的许多微生物中，有人类病原细菌单核细胞增多乳杆菌和原生动物寄生虫刚地弓形虫两种。单核增生乳杆菌诱导不依赖 Drp1 的线粒体碎裂，从而增加感染效率（Baixauli et al.，2011）。弓形虫与宿主线粒体结合并引起线粒体伸长，这是一种与免疫信号改变相关的特性（Pernas et al.，2014）。我们还不清楚为什么线粒体碎片能促进李斯特菌感染，以及弓形虫诱导的线粒体延伸如何影响免疫信号转导。研究线粒体形态是如何被微生物破坏的，可能会发现线粒体形态转化为生理变化的新途径。

三、自噬作用

在能量消耗期间，线粒体被诱导降解成不必要的或功能失调的细胞成分，产生氨基酸，并调动脂质存储（Desai et al.，

2013）。线粒体伸长和嵴重塑在此过程中发挥着重要作用。在饥饿期间，增加 pka 介导的 DRP1 S637 磷酸化（Rambold et al.，2011）和减少与内质网蛋白 SYN17 的相互作用，抑制 Drp1 介导的裂变（Arasaki et al.，2015）。线粒体以依赖于 Mfn1 和 Opa1 的方式拉长，并保持细胞 ATP 水平（Gomes et al.，2011）。拉长的线粒体表现为嵴数量增加和嵴宽度减小（这是由 Opa1 寡聚介导的），二聚体和 ATP 酶激活增加，并保持细胞 ATP 水平。在融合缺陷的 Opa1$^{-/-}$ 和 Mfn1/2$^{-/-}$ 双敲除细胞中，细胞 ATP 水平在饥饿后迅速减少，未观察到显著的 ATP 酶二聚或活性（Gomes et al.，2011）。最终，未拉长的线粒体被降解，细胞活力被削弱。维持 ATP 水平能力的差异也可能是由于 Opa1$^{-/-}$ 和 Mfn1$^{-/-}$ 的 mef 不能从脂质液滴储存中摄取脂肪酸，而脂质液滴储存通常在野生型细胞饥饿期间维持线粒体呼吸（Rambold et al.，2015）。脂肪酸进入线粒体是否是由 Mfn1 或 Opa1 介导仍是一个悬而未决的问题。

（张文丹　蒋红红　商　微）

参考文献

［1］ARASAKI K，SHIMIZU H，MOGARI H，et al. A role for the ancient SNARE syntaxin 17 in regulating mitochondrial division. Developmental Cell，2015，32（3）：304-317.

［2］BAIXAULI F，MARTíN-CóFRECES N B，MORLINO G，et al. The mitochondrial fission factor dynamin-related protein 1 modulates T-cell receptor signalling at the immune synapse. EMBO Journal，2011，30（7）：1238-1250.

［3］CASSIDY-STONE A，CHIPUK J E，INGERMAN E，et al. Chemical inhibition of the mitochondrial division dynamin reveals its role in Bax/Bak-dependent mitochondrial outer membrane permeabilization. Developmental Cell，2008，14（2）：193-204.

［4］CASTANIER C, GARCIN D, VAZQUEZ A, et al. Mitochondrial dynamics regulate the RIG-I-like receptor antiviral pathway. EMBO Reports, 2010, 11（2）: 133-138.

［5］DESAI S P, BHATIA S N, TONER M, et al. Mitochondrial localization and the persistent migration of epithelial cancer cells. Biophysical Journal, 2013, 104（9）: 2077-2088.

［6］DIXIT E, BOULANT S, ZHANG Y, et al. Peroxisomes are signaling platforms for antiviral innate immunity. Cell, 2010, 141（4）: 668-681.

［7］ESTAQUIER J, ARNOULT D. Inhibiting Drp1-mediated mitochondrial fission selectively prevents the release of cytochrome c during apoptosis. Cell Death and Differentiation, 2007, 14（6）: 1086-1094.

［8］GOMES L C, BENEDETTO G D, SCORRANO L. During autophagy mitochondria elongate, are spared from degradation and sustain cell viability. Nature Cell Biology, 2011, 13（5）: 589-598.

［9］GRIPARIC L, VAN DER WEL N N, OROZCO I J, et al. Loss of the intermembrane space protein Mgm1/OPA1 induces swelling and localized constrictions along the lengths of mitochondria. Journal of Biological Chemistry, 2004, 279（18）: 18792-18798.

［10］HOU F, SUN L, ZHENG H, et al. MAVS forms functional prion-like aggregates to activate and propagate antiviral innate immune response. Cell, 2011, 146（3）: 448-461.

［11］HSU C C, HUANG C C, CHIEN L H, et al. Ischemia/reperfusion injured intestinal epithelial cells cause cortical neuron death by releasing exosomal microRNAs associated with apoptosis, necroptosis, and pyroptosis. Scientific Reports, 2020, 10（1）: 14409.

［12］ISHIKAWA H, BARBER G N. STING is an endoplasmic reticulum adaptor that facilitates innate immune signalling. Nature, 2008, 455（7213）: 674-678.

［13］KORSMEYER S J, WEI M C, SAITO M, et al. Pro-apoptotic cascade activates BID, which oligomerizes BAK or BAX into pores that result in the release of cytochrome c. Cell Death Differ, 2000, 7（12）: 1166-1173.

［14］KOSHIBA T, YASUKAWA K, YANAGI Y, et al. Mitochondrial membrane potential is required for MAVS-mediated antiviral signaling. Science Signaling, 2011, 4（158）: ra7.

［15］KROEMER G, EL-DEIRY W S, GOLSTEIN P, et al. Classification of cell death: Recommendations of the nomenclature committee on cell death. Cell Death and Differentiation, 2005, 12: 1463-1467.

[16] LI J, ZHOU J, LI Y, et al. Mitochondrial fission controls DNA fragmentation by regulating endonuclease G. Free Radical Biology and Medicine, 2010, 49 (4): 622-631.

[17] MOLINA A J A, WIKSTROM J D, STILES L, et al. Mitochondrial networking protects β-cells from nutrient-induced apoptosis. Diabetes, 2009, 58 (10): 2303-2315.

[18] MONTESSUIT S, SOMASEKHARAN S P, TERRONES O, et al. Membrane remodeling induced by the dynamin-related protein Drp1 stimulates Bax oligomerization. Cell, 2010, 142 (6): 889-901.

[19] OLICHON A, BARICAULT L, GAS N, et al. Loss of OPA1 perturbates the mitochondrial inner membrane structure and integrity, leading to cytochrome c release and apoptosis. Journal of Biological Chemistry, 2003, 278 (10): 7743-7746.

[20] PERNAS L, ADOMAKO-ANKOMAH Y, SHASTRI A J, et al. Toxoplasma Effector MAF1 Mediates Recruitment of Host Mitochondria and Impacts the Host Response. PLoS Biology, 2014, 12 (4): e1001845.

[21] QUINTANA A, SCHWINDLING C, WENNING A S, et al. T cell activation requires mitochondrial translocation to the immunological synapse. Proc Natl Acad Sci USA, 2007, 104 (36): 14418-14423.

[22] RAMBOLD A S, COHEN S, LIPPINCOTT-SCHWARTZ J. Fatty acid trafficking in starved cells: Regulation by lipid droplet lipolysis, autophagy, and mitochondrial fusion dynamics. Developmental Cell, 2015, 32 (6): 678-692.

[23] RAMBOLD A S, KOSTELECKY B, ELIA N, et al. Tubular network formation protects mitochondria from autophagosomal degradation during nutrient starvation. Proceedings of the National Academy of Sciences of the United States of America, 2011, 108 (25): 10190-10195.

[24] SETH R B, SUN L, EA C K, et al. Identification and characterization of MAVS, a mitochondrial antiviral signaling protein that activates NF-κB and IRF3. Cell, 2005, 122 (5): 669-682.

[25] TAIT S W G, GREEN D R. Mitochondria and cell death: Outer membrane permeabilization and beyond. Nature Reviews Molecular Cell Biology, 2010, 11 (9): 621-632.

［26］WEST A P，SHADEL G S，GHOSH S. Mitochondria in innate immune responses. Nature Reviews. Immunology，2011，11（6）：389-402.

［27］YASUKAWA K，OSHIUMI H，TAKEDA M，et al. Mitofusin 2 inhibits mitochondrial antiviral signaling. Sci Signal，2009，2（84）：ra47.

［28］YOULE R J，KARBOWSKI M. Mitochondrial fission in apoptosis. Nat Rev Mol Cell Biol，2005，6（8）：657-663.

［29］ZEMIRLI N，POURCELOT M，AMBROISE G，et al. Mitochondrial hyperfusion promotes NF-κB activation via the mitochondrial E3 ligase MULAN. FEBS Journal，2014，281（14）：3095-3112.

［30］ZOU H，LI Y，LIU X，et al. An APAf-1 · cytochrome C multimeric complex is a functional apoptosome that activates procaspase-9. Journal of Biological Chemistry，1999，274（17）：11549-11556.

第六节　线粒体融合与疾病

一、进行性神经性腓骨肌萎缩症 2A 型

MFN2 杂合子突变会导致进行性神经性腓骨肌萎缩症（Charcot-Marie-Tooth disease，CMT；又称遗传性运动感觉神经病，HMSN）2A 型（CMT2A），这是一种常染色体显性外周神经病变，其特征是远端肢体的感觉和运动障碍（Stuppia et al.，2015）。运动缺陷比感觉缺陷更为突出，常见的体征包括步态缺陷、手足无力和张力不足。临床特征表明，该病的神经病变是距离依赖性的，因为肢体的远端区域受影响最严重，而近端区域基本幸免。与脱髓鞘形式的 CMT 不同，CMT2A 是一种轴突病，神经系统通常没有变化或只有神经传导速度的轻微下降（Zuchner et al.，2008）。大多数病例是由 *MFN2* 杂合子突变引起的，发病年龄在 20 岁左右，但也有一些晚发病例的报道。一些纯合或复合杂合突变的不寻常病例也有报道（Nicholson et al.，2008）。这些等位基因很可能只是部分功能丧失突变，当基因为纯合子时，等位基因的突变可能是致命的。线粒体融合或裂变的原发性缺陷引起的相关疾病情况见表 4-2。

表 4-2　线粒体融合或裂变的原发性缺陷引起的相关疾病

基因	疾病	遗传特征	典型特点
MFN2	CMT2A	常染色体显性	距离依赖性外周感觉运动神经病变，下肢更为严重（Zuchner et al.，2008）。不常见的特征是视神经萎缩脑病（当出现时，有时被命名为 HMSN Ⅵ）（Brockmann et al.，2008），骨骼肌 mtDNA 缺失（Rouzier et al.，2012）
	HMSN Ⅴ	常染色体显性	存在锥体体征的周围神经病变（如足底伸肌反应和下肢肌肉张力增加）（Marrosu et al.，2005）
	MSL	隐性基因	周围神经病变，上半身脂肪过度生长（Sawyer et al.，2015）
	婴儿期神经轴索营养不良	隐性基因	出生时因肺发育不全、小脑和脊髓发育不良、关节固定而死亡（Fyfe et al.，2011）
	DOA	常染色体显性	视神经退化导致的视力丧失（Alexander et al.，2000）
OPA1	DOA-plus	常染色体显性	视力下降、周围神经病变、耳聋、共济失调、进行性眼外肌麻痹、mtDNA 缺失的肌病（Rouzier et al.，2012）
MFF	线粒体疾病的罕见病例	隐性基因	儿童发育迟缓、视神经萎缩、癫痫、周围神经病变、张力减退、大脑 MRI 异常（Shamseldin et al.，2012）
	新生儿死亡	杂合子，从头突变	多系统功能衰竭，包括小头畸形、视神经萎缩、发育不良、高乳酸血症（Waterham et al.，2007）
DRP1	难治性癫痫	大部分是杂合子，从头突变	难治性癫痫、发育迟缓（Fahrner et al.，2016）
	视神经萎缩频谱障碍	隐性基因	视神经萎缩、周围神经病变、小脑萎缩（Abrams et al.，2015）
	亚急性坏死性脑脊髓病	隐性基因	发育迟缓，脑干和中脑损伤（Janer et al.，2016）

（续表）

基因	疾病	遗传特征	典型特点
SCL25A46	先天性小脑发育不全	隐性基因	新生儿死亡率高，小脑和脑干发育不全（Wan et al.，2016）
	进行性肌阵挛性脑病	隐性基因	共济失调、肌阵挛、视神经萎缩、小脑萎缩（Steffen et al.，2017）

注：DOA，显性遗传性视神经萎缩；HMSN，遗传性运动感觉神经病；MRI，磁共振成像；MSL，多发对称性脂肪瘤病；mtDNA，线粒体 DNA

　　建立 CMT2A 的动物模型一直具有挑战性（Chen et al.，2016）。含有 R94W 突变的小鼠几乎正常，在开放场地测试中仅表现出轻微的活动减弱。R94W 突变会在人类中引起早发性疾病。他们缺乏 CMT 的典型特征，如远端肢体神经病变或步态缺陷。R94W 纯合子小鼠在出生后不久死亡，这与该突变消除线粒体融合的观察结果一致（Detrner et al.，2007）。

　　大多数与 CMT2A 相关的 MFN2 突变在培养细胞中表达超过 2 小时，会导致线粒体聚集（Detrner et al.，2007），这表明它们至少具有部分显性作用模式。一些转基因小鼠模型证实了这一观点。在转基因小鼠中过表达 T105M 或 R94W 突变会导致多种神经表型，包括运动障碍（Detrner et al.，2008）。这些表型与神经元中的线粒体团块和轴突中由于运输不良而导致的线粒体稀疏有关（Cartoni et al.，2010）。与这一表型相一致的是，培养的纤维母细胞和缺乏丝裂蛋白的神经元的转运受损（Misko et al.，2010），两种丝裂蛋白都与线粒体迁移蛋白复合体发生物理相互作用，至少在过表达时是这样的（Chen et al.，2003）。这些小鼠模型突出了一些 CMT2A 等位基因的显性作用性质，尽管还需要更多的研究来证实这些影响反映 CMT2A 患者的分子病理学。一种转基因苍蝇模型表明，常见的 R364W CMT2A 等位基因对线粒体融合具有超高的活性，并且可以通过 Drp1 的过表达来挽救，R364W 的表达引起线粒体损伤和自噬体的出现（el Fissi et al.，2018）。

除了线粒体缺陷，CMT2A可能涉及内质网-线粒体接触的损伤。内质网与线粒体密切接触，对调节磷脂生物合成、钙信号和线粒体裂变非常重要（de Brito et al.，2008）。Mfn2的一个子集，虽然不是Mfn1，定位于内质网，它被认为在内质网线粒体栓系中发挥作用。然而，Mfn2是否促进或抑制内质网线粒体的栓系还存在争议，来自几个小组的数据相互矛盾（Cosson et al.，2016）。内质网线粒体接触只在少数CMT2A患者细胞中进行了检测，数据还不确定。在两个细胞系中报告了轻微缺陷，而在另外两个细胞系中未发现缺陷（Leal et al.，2016）。研究发现在过表达Mfn2的*R94W*转基因小鼠模型中，内质网-线粒体接触减少，但如前所述，这种过表达研究模型的生理意义还有待确认。线粒体融合蛋白在神经元功能中的重要性已经在小鼠模型中得到了清晰的证明（Naon et al.，2016）。Mfn2的缺失导致胚胎死亡，但条件敲除表明Mfn2在多种神经元中具有关键功能，包括小脑的浦肯野细胞和多巴胺能神经元（Bernard-Marissal et al.，2019）。基于这些小鼠表型，可以预测人类中*MFN2*严重的纯合子功能缺失突变可能引发比在CMT2A中发现的更严重的表型，并且与生存能力不相容。与这一观点一致的是，一种遗传性的、致命的神经轴索营养不良已被追溯到一种纯合子的*MFN2*突变，该突变消除了谷氨酰胺残留，并几乎完全消除了蛋白质的稳态水平（Fyfe et al.，2011）。这种疾病会导致周围和中枢神经系统缺陷，包括伴有浦肯野细胞退化的小脑发育不全。轴突肿胀遍布周围神经系统和中枢神经系统。动物幼崽在出生当天就会因呼吸系统衰竭而死亡。在人类中发现了一种类似的疾病，称为婴儿神经轴索营养不良，但到目前为止，还没有发现这种疾病与*MFN2*相关。

二、多发对称性脂肪瘤病

大量的*MFN2*突变，通常是杂合的，与CMT2A相关。相比之下，单个 *MFN2* 突变 *R707W* 在纯合子时与多发对称性脂肪瘤病（multiple symmetric lipomatosis，MSL）唯一相关（Capel et al.，2018）。这种疾病是高度多变的，但其特征是颈部、肩部和近端肢体周围脂肪组织的对称生长。这些脂肪瘤是良性的，但会造成疼痛和毁容。与上半身脂肪沉积形成对比的是，下肢很少有脂肪组织。虽然不正常的脂肪沉积是这种疾病最显著的方面，但该病还伴有其他代谢和神经学特征。许多患者有低瘦素水平、高甘油三酯血症、胰岛素缺乏和糖尿病。CMT 样神经病变也存在，但可能是最不显著的表现，因为只有 *R707W* 突变与 MSL 相关，这似乎很可能是因为该等位基因具有新胚功能。*R707W* 杂合突变或任何其他 *MFN2* 的 *CMT2A* 突变均未与 MSL 相关。大多数涉及 *MFN2* 的 MSL 病例有纯合子的 *R707W* 突变，尽管少数 *MFN2* 有双等位基因突变，其中一个等位基因是 *R707W*。细胞研究表明，Mfn2 *R707W* 轻度降低线粒体融合活性（Sawyer et al.，2015）。突变破坏了 Mfn1 和 Mfn2 之间的物理相互作用，但 Mfn1 和 Mfn2 之间没有发生改变。脂肪沉积的超微结构分析显示脂肪细胞的细胞质边缘扩张。线粒体增大，嵴异常。表达分析显示，内质网和线粒体的应激和 OXPHOS 蛋白下调（Rocha et al.，2017）。这些线粒体缺陷是脂肪沉积所特有的，在患者成纤维细胞中未被观察到。这些观察结果表明，*R707W* 突变选择性地导致脂肪增生和功能障碍。然而，这一效应是否反映了 Mfn2 的正常作用还有待确定。

更广泛地说，有大量证据表明，线粒体功能障碍在 MSL 中起作用。几乎 1/3 的 MSL 患者的 mtDNA 突变与 MERRF、mtDNA 缺失或不规则红色纤维（骨骼肌线粒体功能障碍的组织学征象）相关。此外，15% ～ 25% 的 MERFF 患者有多发性脂肪瘤或脂肪瘤。这些观察表明，相当一部分 MSL 病例的病因与线粒体功能障碍有关。

三、显性视神经萎缩

显性遗传性视神经萎缩（autosomal dominant optic atrophy，DOA）是最常见的遗传性视神经病变，大多数病例是由 OPA1 基因杂合突变引起的。如前所述，Opa1 在线粒体内膜融合中起着至关重要的作用，在维持嵴膜超微结构和 OXPHOS 超复合体方面也起着重要作用（Rouzier et al.，2012）。许多 OPA1 疾病突变已经被发现，至少有一些病例是由单倍体不足引起的。由于 Opa1 自组装成寡聚物，在其他情况下可能涉及显性负面效应。经典 DOA 的特征是视网膜神经节细胞变性引起的进行性双侧视力丧失，导致视神经苍白。然而，一些 OPA1 突变与更严重的 DOA-plus 综合征相关，该综合征具有其他特征，如听力损失、肌病和周围神经病变（Hudson et al.，2008）。病理学上，DOA-plus 显示有线粒体 DNA 缺失的零星 OXPHOS 缺陷肌肉纤维，这与小鼠研究一致，表明线粒体 DNA 的维持和保真需要线粒体融合（Chen et al.，2010）。

经典的 CMT2A 和 DOA 都是由线粒体融合基因突变引起的，它们分别影响不同的细胞类型——运动神经元、感觉神经元与视网膜神经节细胞。然而，随着更多的 MFN2 突变被识别出来，越来越清楚的是，可能有重叠的临床特征。除了经典的周围神经病变外，一些 MFN2 突变与视神经萎缩相关（Stuppia et al.，2015），因此与 DOA 重叠。一些特别严重的病例包括脑病、锥体体征或骨骼肌 mtDNA 缺失，最后被发现类似于所谓的 DOA-plus 综合征（Brockmann et al.，2008）。

由于视网膜细胞可通过眼的玻璃体腔被轻易接触到，因此研究者有兴趣通过视网膜神经节细胞重新表达 OPA1 来开发 DOA 的基因治疗。该方法的发展为 Leber 遗传性视神经病变（LHON）和 Leber 先天性黑矇的治疗提供了基础（Zhang et al.，2018，Maguire et al.，2008）。LHON 是一种由视网膜神经节细胞变性引起的临床类似的失明。LHON 是母系遗传，它是由 mtDNA 突变引起的，最常见的突变位点是 ND4 G11778A、ND6 T14484C 和 ND1 G3460A。腺相关病毒（AAV）已被用于传递重组的 *ND4* 基因，使其从核基因组表达，并取得了一些令人鼓舞的结果（Zhang et al.，2018）。类似的 AAV 方法可以用于将野生型 *OPA1* 基因传递到视网膜神经节细胞，用于单倍体不足引起的 DOA 病例（Sarzi et al.，2018）。一项使用小鼠 DOA 模型的原则性证明研究显示了在减轻视网膜神经节细胞退化方面的前景。

在基因治疗的背景下，对 *OPA1* 基因治疗的并发症之一是由基因座产生的 RNA 剪接形式的多样性。如上所述，由于外显子 4，4b 和 5b 的差异剪接，人类至少会产生 8 种剪接形式（Delettre et al.，2001）。每个剪接形式编码一个多肽与一个或多个蛋白酶处理位点，导致产生长和短蛋白质异构体的潜力。细胞研究表明，生理水平的线粒体融合需要长和短的 Opa1 亚型的组合。RNA 剪接形式的多样性提出了一个问题，即单一 RNA 形式是否能够恢复 *OPA1* 的所有功能（Paglisuso et al.，2018）。当各种 RNA 剪接形式分别在小鼠 Opa1- 缺陷的细胞中表达时，只有同时产生长异构体和短异构体的异构体才能补充线粒体融合缺陷（Song et al.，2007），但所有的 RNA 剪接形式都能熟练地恢复 mtDNA 水平、嵴结构和呼吸链功能（Lee et al.，2017）。Opa1 的这些不同功能与 DOA 的病理生理学是何种关系仍有待确定。

（张文丹　蒋红红　商　微）

参考文献

[1] ABRAMS A J，HUFNAGEL R B，REBELO A，et al. Mutations in SLC25A46，encoding a UGO1-like protein，cause an optic atrophy spectrum disorder. Nature Genetics，2015，47（8）：926-932.

[2] ALEXANDER C，VOTRUBA M，PESCH U E，et al. OPA1，encoding a

dynamin-related GTPase, is mutated in autosomal dominant optic atrophy linked to chromosome 3q28. Nat Genet, 2000, 26（2）: 211-215.

［3］BERNARD-MARISSAL N, VAN HAMEREN G, JUNEJA M, et al. Altered interplay between endoplasmic reticulum and mitochondria in Charcot-Marie-Tooth type 2A neuropathy. Proceedings of the National Academy of Sciences of the United States of America, 2019, 116（6）: 2328-2337.

［4］BROCKMANN K, DREHA-KULACZEWSKI S, DECHENT P, et al. Cerebral involvement in axonal Charcot-Marie-Tooth neuropathy caused by mitofusin2 mutations. Journal of Neurology, 2008, 255（7）: 1049-1058.

［5］CAPEL E, VATIER C, CERVERA P, et al. MFN2-associated lipomatosis: Clinical spectrum and impact on adipose tissue. Journal of Clinical Lipidology, 2018, 12（6）: 1420-1435.

［6］CARTONI R, ARNAUD E, MéDARD J J, et al. Expression of mitofusin 2R94Q in a transgenic mouse leads to Charcot-Marie-Tooth neuropathy type 2A. Brain, 2010, 133（5）: 1460-1469.

［7］CHEN H, DETMER S A, EWALD A J, et al. Mitofusins Mfn1 and Mfn2 coordinately regulate mitochondrial fusion and are essential for embryonic development. Journal of Cell Biology, 2003, 160（2）: 189-200.

［8］CHEN H, VERMULST M, WANG Y E, et al. Mitochondrial fusion is required for mtdna stability in skeletal muscle and tolerance of mtDNA mutations. Cell, 2010, 141（2）: 280-289.

［9］CHEN Y, HU L, WANG X, et al. Characterization of a knock-in mouse model of the homozygous p.V37I variant in Gjb2. Scientific Reports, 2016, 6: 33279.

［10］COSSON P, MARCHETTI A, RAVAZZOLA M, et al. Mitofusin-2 independent juxtaposition of endoplasmic reticulum and mitochondria: An ultrastructural study. PLoS ONE, 2012, 7（9）: e46293.

［11］DE BRITO O M, SCORRANO L. Mitofusin 2 tethers endoplasmic reticulum to mitochondria. Nature, 2008, 456（7222）: 605-610.

［12］DELETTRE C, GRIFFOIN J M, KAPLAN J, et al. Mutation spectrum and splicing variants in the OPA1 gene. Human Genetics, 2001, 109（6）: 584-591.

［13］DETMER S A, CHAN D C. Complementation between mouse Mfn1 and

Mfn2 protects mitochondrial fusion defects caused by CMT2A disease mutations. Journal of Cell Biology, 2007, 176（4）: 405-414.

[14] DETMER S A, VELDE C V, CLEVELAND D W, et al. Hindlimb gait defects due to motor axon loss and reduced distal muscles in a transgenic mouse model of Charcot-Marie-Tooth type 2A. Human Molecular Genetics, 2008, 17（3）: 367-375.

[15] EL FISSI N, ROJO M, AOUANE A, et al. Mitofusin gain and loss of function drive pathogenesis in Drosophila models of CMT 2A neuropathy. EMBO reports, 2018, 19（8）: e50703.

[16] FAHRNER J A, LIU R, PERRY M S, et al. A novel de novo dominant negative mutation in DNM1L impairs mitochondrial fission and presents as childhood epileptic encephalopathy. American Journal of Medical Genetics, Part A, 2016, 170（8）: 2002-2011.

[17] FRANCY C A, CLINTON R W, FRÖHLICH C, et al. Cryo-EM studies of Drp1 reveal cardiolipin interactions that activate the helical oligomer. Scientific Reports, 2017, 7（1）: 10744.

[18] FYFE J C, AL-TAMIMI R A, LIU J, et al. A novel mitofusin 2 mutation causes canine fetal-onset neuroaxonal dystrophy. Neurogenetics, 2011, 12（3）: 223-232.

[19] HUDSON G, AMATI-BONNEAU P, BLAKELY E L, et al. Mutation of OPA1 causes dominant optic atrophy with external ophthalmoplegia, ataxia, deafness and multiple mitochondrial DNA deletions: A novel disorder of mtDNA maintenance. Brain, 2008, 131（2）: 329-337.

[20] JANER A, PRUDENT J, PAUPE V, et al. SLC 25A46 is required for mitochondrial lipid homeostasis and cristae maintenance and is responsible for Leigh syndrome. EMBO Molecular Medicine, 2016, 8（9）: 1019-1038.

[21] LEAL N S, SCHREINER B, PINHO C M, et al. Mitofusin-2 knockdown increases ER-mitochondria contact and decreases amyloid β -peptide production. Journal of Cellular and Molecular Medicine, 2016, 20（9）: 1686-1695.

[22] LEE H, SMITH S B, YOON Y. The short variant of the mitochondrial dynamin OPA1 maintains mitochondrial energetics and cristae structure. Journal of Biological Chemistry, 2017, 292（17）: 7115-7130.

[23] MAGUIRE A M, SIMONELLI F, PIERCE E A, et al. Safety and

efficacy of gene transfer for Leber's congenital amaurosis. New England Journal of Medicine, 2008, 358 (21): 2240-2248.

[24] MARROSU F, MALECI A, COCCO E, et al. Nerve stimulation effects on cerebellar tremor in multiple sclerosis. Neurology, 2005, 65 (3): 490.

[25] MISKO A, JIANG S, WEGORZEWSKA I, et al. Mitofusin 2 is necessary for transport of axonal mitochondria and interacts with the Miro/Milton complex. Journal of Neuroscience, 2010, 30 (12): 4232-4240.

[26] NICHOLSON G A, MAGDELAINE C, ZHU D, et al. Severe early-onset axonal neuropathy with homozygous and compound heterozygous MFN2 mutations. Neurology, 2008, 70 (19): 1678-1681.

[27] PAGLIUSO A, COSSART P, STAVRU F. The ever-growing complexity of the mitochondrial fission machinery. Cellular and Molecular Life Sciences, 2018, 75 (3): 355-374.

[28] ROCHA N, BULGER D A, FRONTINI A, et al. Human biallelic MFN2 mutations induce mitochondrial dysfunction, upper body adipose hyperplasia and suppression of leptin expression. ELife, 2017, 6: e23813.

[29] ROUZIER C, BANNWARTH S, CHAUSSENOT A, et al. The MFN2 gene is responsible for mitochondrial DNA instability and optic atrophy "plus" phenotype. Brain, 2012, 135 (1): 23-34.

[30] SARZI E, SEVENO M, PIRO-MéGY C, et al. OPA1 gene therapy prevents retinal ganglion cell loss in a Dominant Optic Atrophy mouse model. Scientific Reports, 2018, 8 (1): 2468.

[31] SAWYER S L, CHEUK-HIM NG A, INNES A M, et al. Homozygous mutations in MFN2 cause multiple symmetric lipomatosis associated with neuropathy. Hum Mol Genet, 2015, 24 (18): 5109-5114.

[32] SHAMSELDIN H E, ALSHAMMARI M, AL-SHEDDI T, et al. Genomic analysis of mitochondrial diseases in a consanguineous population reveals novel candidate disease genes. Journal of Medical Genetics, 2012, 49 (4): 234-241.

[33] SONG Z, CHEN H, FIKET M, et al. OPA1 processing controls mitochondrial fusion and is regulated by mRNA splicing, membrane potential, and Yme1L. Journal of Cell Biology, 2007, 178 (5): 749-755.

[34] STEFFEN J, VASHISHT A A, WAN J, et al. Rapid degradation of

mutant SLC25A46 by the ubiquitin-proteasome system results in MFN1/2 mediated hyperfusion of mitochondria. Mol Biol Cell, 2017, 28（5）: 600-612.

［35］STUPPIA G, RIZZO F, RIBOLDI G, et al. MFN2-related neuropathies: Clinical features, molecular pathogenesis and therapeutic perspectives. Journal of the Neurological Sciences, 2015, 356（1-2）: 7-18.

［36］WAN J, STEFFEN J, YOURSHAW M, et al. Loss of function of SLC25A46 causes lethal congenital pontocerebellar hypoplasia. Brain, 2016, 139（11）: 2877-2890.

［37］WATERHAM H R, KOSTER J, VAN ROERMUND C W, et al. A lethal defect of mitochondrial and peroxisomal fission. N Engl J Med, 2007, 356（17）: 1736-1777.

［38］ZHANG Y, TIAN Z, YUAN J, et al. The progress of gene therapy for Leber's optic hereditary neuropathy. Current Gene Therapy, 2018, 17（4）: 320-326.

［39］ZüCHNER S, MERSIYANOVA I V, MUGLIA M, et al. Mutations in the mitochondrial GTPase mitofusin 2 cause Charcot-Marie-Tooth neuropathy type 2A. Nature Genetics, 2004, 36（5）: 449-451.

第七节　线粒体分裂与疾病

在人类中，大多数致病 DRP1 突变似乎是新生的、杂合的和具有主要作用的。第一个被报道的突变 A395D，由于导致多系统损伤（包括小头畸形、视神经萎缩和发育不全），最终会造成新生儿死亡（Waterham et al.，2007）。患者成纤维细胞显示线粒体和过氧化物酶体的伸长。随后发生 DRP1 突变的病例则不太严重，主要会伴随神经系统症状。特别是，R403C 突变与正常的儿童早期并发难治性癫痫相关，而后发展为神经系统快速衰退（Fahrner et al.，2016）。目前，R403C 突变已被多次发现，具有类似的临床结果，其他 DRP1 突变也作为一个关键特征引发癫痫（von Spiczak et al.，2017）。一些 DRP1 突变预计会影响自组装并以显性的负面方式起作用，这些特征已经在 *A395D* 和 *R403C* 突变中得到证实（Fahrner et al.，2016）。

　　小鼠中 Drp1 的缺失导致胚胎死亡和突出的神经病理改变（Ishihara et al.，2009）。遗传学研究表明，神经元中线粒体裂变的作用存在多种机制。果蝇神经元中 Drp1 的破坏会导致细长的线粒体聚集在细胞体中，无法传输到轴突末端（Verstreken et al.，2005）。缺乏 Drp1 的小鼠浦肯野神经元有大的球形线粒体，呼吸链活性差，氧化损伤标志物少（Kageyama et al.，2012）。这些缺陷可以通过抗氧化剂得到改善，这表明在这种细胞类型中，线粒体裂变的丧失会导致氧化应激的增加，从而损害线粒体功能。在 4 例 *MFF* 突变导致疾病的记录中，每个患者包含纯合或双等位基因截断突变（Loson et al.，2013）。在 3 例较严重的病例中，异常临床表现在 1 年内出现，包括小头畸形、张力减退、癫痫发作、痉挛和视神经病变，在患者的成纤维细胞中发现极长且相互连接的线粒体和过氧化物酶体，Drp1 是弥漫性胞质性的大型 GTPase 蛋白而不是在胞内线粒体上的点状斑点（Otera et al.，2016）。

　　在酵母细胞中，Ugo1p 是一种外膜蛋白，对线粒体融合至关重要（Sesaki et al.，2001）。Ugo1p 属于溶质载体家族，与 Fzo1p（酵母 mitofusin）和 Mgm1p（酵母 opop1）都有物理相互作用（Sesaki et al.，2001）。Ugo1p 被认为是通过融合机制将外膜融合与内膜融合相结合的。在人类中，*SLC25A46* 属于溶质载体家族，被认为是 Ugo1p 的同源基因（Abrams et al.，2015）。然而，令人惊讶的是，*SLC25A46* 缺失导致线粒体伸长（Wan et al.，2016）。尽管有证据表明 *SLC25A46* 具有专业作用，但 *SLC25A46* 与融合机制相互作用并影响 Mfn1 和 Mfn2 的稳定性（Steffen et al.，2017）。此外，*SLC25A46* 与 MICOS（线粒体接触位点和嵴组织系统）和 EMC（内质网膜蛋白复合体）亚基相互作用，导致在嵴结构、内质网结构和线粒体磷脂组成中发挥作用（Janer et al.，2016）。*SLC25A46* 的隐性突变可导致一系列疾病，包括伴有轴突 CMT 特征的视神经萎缩、Leigh 综合征、小脑发育不全和进行性肌阵挛性共济失调（Charlesworth et al.，2016）。

一、帕金森病

　　两种形式的遗传性早发性帕金森病是由 PINK1 丝氨酸 / 苏氨酸激酶（PTEN 诱导激酶 1，由 PARK6 编码）和 E3 泛素连接酶 Parkin（由 PARK2 编码）的突变引起的。本节讨论的重点是 PINK1-Parkin 通路在线粒体降解中的作用，尽管这些蛋白也具有非线粒体功能（Clark et al.，2006）。对苍蝇的遗传研究表明，Parkin 作用于 PINK1 的下游以维持线粒体的功能。在哺乳动物细胞中，PINK1-Parkin 通路构成了一种质量控制机制，称为线粒体自噬，通过自噬识别并清除受损的线粒体（Park et al.，2006）。当线粒体健康时，由于线粒体的高周转率，线粒体中的 PINK1 水平非常低（Narendra et al.，2008）。PINK1 通过包括外膜易位酶（TOM）和内膜易位酶（TIM）在内的序列前导入途径部分导入线粒体基质（Narendra et al.，2008）。在这个导入过程中，PINK1 被菱形蛋白酶 PARL（PINK1/PGAM5 相关的类菱形体，最初称为早衰素相关的类菱形体）在预期的跨膜段内裂解，导致缩短的 PINK1 经过反转录易位进入细胞质（Narendra et al.，2010）。短形式有一个 N 端苯丙氨酸，被 N 端规则识别为脱除子，并被 26S 蛋白酶体降解（Yamano et al.，2013）。另外两种蛋白酶 Yme1L 和 m-AAA 也可以调节 PINK1 的裂解（Sekine et al.，2018）。

　　当线粒体受损时，这一正常的 PINK1 导入和降解过程被打断，导致 PINK1 的外膜积累，这一过程将 Parkin 招募到线粒体中（Sekine et al.，2018）。在 PINK1-Parkin 通路的研究中，经典的线粒体应激实验使用的是通过解偶联药物（如羰基氰化物）使内膜去极化。氯苯肼（CCCP），活性氧（ROS）的产生或蛋白质聚集也可诱导 PINK1/parkin 介导的线粒体自噬。CCCP 治疗抑制了 PINK1 通过内膜转运酶（translocase of inner membrane，TIM）的输入，可能导致了 PINK1 从外膜转运酶（translocase of the outer membrane，TOM）的外侧出口与 TOM 保持联系，在外膜上形成一个高分子量的复合体（Sekine et al.，2018）。ROS 和蛋白质聚集是如何导致 PINK1 激活的还有待研究。PINK1 在外膜上的积累引发了一系列的生化反应，导致细胞有丝分裂。通过转磷酸化，PINK1 分子相互自动激活彼此的激酶活性。除了自磷酸化外，PINK1 的一个主要靶点是泛素中的丝氨酸 65（Kane et al.，2014）。由于线粒体外膜上存在 E3 泛素连接酶，线粒体表面具有一定程度的基础泛素化，可作为 PINK1 的底物。磷酸化的泛素被 Parkin 识别，然后被招募进入线粒体，并从自抑制状态转变为激活的开放构象（Koyano et al.，2014）。PINK1 对 Parkin 的 Ubl（泛素样）结构域的磷酸化进一步稳定了这种激活构象。激活的 Parkin 会使外膜上的许多线粒体蛋白泛素化，并生成多泛素素链（Wauer et al.，2015）。这些线粒体表面的新泛素分子可以被 PINK1 磷酸化，导致一个正反馈循环，放大自噬信号（Sarraf et al.，2013）。

泛素化导致与泛素结合的 LC3 相互作用区域（LIRs）的自噬受体蛋白的招募。LIRs 结合 LC3 存在于发展中的吞噬体表面。自噬受体蛋白 NDP52、OPTN 和 TAX1BP1 都被证明促进了 PINK1/parkinson 介导的自噬（Lazarou et al.，2015）。这些受体在将自噬体膜招募到线粒体中起部分冗余的作用，因为单受体敲除保留了明显的自噬水平。PINK1 和 Parkin 介导应激诱导的线粒体自噬的发现，使研究者认为这些遗传性帕金森病可能是由于线粒体质量控制的缺陷造成的，最终导致多巴胺能神经元中功能障碍线粒体的积累，而多巴胺能神经元在该疾病中受到了最显著的影响（McWilliams et al.，2016）。一个重要的问题是，这种致病过程是否也是更常见的散发性帕金森病的一个因素。此外，哪些类型的自噬通过 PINK1-Parkin 机制进行操作尚不清楚。这是一个紧迫的问题，因为模型生物的研究表明，在非应激条件下，

PINK1-Parkin 系统对基础自噬是可有可无的。在小鼠中，自噬报告系的发展促进了体内广泛细胞类型的自噬分析（Lee et al.，2018）。值得注意的是，在 PINK1 敲除小鼠的神经元和非神经元细胞、心肌细胞、骨骼肌细胞等能量密集型细胞的基底，有丝分裂没有减少（Sun et al.，2015）。事实上，胰腺 β 细胞的自噬增加，可能是因为 PINK1 缺乏导致线粒体功能障碍，激活了一个独立于 PINK1 的自噬通路。从携带自噬报告基因的果蝇模型中也得到了类似的结论（McWilliams et al.，2016）。然而，另一项蝇类研究表明，自噬随年龄的增长而增加，4 周龄蝇类飞行肌肉和多巴胺能神经元的自噬依赖于 PINK1 和 Parkin（Cornelissen et al.，2018）。后一项研究表明，某些形式的基础自噬在体内确实需要 PINK1-Parkin 通路。在未来的研究中，这些动物模型将对确定某些形式的应力诱导的自噬是否依赖于 PINK1-Parkin 通路提供价值。

虽然还需要更多的研究来对需要 PINK1-Parkin 通路的自噬类型进行分类，但已经清楚的是，这种过程在体内具有重要的生理后果。缺乏 Parkin 或 PINK1 的小鼠在精疲力竭时会出现炎症反应（Cornelissen et al.，2018）。这种炎症反应是通过刺激干扰素基因刺激因子（STING）途径发生的，这是一种先天性免疫程序，可上调细胞内 DNA 对细胞因子释放的响应。根据这些数据，似乎某些类型的压力（如力量型运动），会产生被 PINK1-Parkin 通路移除的受损线粒体。与该模型一致的是，野生型小鼠在力竭运动后，心脏组织中有线粒体吞噬的上调，而在 PINK1 敲除小鼠中这种反应是微弱的（Cornelissen et al.，2018）。由于 STING 固有免疫途径是由胞质 DNA 激活的，因此在 PINK1 突变小鼠中，如果未能清除受损的线粒体，可能会导致 mtDNA 暴露，并被 STING 途径检测到，并诱导炎症反应。这种炎症反应可导致有害的生理影响。当 mtDNA 突变积累的突变小鼠缺乏 Parkin 时，它们表现出多巴胺能神经元的神经退行性病变和炎症反应的诱导（Pickrell et al.，2015）。去除 STING 后不会发生神经元丢失和炎症细胞因子上调（Cornelissen et al.，2018）。这一结果表明，小鼠模型中的多巴胺能神经元死于炎症反应，而不是线粒体功能障碍本身。

除了引起线粒体的自噬降解外，PINK1-Parkin 途径还诱导形成线粒体衍生的囊泡（MDVs），这些囊泡在溶酶体中被靶向降解。MDVs 是直径约 70 ～ 100 nm 的囊泡，在氧化的货物中富集（McLelland et al.，2014）。它们最初被确定为靶向过氧化物酶体的囊泡，但现在已知有一个亚种群也靶向溶酶体。这一群体可能提供了一种替代途径，在不处理整个细胞器的情况下清除线粒体的受损元素。值得注意的是，自噬也可以通过一个过程来处理部分线粒体，即自噬体明显地在不使用规范的线粒体裂变机制的情况下将线粒体碎片掐掉（Yamashita et al.，2016）。然而，帕金森诱导的 MDVs 通路的独特之处在于，包括 ATG5 在内的核心自噬机制是不可缺少的（Clark et al.，2006）。此外，该途径不需要线粒体内膜电位去极化，这是 PINK1-Parkin 介导的线粒体自噬的典型触发器。有人提出 MDVs 途径是一种最初的尝试，只选择性地移除线粒体中受损的部分。当损伤更严重时，细胞自噬途径被触发以移除整个细胞器。

二、其他神经退行性疾病中损害自噬的突变

在神经退行性疾病中，其他起着促进自噬调节因子作用的几种蛋白也发生了突变。泛素 -2、SQSTM1/p62 以及 LC3 和泛素相互作用的神经递质在肌萎缩性侧索硬化症和额颞叶变性中发生突变（Majcher et al.，2015）。这些适配器为自噬体招揽各种货物，而线粒体是被 SQSTM1/p62 和视神经尿素识别的货物之一。此外，含缬酪肽蛋白（VCP/p97）的突变与包涵体肌炎、佩吉特病和额颞叶痴呆相关。在苍蝇模型和患者细胞中，一些 VCP 突变极度活跃，并诱导有丝分裂蛋白更快地周转，导致线粒体融合减少（Zhang et al.，2017）。在细胞系中，p97 抑制剂可以改善线粒

体融合和呼吸链缺陷。

三、亨廷顿病

除了直接调节线粒体融合、裂变或自噬的基因的突变外，线粒体动力学也与神经系统疾病有关，而这些疾病之间的联系不那么直接。例如亨廷顿病（Huntington disease，HD），这是一种常染色体显性神经退行性疾病，与不自主运动、僵硬、精神特征和进行性认知衰退有关（Saudou et al.，2016）。HD 是由亨廷顿蛋白（HTT）基因外显子 1 中的 CAG 三联体核苷酸扩增引起的（Nayak et al.，2011）。CAG 重复扩增到大于 41 个拷贝会导致完全渗透性疾病，这可能是因为由此产生的聚谷氨酰胺拉伸极易聚集，并具有毒性功能以获得效应。突变体 HTT 似乎有多个细胞靶点（Nayak et al.，2011），包括线粒体，并影响线粒体功能的许多方面，但本讨论的重点是它在扰乱线粒体动力学中的作用（Harjes et al.，2003）。大多数研究一致发现，突变的 HTT 由于异常裂变导致线粒体碎片增加（Orr et al.，2008）。HD 患者细胞或过表达突变体 HTT 的细胞有线粒体碎裂，这被归因于 HTT 与 Drp1 结合并增强其 GTP 水解活性。可以用 P110-TAT（一种抑制 Drp1-Fis1 相互作用的肽）治疗 HD 细胞模型，减少线粒体碎片并提高细胞活力（Song et al.，2011）。然而，去除 MFF 会导致 HD 小鼠模型神经和病理特征的恶化，而不是改善（Guo et al.，2013）。线粒体动力学也与阿尔茨海默病（Alzheimer's disease，AD）有关（Kim et al.，2017），有人提出了内质网-线粒体接触失调在阿尔茨海默病中的作用（Area-Gomez et al.，2018）。在 HD、AD 和散发性帕金森病的病例中，一个常见的问题是线粒体缺陷是在发病机制中起主要作用还是在另一种致病过程的次生影响。由于这些疾病导致广泛的细胞应激，很难分析其中的各种病理机制，包括线粒体功能障碍对临床表现的贡献。

四、癌症和线粒体动力学

尽管神经细胞似乎经常与线粒体动力学联系在一起，但有证据表明，其他细胞（尤其是癌细胞），也会受到影响。对肺癌细胞的研究表明，肿瘤表型与线粒体碎片化以及 Drp1 和 Drp1^{P616} 的高表达有关，Drp1 的磷酸化形式具有更高的活性。有趣的是，Drp1 的敲除导致肺癌细胞系的增殖减少和凋亡增加，而 Drp1 活性的增加支持致癌基因 *Ras* 驱动的转化（Kashatus et al.，2015）。激活的 Ras 导致丝裂原激活蛋白激酶（MAPK）上调，并导致细胞外信号相关激酶磷酸化 Drp1 的丝氨酸 616。由致癌基因 *BRAF* 激活 MAPK 信号同样会导致 Drp1 的激活（Serasinghe et al.，2015），而 Drp1^{P616} 与含有致癌基因 *BRAF V600E* 突变的发育不良痣和黑素瘤高度相关（Kashatus et al.，2018）。抑制 Drp1 活性足以减少 *Ras* 基因驱动的异种移植瘤生长。由于线粒体动力学具有多效性的生理效应，因此很难精确定位受线粒体动力学变化影响的肿瘤细胞生长的重要细胞过程。各种研究表明，调节线粒体融合或裂变活性影响肿瘤代谢、细胞增殖、细胞迁移和肿瘤干细胞的维持（Serasinghe et al.，2015）。

（张文丹　蒋红红　商　微）

参考文献

［1］ABRAMS A J，HUFNAGEL R B，REBELO A，et al. Mutations in SLC25A46，encoding a UGO1-like protein，cause an optic atrophy spectrum disorder. Nature Genetics，2015，47（8）：926-932.

［2］AREA-GOMEZ E，DE GROOF A，BONILLA E，et al. A key role for MAM in mediating mitochondrial dysfunction in Alzheimer disease. Cell Death and Disease，2018，9（3）：335.

［3］CHARLESWORTH G，BALINT B，MENCACCI N E，et al. SLC25A46

mutations underlie progressive myoclonic ataxia with optic atrophy and neuropathy. Movement Disorders, 2016, 31 (8): 1249-1251.

[4] CLARK I E, DODSON M W, JIANG C, et al. Drosophila pink1 is required for mitochondrial function and interacts genetically with parkin. Nature, 2006, 441 (7097): 1162-1166.

[5] CORNELISSEN T, VILAIN S, VINTS K, et al. Deficiency of parkin and PINK1 impairs age-dependent mitophagy in Drosophila. Elife, 2018, 7: e35878.

[6] VON SPICZAK S, HELBIG K L, SHINDE D N, et al. DNM1 encephalopathy A new disease of vesicle fission. Neurology, 2017, 89 (4): 385-394.

[7] FAHRNER J A, LIU R, PERRY M S, et al. A novel de novo dominant negative mutation in DNM1L impairs mitochondrial fission and presents as childhood epileptic encephalopathy. American Journal of Medical Genetics, Part A, 2016, 170 (8): 2002-2011.

[8] GUO X, DISATNIK M H, MONBUREAU M, et al. Inhibition of mitochondrial fragmentation diminishes Huntington's disease-associated neurodegeneration. Journal of Clinical Investigation, 2013, 123 (12): 5371-5388.

[9] HARJES P, WANKER E E. The hunt for huntingtin function: Interaction partners tell many different stories. Trends in Biochemical Sciences, 2003, 28 (8): 425-433.

[10] ISHIHARA N, NOMURA M, JOFUKU A, et al. Mitochondrial fission factor Drp1 is essential for embryonic development and synapse formation in mice. Nature Cell Biology, 2009, 11 (8): 958-966.

[11] JANER A, PRUDENT J, PAUPE V, et al. SLC 25A46 is required for mitochondrial lipid homeostasis and cristae maintenance and is responsible for Leigh syndrome. EMBO Molecular Medicine, 2016, 8 (9): 1019-1038.

[12] KAGEYAMA Y, ZHANG Z, RODA R, et al. Mitochondrial division ensures the survival of postmitotic neurons by suppressing oxidative damage. Journal of Cell Biology, 2012, 197 (4): 535-551.

[13] KANE L A, LAZAROU M, FOGEL A I, et al. PINK1 phosphorylates ubiquitin to activate parkin E3 ubiquitin ligase activity. Journal of Cell Biology, 2014, 205 (2): 143-153.

［14］KASHATUS D F. The regulation of tumor cell physiology by mitochondrial dynamics. Biochemical and Biophysical Research Communications, 2018, 500（1）: 9-16.

［15］KASHATUS J A, NASCIMENTO A, MYERS L J, et al. Erk2 phosphorylation of Drp1 promotes mitochondrial fission and MAPK-driven tumor growth. Molecular Cell, 2015, 57（3）: 537-551.

［16］KIM D I, LEE K H, OH J Y, et al. Relationship between β-Amyloid and mitochondrial dynamics. Cellular and Molecular Neurobiology, 2017, 37（6）: 955-968.

［17］KOYANO F, OKATSU K, KOSAKO H, et al. Ubiquitin is phosphorylated by PINK1 to activate parkin. Nature, 2014, 510（7503）: 162-166.

［18］LAZAROU M, SLITER D A, KANE L A, et al. The ubiquitin kinase PINK1 recruits autophagy receptors to induce mitophagy. Nature, 2015, 524（7565）: 309-314.

［19］LEE J J, SANCHEZ-MARTINEZ A, ZARATE A M, et al. Basal mitophagy is widespread in Drosophila but minimally affected by loss of Pink1 or parkin. Journal of Cell Biology, 2018, 217（5）: 1613-1622.

［20］LOSó N O C, SONG Z, CHEN H, et al. Fis1, Mff, MiD49 and MiD51 mediate Drp1 recruitment in mitochondrial fission. Molecular Biology of the Cell, 2013, 24（5）: 659-667.

［21］MAJCHER V, GOODE A, JAMES V, et al. Autophagy receptor defects and ALS-FTLD. Molecular and Cellular Neuroscience, 2015, 66（PA）: 43-52.

［22］MCLELLAND G L, SOUBANNIER V, CHEN C X, et al. Parkin and PINK1 function in a vesicular trafficking pathway regulating mitochondrial quality control. EMBO Journal, 2014, 33（4）: 282-295.

［23］MCWILLIAMS T G, PRESCOTT A R, ALLEN G F G, et al. Mito-QC illuminates mitophagy and mitochondrial architecture in vivo. Journal of Cell Biology, 2016, 214（3）: 333-345.

［24］NARENDRA D P, JIN S M, TANAKA A, et al. PINK1 is selectively stabilized on impaired mitochondria to activate Parkin. PLoS Biology, 2010, 8（1）: e1000298.

［25］NARENDRA D, TANAKA A, SUEN D F, et al. Parkin is recruited selectively to impaired mitochondria and promotes their autophagy.

Journal of Cell Biology, 2008, 183 (5): 795-803.

[26] NAYAK A, ANSAR R, VERMA S K, et al. Huntington's disease: An immune perspective. Neurology Research International, 2011: 563784.

[27] ORR A L, LI S, WANG C E, et al. N-terminal mutant huntingtin associates with mitochondria and impairs mitochondrial trafficking. Journal of Neuroscience, 2008, 28 (11): 2783-2792.

[28] OTERA H, MIYATA N, KUGE O, et al. Drp1-dependent mitochondrial fission via MiD49/51 is essential for apoptotic cristae remodeling. Journal of Cell Biology, 2016, 212 (5): 531-544.

[29] PARK J, LEE S B, LEE S, et al. Mitochondrial dysfunction in Drosophila PINK1 mutants is complemented by parkin. Nature, 2006, 441 (7097): 1157-1161.

[30] PICKRELL A M, HUANG C H, KENNEDY S R, et al. Endogenous parkin preserves dopaminergic substantia nigral neurons following mitochondrial DNA mutagenic stress. Neuron, 2015, 87 (2): 371-381.

[31] SARRAF S A, RAMAN M, GUARANI-PEREIRA V, et al. Landscape of the PARKIN-dependent ubiquitylome in response to mitochondrial depolarization. Nature, 2013, 496 (7445): 372-376.

[32] SAUDOU F, HUMBERT S. The biology of huntingtin. Neuron, 2016, 89 (5): 910-926.

[33] SEKINE S, YOULE R J. PINK1 import regulation: a fine system to convey mitochondrial stress to the cytosol. BMC Biology, 2018, 16 (1): 2.

[34] SERASINGHE M N, WIEDER S Y, RENAULT T T, et al. Mitochondrial division is requisite to RAS-induced transformation and targeted by oncogenic MAPK pathway inhibitors. Molecular Cell, 2015, 57 (3): 521-536.

[35] SESAKI H, JENSEN R E. UGO1 encodes an outer membrane protein required for mitochondrial fusion. J Cell Biol, 2001, 152 (6): 1123-1134.

[36] SESAKI H, JENSEN R E. Ugo1p links the Fzo1p and Mgm1p GTPases for mitochondrial fusion. Journal of Biological Chemistry, 2004, 279 (27): 28298-28303.

[37] SONG W, CHEN J, PETRILLI A, et al. Mutant huntingtin binds the

mitochondrial fission GTPase dynamin-related protein-1 and increases its enzymatic activity. Nature Medicine, 2011, 17（3）: 377-383.

[38] STEFFEN J, VASHISHT A A, WAN J, et al. Rapid degradation of mutant SLC25A46 by the ubiquitin-proteasome system results in MFN1/2 mediated hyperfusion of mitochondria. Mol Biol Cell, 2017, 28（5）: 600-612.

[39] SUN N, YUN J, LIU J, et al. Measuring in vivo mitophagy. Molecular Cell, 2015, 60（4）: 685-696.

[40] VERSTREKEN P, LY C V, VENKEN K J T, et al. Synaptic mitochondria are critical for mobilization of reserve pool vesicles at Drosophila neuromuscular junctions. Neuron, 2005, 47（3）: 365-378.

[41] WAN J, STEFFEN J, YOURSHAW M, et al. Loss of function of SLC25A46 causes lethal congenital pontocerebellar hypoplasia. Brain, 2016, 139（11）: 2877-2890.

[42] WATERHAM H R, KOSTER J, VAN ROERMUND C W, et al. A lethal defect of mitochondrial and peroxisomal fission. N Engl J Med, 2007, 356（17）: 1736-1777.

[43] WAUER T, SIMICEK M, SCHUBERT A, et al. Mechanism of phospho-ubiquitin-induced PARKIN activation. Nature, 2015, 524（7565）: 370-374.

[44] YAMANO K, YOULE R J. PINK1 is degraded through the N-end rule pathway. Autophagy, 2013, 9（11）: 1758-1769.

[45] YAMASHITA S I, JIN X, FURUKAWA K, et al. Mitochondrial division occurs concurrently with autophagosome formation but independently of Drp1 during mitophagy. Journal of Cell Biology, 2016, 215（5）: 649-665.

[46] ZHANG T, MISHRA P, HAY B A, et al. Valosin-containing protein（VCP/p97）inhibitors relieve Mitofusin-dependent mitochondrial defects due to VCP disease mutants. Elife, 2017, 6: e17834.

第五章 线粒体功能障碍与相关疾病

第一节 阿尔茨海默病

目前，我国阿尔茨海默病（Alzheimer's disease，AD）患病总人数将近 1000 万，居世界第一，预计 2030 年中国 AD 患病人数将达到 1800 万（中华医学会放射学分会质量控制与安全管理专业委员会，2022）。AD 是一种神经退行性疾病，其病理机制还未完全明确，可能与遗传、线粒体功能障碍、氧化应激、炎症等相关。AD 的主要病理表现为 β 淀粉样蛋白（Aβ）在大脑海马区细胞外沉积导致老年斑（SP）的形成，以及脑神经细胞内 tau 蛋白过度磷酸化导致神经细胞内神经元纤维缠结（NFTs）的形成（Perez et al., 2019）。临床上，AD 主要表现为进行性认知功能障碍和行为损害。目前，AD 尚无治愈的方法，只能对症治疗，效果有限。对 AD 的护理成本很高，会给社会带来巨大的负担（Rey et al., 2022）。

研究表明，神经元功能进行性下降和神经元丧失（包括突触丢失、树突修剪、神经元修复和恢复减少等）是 AD 等与年龄相关的神经退行性疾病的主要神经生物学事件。突触丢失与认知衰退具有显著相关性。神经退行性疾病往往会出现脑血流不足，血脑屏障通透性增加，神经血管解偶联，葡萄糖转运蛋白缺陷和线粒体功能障碍等病理改变，导致神经元损伤、突触功能丢失。线粒体是机体能量的动力工厂，其在细胞死亡、细胞凋亡、活性氧（ROS）产生、信号通路和钙稳态过程中起关键作用。由于结构复杂和高能量代谢需求，神经元严重依赖线粒体，神经退行性疾病与线粒体功能障碍密切相关。

一、阿尔茨海默病的发病机制

中枢胆碱能系统损伤假说是最早被提出的 AD 发病假说。乙酰胆碱（acetylcholine，ACh）是重要的中枢兴奋性神经递质，与学习、记忆等多种高级行为相关，中枢胆碱能神经系统通过调节乙酰胆碱的合成与释放来影响中枢乙酰胆碱水平。AD 患者的大脑基底前脑迈纳特基底核（主要为胆碱能神经）发生严重的神经变性，同时 AD 患者的大脑皮层突触前胆碱能递质严重耗竭，胆碱乙酰转移酶（choline acetyltransferase，ChAT）活性显著降低，患者表现为辨别能力下降、记忆受损等认知障碍。胆碱能神经失衡能够加速 Aβ 沉积，乙酰胆碱酯酶（acetylcholine esterase，AChE）能够直接与 Aβ 产生过程中的关键酶位点早老蛋白 -1（presenilin-1，PS-1）结合并明显增强其表达，从而增加 Aβ 水平，加速认知功能障碍（Campanari et al.，2014）。此外，中枢胆碱能异常变化亦能诱导 tau 蛋白异常磷酸化、神经细胞炎症、细胞凋亡以及神经递质和神经激素系统失衡等多种病理现象（张雷，2021）。

淀粉样蛋白级联假说是 AD 发生的主流假说，即 AD 是由于淀粉样斑块的主要成分 Aβ 的早期产生或不适当的清除导致其细胞内堆积并启动多步级联反应，最终导致神经元损伤。在早发性家族性 AD 中，Aβ 产生相关基因突变遵循常染色体显性遗传（Perez，2019）。但近年来研究表明，Aβ 与疾病严重程度的相关性很弱，尤其是对于高龄老年人（85 岁以上），针对 Aβ 的干预措施效果不理想。

tau 蛋白异常磷酸化假说。神经原纤维缠结（neurofibrillary

tangles，NFTs）发生在神经细胞内，由于 tau 蛋白相关基因异常翻译、修饰后 tau 蛋白磷酸化和乙酰化程度增加，导致异常的 tau 蛋白聚集性增强，从而自身聚集形成双螺旋丝并进一步形成 NFT。tau 蛋白可能通过调节与突触活性相关的信号分子的分布来促进或增强兴奋性信号传递，当 tau 蛋白被异常修饰后，在树突中的浓度会增加，导致树突异常兴奋而干扰神经正常交流，引发兴奋性神经毒性（Garcia-Escudero et al.，2017）。另外，tau 蛋白与 Aβ 之间也存在密切的联系，Aβ 寡聚体可以通过与微管亲和性调节激酶（microtubule affinity-regulating kinase，MARK）家族成员结合促使 tau 蛋白的富集，导致 AD 的发展（Bazer et al.，2015）。在 AD 发病过程中，Aβ 异常会导致 tau 蛋白异常，两者共同作用加速 AD 进程，且 Aβ 发挥神经毒性作用很大程度上依赖于 tau 蛋白。单独的 tau 蛋白异常并不能导致 AD，Aβ 病变发生在 tau 病变的上游，因此减少异常 tau 蛋白水平对于减轻 Aβ 的神经毒性有巨大意义（Gomes et al.，2020；Hoover et al.，2010）。

炎症损伤假说。小胶质细胞是中枢神经系统中最主要的免疫细胞，能够识别并清除中枢神经系统中的坏损神经、斑块及感染性物质等，对维持中枢系统内环境稳态有重要意义。小胶质细胞表面受体能够识别脑内受损细胞及异源性物质，引起小胶质细胞活化而产生一系列下游效应，发挥免疫作用。但小胶质细胞长期过度激活会释放过多的炎症因子和氧化活性物质，引发炎症反应，造成神经细胞损伤，从而引起神经毒性。在 AD 患者脑内发现大量活化的小胶质细胞及 IFN-γ、TNF-α、IL-1β、IL-6 等炎症因子显著增多，表明 AD 患者脑内存在神经炎症。髓系细胞触发受体 2（triggering receptor expressed on myeloid cell 2，TREM2）广泛存在于小胶质细胞表面，能够识别损伤相关分子模式（damage-associated molecular patterns，DAMPs）并做出反应，从而激活小胶质细胞，引发神经炎症（Jiang et al.，2016a；Jonsson et al.，2013a；Schramm et al.，2022）。神经元受损后会释放 DAMPs，与 TREM2 结合并激活小胶质细胞，持续活化的小胶质细胞分泌大量炎症因子和自由基，进一步损害神经元，加速 AD 病理进程（Wilkins et al.，2015）。AD 发病过程中伴随着神经炎症的循环推动，一旦发生神经炎症，会引起广泛的神经细胞功能障碍及异常死亡，所以抑制中枢神经系统炎症对于 AD 的临床治疗有重要意义。

兴奋性神经损伤假说。神经元过度活跃是早期 AD 的潜在关键特征。神经元异常兴奋表明线粒体活动增加。线粒体是细胞内活性氧（reactive oxygen species，ROS）产生的主要部位，正常情况下 ROS 的产生是微量的，在细胞内可作为第二信使发挥功能。当神经元异常兴奋时，线粒体活动增强，ROS 生成增加，如果抗氧化防御系统不能对其及时清除，则过量的 ROS 会损伤线粒体进而损伤神经细胞，造成神经元异常死亡，促进 AD 病理进程（Das et al.，2003；Jiang et al.，2016b；Jonsson et al.，2013b）。AD 患者脑组织中存在线粒体缺陷，在 AD 患者脑组织样本中发现有线粒体功能异常的病理现象发生。Ca^{2+} 作为第二信使，与神经细胞兴奋高度相关，细胞内 Ca^{2+} 浓度升高会促使线粒体活动增加、ROS 增多、损伤神经细胞，从而导致 AD（Das，2003）。

肠道菌群假说。研究发现，肠道微生物群与中枢神经系统存在一定的关联。在 AD 模型中，小鼠的肠道菌群随着发病进程出现明显变化，并表现出与正常小鼠截然不同的菌群分布，这种肠道菌群与中枢神经系统的联系被形象地称为"微生物–脑–肠轴"（Wang et al.，2019）。肠道菌群可通过以下三种途径对中枢神经系统产生影响。首先，肠道微生物能产生和分泌一系列降低肠道屏障紧密性的化合物，加速肠道微生物渗入体内，引发全身炎症反应；长期慢性的炎症则可导致血脑屏障出现障碍进而诱发中枢炎症反应，引发 AD（Shaik et al.，2020）。其次，肠道微生物能够产生多种小分子代谢物质（如单胺、氨基酸、短链脂肪酸等），并通过淋巴和血液系统将它们转运到中枢神经及全身各处，从而影响正常生理活动。研究发现，在 AD 模型中，小鼠的肠道菌群明显改变，导致其血液中苯丙氨酸及异亮氨酸水平明显升高，诱发外周炎症，并促进其外周免疫细胞浸润大脑，从而引发其中枢炎症进而引发 AD。再次，肠道微生物能够产生一系列小分子神经活性物质，如 5- 羟色胺、犬尿氨酸、褪黑素、γ- 氨基丁酸、儿茶酚胺、组胺和乙酰胆碱等，可直接参与调节中枢神经系统（Barrett et al.，2012）。

二、线粒体与阿尔茨海默病

线粒体随着年龄的变化而发生的变化被认为在决定 AD 病理发展的过程中起着关键作用。基因遗传决定了一个人的线粒体基线功能，基线功能和环境因素（影响线粒体变化率）都会影响进展到 AD 和 AD 进展本身。研究表明，毒素诱导的线粒体功能障碍驱动 Aβ 的产生，而且 Aβ 可能是大脑老化的生物标志物。研究表明，mtDNA 单倍型与 AD 风险有关联，母亲比父亲对其后代的 AD 风险贡献更大，这暗示了线粒体 DNA（mtDNA）是母系遗传的。AD 细胞质杂交细胞系（cybrid）模型研究发现，AD 杂交细胞表现出了 AD 的病理特征，包括氧化应激增加，三磷酸腺苷（ATP）水平降低，复合体 I 和 IV 活性降低，线粒体运动减弱。AD 患者的血小板线粒体细胞色素 c 氧化酶（COX）活性较低（Wilkins，2015）。

在 AD 中，线粒体的生物能量功能降低，表现为三羧酸循环的酶活性降低，呼吸链活性降低，三磷酸腺苷的产生减少，自由基和 ROS 水平增加。在 AD 患者的脑标本中，额叶、颞叶、顶叶和枕叶皮质的细胞色素氧化酶（复合体 IV）的活性降低。在 AD 病程的早期，正电子发射断层成像（PET）显示，患者大脑基础代谢率降低，表明葡萄糖代谢受损和线粒体功能低下（Weidling et al.，2020）。在 3xTg-AD 小鼠模型中，皮质梨状区和岛状区表现为显著的葡萄糖低代谢和线粒体复合体 I ～ V 表达减少。生物能量损伤先于脆弱脑区淀粉样斑块和 tau 蛋白的形成。有氧糖酵解支持各种代谢功能并提供神经保护，但随着年龄的增长而减少。AD 患者较低的有氧糖酵解水平与较高的 tau 蛋白沉积有关（Devall et al.，2014；Mari et al.，2020；Rey，2022）。

另外，多项研究表明，tau 蛋白与线粒体功能障碍之间存在关联。研究表明，tau 蛋白的过度表达可诱导线粒体的核周分布、线粒体形态的改变、线粒体逆行运输的增加、线粒体吞噬功能缺陷以及复合体 I 和 ATP 活性的降低。tau 蛋白可能定位于线粒体膜外和线粒体内间隙，并可能影响内质网和线粒体之间接触部位的形成及稳定性。DRP1 基因缺陷小鼠的 Aβ 生成减少，线粒体功能障碍减轻，线粒体生物合成和突触活性增强。DRP1 抑制剂可减轻线粒体功能障碍、线粒体膜电位丧失、ROS 生成和突触抑制。过度的线粒体分裂也可导致 Aβ 介导的神经病理和认知能力下降（Rey，2022）。此外，PTEN 诱导的 PINK1 通过线粒体自噬过程调节线粒体的功能和完整性，PINK1 在 AD 中表达下调，这导致线粒体功能受损和随后的认知能力下降（唐悦，2021）。

AD 的特点是进行性神经元功能障碍，其中线粒体在维持最佳神经元功能和神经元活力-生存方面起着关键作用。线粒体功能障碍可能是 AD 的主要原因，发生在致病机制的上游，并导致多个下游反应，包括 Aβ 和 tau 蛋白的病理性改变。大量证据表明，AD 存在代谢缺陷和氧化损伤。需要进一步研究以阐明 AD 病理学的基本机制，并对线粒体功能障碍进行深度解析，以促进最佳治疗干预的发展（Ashleigh et al.，2022）。

三、阿尔茨海默病相关治疗药物

治疗 AD 的胆碱酯酶抑制剂包括：他克林、多奈哌齐、卡巴拉汀、加兰他敏。除他克林因严重肝毒性已被禁止使用外，其他胆碱酯酶抑制剂仍作为治疗轻中度 AD 的临床一线用药。然而，这些药物在轻中度患者的长期治疗（治疗 6 个月以上）中有效率仅为 50%，停药后维持时间仅为 1～1.5 年，且不能逆转疾病。抑制 Aβ 的药物包括 β 分泌酶 -1 抑制剂和 γ- 分泌酶抑制剂，但大多数 Aβ 抑制剂由于选择性差或难以透过血脑屏障而在临床前试验或临床试验中终止。人源性 Aβ 抗体目前有更汀芦单抗（gantenerumab）、crenezumab、ponezumab 和 GSK933776A 四种，新的单克隆抗体正处于不同的临床开发阶段。Aβ 受体拮抗剂包括 TTP-488。非甾体抗炎药 Itanapraced、选择性酪氨酸激酶抑制剂马赛替尼（Masitinib）、配体门控通道 N- 甲基天冬氨酸受体（N-methyl-Daspartate receptor，NMDAR）拮抗剂美金刚、肠道菌群调节药甘露特钠、tau 蛋白聚集抑制剂、微管蛋白稳定剂、免疫疗法也是研究热点（张雷，2021）。

（王　伟　商　微）

参考文献

［1］唐悦，曾常茜. 线粒体自噬信号通路与神经退行性疾病. 科学咨询（科技·管理），2021，（9）：69-71.

［2］张雷，范占芳，张作鹏，等. 阿尔兹海默症发病机制及相关治疗药物的研究进展. 中国药物化学杂志，2021，31（6）：438-446.

［3］中华医学会放射学分会质量控制与安全工作委员会，中国脑成像联盟. 阿尔茨海默病脑 MRI 标准化采集与分析中国脑成像联盟专家共识. 中华放射学杂志，2022，56（2）：127-135.

［4］ASHLEIGH T，SWERDLOW R H，BEAL M F. The role of mitochondrial dysfunction in Alzheimer's disease pathogenesis. Alzheimers Dement，2023，19（1）：333-342.

［5］BARRETT E，ROSS R P，O'TOOLE P W，et al. γ-Aminobutyric acid production by culturable bacteria from the human intestine. J Appl Microbiol，2012，113（2）：411-417.

［6］BAZER F W，YING W，WANG X. The many faces of interferon tau. Amino Acids，2015，47（3）：449-460.

［7］CAMPANARI M L, GARCíA-AYLLóN M S, BELBIN O, et al. Acetylcholinesterase modulates presenilin-1 levels and gamma-secretase activity. J Alzheimers Dis, 2014, 41（3）: 911-924.

［8］DAS P, HOWARD V, LOOSBROCK N, et al. Amyloid-beta immunization effectively reduces amyloid deposition in FcR gamma$^{-/-}$ knock-out mice. J Neurosci, 2003, 23（24）: 8532-8538.

［9］DEVALL M, MILL J, LUNNON K. The mitochondrial epigenome: a role in Alzheimer's disease? Epigenomics, 2014, 6（6）: 665-675.

［10］GARCIA-ESCUDERO V, GARGINI R, MARTíN-MAESTRO P, et al. Tau mRNA 3' UTR-to-CDS ratio is increased in Alzheimer disease. Neurosci Lett, 2017, 655: 101-108.

［11］GOMES J R, LOBO A, NOGUEIRA R, et al. Neuronal megalin mediates synaptic plasticity-a novel mechanism underlying intellectual disabilities in megalin gene pathologies. Brain Commun, 2020, 2（2）: a135.

［12］HOOVER B R, REED MN, SU J, et al. Tau mislocalization to dendritic spines mediates synaptic dysfunction independently of neurodegeneration. Neuron, 2010, 68（6）: 1067-1081.

［13］JIANG T, HOU J K, GAO Q, et al. TREM2 p.H157Y Variant and the Risk of Alzheimer's Disease: A Meta-Analysis Involving 14 510 Subjects. Curr Neurovasc Res, 2016, 13（4）: 318-320.

［14］JONSSON T, STEFANSSON H, STEINBERG S, et al. Variant of TREM2 associated with the risk of Alzheimer's disease. N Engl J Med, 2013, 368（2）: 107-116.

［15］MARI M, DE GREGORIO E, DE DIOS C, et al. Mitochondrial Glutathione: Recent Insights and Role in Disease. Antioxidants（Basel）, 2020, 9（10）: 909.

［16］VPEREZ O J, SWERDLOW RH. Mitochondrial dysfunction in Alzheimer's disease: role in pathogenesis and novel therapeutic opportunities. Br J Pharmacol, 2019, 176（18）: 3489-3507.

［17］REY F, OTTOLENGHI S, ZUCCOTTI G V, et al. Mitochondrial dysfunctions in neurodegenerative diseases: role in disease pathogenesis, strategies for analysis and therapeutic prospects. Neural Regen Res, 2022, 17（4）: 754-758.

［18］SCHRAMM C, WALLON D, NICOLAS G, et al. What contribution can genetics make to predict the risk of Alzheimer's disease？Rev

Neurol（Paris），2022，178（5）：414-421.

[19] SHAIK L，KASHYAP R，THOTAMGARI S R，et al. Gut-Brain Axis and its Neuro-Psychiatric Effects：a Narrative Review. Cureus，2020，12（10）：e11131.

[20] WANG X，SUN G，FENG T，et al. Sodium oligomannate therapeutically remodels gut microbiota and suppresses gut bacterial amino acids-shaped neuroinflammation to inhibit Alzheimer's disease progression. Cell Res，2019，29（10）：787-803.

[21] WEIDLING I W，SWERDLOW R H. Mitochondria in Alzheimer's disease and their potential role in Alzheimer's proteostasis. Exp Neurol，2020，330：113321.

[22] WILKINS H M，CARL S M，WEBER S G，et al. Mitochondrial lysates induce inflammation and Alzheimer's disease-relevant changes in microglial and neuronal cells. J Alzheimers Dis，2015，45（1）：305-318.

第二节 帕金森病

帕金森病（Parkinson's disease，PD）是除阿尔茨海默病（AD）外最常见的神经退行性疾病，影响着世界范围内的上百万人。PD 的主要病理特征是黑质致密部多巴胺能神经元的渐进性丢失，纹状体内多巴胺水平的降低，以及脆弱的神经元群体中以路易小体形式出现的 α-突触核蛋白（α-synuclein，α-syn）积累，临床表现以患者出现的运动症状（包括静止性震颤、运动迟缓以及肌张力障碍）和非运动障碍（如抑郁、焦虑、疲劳、认知功能下降和痴呆）为主（Gonzalez-Rodriguez et al.，2021）。研究表明，特定基因的突变、环境因素（如农药接触和饮食习惯）及线粒体功能障碍可能是 PD 的发病机制，尚存在争议（李璇，2018）。

一、基因突变与帕金森病

与 PD 相关的突变基因中有许多与线粒体功能相关，基因突变造成线粒体功能异常并最终导致神经元细胞损伤是疾病发生发展的重要原因。其中 ATP13A2（PARK9）、DJ-1（PARK7）、Parkin（PARK2）和 PINK1（PARK6）等基因突变为常染色体隐性遗传，而 LRRK2 及 SNCA（PRK1）基因突变为常染色体显性遗传。这些基因编码的蛋白质都与线粒体功能有关。ATP13A2（PARK9）是 Kufor-Rakeb 综合征（一类罕见的遗传性青少年帕金森综合征）的重要致病基因，其编码的蛋白是存在于溶酶体的一种 P5 型 ATP 酶，有实验证明其功能的降低会导致溶酶体功能缺失进而影响自噬途径，减少损伤线粒体的清除（Chang et al.，2020；Park et al.，2015）。DJ-1（PARK7）基因广泛表达于全身组织细胞，在脑内主要表达于黑质、皮层及杏仁核中，已知的 DJ-1 基因突变类型有 5 种，较为高发的是错义突变、同义突变和缺失突变。DJ-1 突变影响线粒体合成 ATP 和自噬的过程，DJ-1 通过与线粒体 ATP 合成酶的 β 亚基结合，抑制线粒体解偶联过程，提高 ATP 的合成效率；DJ-1 突变小鼠中线粒体解偶联增加，ATP 的合成减少，造成线粒体的去极化，而去极化的线粒体招募自噬小泡促进线粒体的自噬过程。若 DJ-1 突变发生在多巴胺能神经元细胞中，可以造成线粒体的过度自噬化，导致神经元的供能不足、多巴胺能神经元的死亡（甘雪，2020）。Parkin（PARK2）和 PINK1（PARK6）两者都表现出对线粒体自噬的调控。PINK1 作用于 Parkin 的上游，其线粒体膜表面的含量增加会招募 Parkin 至线粒体，引起损伤线粒体的泛素化并被自噬小泡识别吞噬，然后与溶酶体融合后被降解（李璇，2018）。在 LRRK2 G2019S 突变体中发现神经元营养不良现象而导致神经元死亡，同时发现 P62 以及 LC3 向线粒体趋化而引起线粒体自噬水平上升。在 A53T 转基因小鼠中发现过表达 LRRK2 促进 α-syn 聚集并增强其毒性作用；但是在 LRRK2ko 小鼠中，A53T-α-syn 的毒性作用会被阻断；同时在 α/β/γ-syn 敲除鼠的原代神经元中，G2019S/Y1699C LRRK2 的表达导致神经元死亡显著减少（Arbez et al.，2020a；Martin et al.，2014；Skibinski et al.，

2014）。SNCA（PRK1）基因编码 α-syn 蛋白，主要有以下三种点突变形式：A53T、A30P、E46K。α-syn 由带正电荷的 N-端、高度聚集倾向的疏水中心区域（NAC）、高酸性的 C-端三部分组成；其中 N-末端的前 15 个氨基酸主要参与线粒体膜锚定以及扰乱膜疏水区域，而第 16～30 个氨基酸残基能与磷脂的极性基团相互反应，说明 N-末端主要负责与线粒体膜结合；NAC 负责蛋白质的寡聚；而 C-末端具有类似伴侣蛋白的活性。SNCA（PRK1）基因突变会影响线粒体蛋白质的导入、抑制呼吸链内复合体 I 的活性、影响线粒体动力学以及线粒体自噬过程等（Maldonado et al.，2018）。

　　另外，VPS35 基因是逆转录复合体的组成部分，控制着蛋白质从内体到高尔基体网络的逆行运输。在 PD 患者中已经鉴定出 VPS35 的突变，突变体 VPS35 诱导了线粒体片段化，并增加了多巴胺能神经元死亡；同时突变体 VPS35 还可以与 DLP1 相互作用，增强 DLP1 复合体从线粒体到溶酶体的蛋白质水解转换，增加线粒体裂变和细胞器功能障碍（Scorziello et al.，2020）。在 PD 家族性病例中，CHCHD2 基因突变会导致线粒体基质结构异常，损害呼吸链的效率，从而导致氧化应激、多巴胺能神经元丢失和 PD 样症状。

二、神经毒性药物与帕金森病

　　以线粒体复合体 I 为靶点的神经毒性药物，如 1-甲基-4-苯基-1,2,3,6-四氢吡啶（MPTP）和鱼藤酮等都可以导致多巴胺能神经元的死亡，并造成 PD 样症状。对具有进展性 PD 症状的吸毒者进行的尸检发现，毒品中的 MPTP 会导致吸毒者的黑质纹状体发生退行性病变。MPTP 为脂溶性物质，可以轻易地通过血脑屏障，被星形胶质细胞的单胺氧化酶（MAO）氧化后转变为甲基一苯基吡啶离子（MPP$^+$），然后被多巴胺能转运体转运至多巴胺能神经元，抑制线粒体电子传递链的复合体 I，使 ROS 产生增多、ATP 减少，导致脂质、蛋白质及 DNA 的氧化并最终造成细胞的死亡。线粒体呼吸链复合体 I 的抑制剂鱼藤酮也可产生与 MPP$^+$ 相似的效应。另外，儿茶酚胺类的神经毒素 6- 羟基多巴（6-OHDA）也可造成线粒体复合体 I 及 IV 的损伤。

三、线粒体轴浆转运障碍与帕金森病

线粒体的功能破坏可能与其在轴浆中的转运方式不断改变有关，其转运的方式主要有两种：一是由运动蛋白质介导的从胞体向轴浆末端进行的顺行转运，主要在突触处提供能量；二是从轴浆末端向细胞体进行的逆行轴浆转运，主要涉及清除受损的线粒体。在轴浆的整个运动过程中，线粒体的运动是双向的，可以在顺行和逆行运动之间快速切换，以顺行转运为主（Mandal et al., 2019；Riemer et al., 2013）。α -syn 聚集及线粒体损伤在线粒体轴浆转运障碍中扮演了重要的角色，最终导致线粒体的定位或分布异常，进而导致多巴胺能神经元出现代谢不足、氧化损伤甚至死亡。α -syn 的聚集直接或间接干扰了线粒体的轴浆转运，线粒体的转运障碍导致了线粒体难以被传递到轴浆代谢需求较高的区域，例如突触、远端起始段、髓鞘边界、脱髓鞘区域、轴浆蛋白质合成部位，进而导致多巴胺能神经元出现代谢不足、氧化损伤甚至死亡（Reeve et al., 2018）。线粒体膜去极化、活性氧（ROS）产生过量、ATP 产生减少会造成线粒体功能损害，可能会导致线粒体逆行转运的净增加，进而导致线粒体发生远离突触的转运和随后突触 ATP 水平的耗尽，导致能量的缺乏和轴突的变性（石郑浩，2021）。

四、以线粒体为靶点的化合物在帕金森病中的应用

LRRK2 基因突变不论是在遗传型还是在散发型 PD 中都是最常见的突变基因型。LRRK2 抑制剂 PF-06447475 和 GW5074 在

原代神经细胞及来源于 PD 患者的诱导多能干细胞中都表现出了对多巴胺能神经元的保护作用（Arbez et al., 2020b; Novello et al., 2018）。调节线粒体相关蛋白质表达的化合物如 Alda-1 作为一种能够提高 ALDH2 活性的小分子化合物在处理 SH-SY5Y 细胞时，可以减少鱼藤酮引起的细胞凋亡（Chen et al., 2008）。胆固醇肟（如奥利索西及 TR040303）是与线粒体外膜蛋白质电压依赖的阴离子通道（VDAC）相互作用的小分子化合物，可以减少氧化应激时线粒体转运通道的开放，防止线粒体通透性的转换，两者在 PD 的细胞及动物模型中都被证明有一定的线粒体保护作用（Gouarne et al., 2015）。过氧化物酶体增殖激活受体 Y（PPAR-γ）激动剂噻唑烷二酮类药物（如罗格列酮）能够减少 PD 动物模型脑内的多巴胺能神经元的损伤（Schintu et al., 2009），而吡格列酮可以改善恒河猴的 PD（Swanson et al., 2011）。经过噻唑烷二酮类药物治疗的 2 型糖尿病患者的 PD 发病率更低（Brauer et al., 2015）。

（王　伟　商　微）

参考文献

［1］甘雪，刘书一，王正波．线粒体自噬及功能障碍与帕金森病．中国比较医学杂志，2020，30（10）：121-127.

［2］李璇，吴云成．线粒体功能障碍及相关药物在帕金森病中的作用．国际神经病学神经外科学杂志，2018，45（2）：178-181.

［3］石郑浩，王洪财，葛汝丽．线粒体轴浆转运障碍在帕金森病发病中的作用．滨州医学院学报，2021，44（6）：470-472.

［4］ARBEZ N，HE X，HUANG Y，et al. G2019S-LRRK2 mutation enhances MPTP-linked Parkinsonism in mice. Hum Mol Genet，2020a，29（4）：580-590.

［5］ARBEZ N，HE X，HUANG Y，et al. G2019S-LRRK2 mutation enhances MPTP-linked Parkinsonism in mice. Hum Mol Genet，2020b，29（4）：580-590.

［6］BRAUER R, BHASKARAN K, CHATURVEDI N, et al. Glitazone treatment and incidence of Parkinson's disease among people with diabetes: a retrospective cohort study. PLoS Med, 2015, 12（7）: e1001854.

［7］CHANG K H, CHEN C M. The role of oxidative stress in Parkinson's disease. Antioxidants（Basel）, 2020, 9（7）: 597.

［8］CHEN C H, BUDAS G R, CHURCHILL E N, et al. Activation of aldehyde dehydrogenase-2 reduces ischemic damage to the heart. Science, 2008, 321（5895）: 1493-1495.

［9］GONZALEZ-RODRIGUEZ P, ZAMPESE E, STOUT K A, et al. Disruption of mitochondrial complex I induces progressive parkinsonism. Nature, 2021, 599（7886）: 650-656.

［10］GOUARNE C, TRACZ J, PAOLI M G, et al. Protective role of olesoxime against wild-type alpha-synuclein-induced toxicity in human neuronally differentiated SHSY-5Y cells. Br J Pharmacol, 2015, 172（1）: 235-245.

［11］MALDONADO V E, CHAVEZ-MONTES A, GARZA T M, et al. Differential interaction of alpha-synuclein N-terminal segment with mitochondrial model membranes. Int J Biol Macromol, 2018, 119: 1286-1293.

［12］MANDAL A, DRERUP C M. Axonal transport and mitochondrial function in neurons. Front Cell Neurosci, 2019, 13: 373.

［13］MARTIN I, KIM J W, DAWSON V L, et al. LRRK2 pathobiology in Parkinson's disease. J Neurochem, 2014, 131（5）: 554-565.

［14］NOVELLO S, ARCURI L, DOVERO S, et al. G2019S LRRK2 mutation facilitates alpha-synuclein neuropathology in aged mice. Neurobiol Dis, 2018, 120: 21-33.

［15］PARK J S, BLAIR N F, SUE C M. The role of ATP13A2 in Parkinson's disease: clinical phenotypes and molecular mechanisms. Mov Disord, 2015, 30（6）: 770-779.

［16］REEVE A K, GRADY J P, COSGRAVE E M, et al. Mitochondrial dysfunction within the synapses of substantia nigra neurons in Parkinson's disease. NPJ Parkinsons Dis, 2018, 4: 9.

［17］RIEMER J, KINS S. Axonal transport and mitochondrial dysfunction in Alzheimer's disease. Neurodegener Dis, 2013, 12（3）: 111-124.

［18］SCHINTU N, FRAU L, IBBA M, et al. PPAR-gamma-mediated

neuroprotection in a chronic mouse model of Parkinson's disease. Eur J Neurosci，2009，29（5）：954-963.

［19］SCORZIELLO A，BORZACCHIELLO D，SISALLI M J，et al. Mitochondrial homeostasis and signaling in Parkinson's disease. Front Aging Neurosci，2020，12：100.

［20］SKIBINSKI G，NAKAMURA K，COOKSON M R，et al. Mutant LRRK2 toxicity in neurons depends on LRRK2 levels and synuclein but not kinase activity or inclusion bodies. J Neurosci，2014，34（2）：418-433.

［21］SWANSON C R，JOERS V，BONDARENKO V，et al. The PPAR-gamma agonist pioglitazone modulates inflammation and induces neuroprotection in parkinsonian monkeys. J Neuroinflammation，2011，8：91.

第三节　年龄相关性黄斑变性

年龄相关性黄斑变性（age-related macular degeneration，AMD，又称老年性黄斑变性）是一种中心视力进行性、不可逆性丧失的疾病，其特征是玻璃疣（drusen）形成，Bruch 膜增厚，视网膜色素上皮（retinal pigment epithelium，RPE）细胞和感光细胞损伤，黄斑区脉络膜新生血管形成（孙子雯，2020）。AMD 严重威胁老年人的视觉健康，多发于 50 岁以上的人群。全球约有 13 亿人视力受到不同程度的损伤，其中 AMD 是全球第三位导致患者视力受损的原因（Lancet Global Health，2021）。全球 AMD 患病率约为 3%，预计到 2040 年全球将近 2.88 亿人将患有 AMD，目前中国 AMD 患者已超过 4000 万，这给患者个人、家庭及社会都带来了沉重的经济负担（Connolly et al.，2018）。

一、类型

AMD 在临床上分为萎缩型（干性）和渗出型（湿性）两种类型（孙子雯，2020；张敬法，2022a）。临床上以干性 AMD 最为多见，其早期、进展期主要表现为黄斑区玻璃疣、RPE 异常及 Bruch 膜增厚，晚期则出现 RPE 局灶性退行性变和光感受器丢失，又称地图样萎缩（GA），甚至发展为脉络膜新生血管（CNV），最终引起中心视力的丧失；而湿性 AMD 主要以 CNV 为病理特征，引起 Bruch 膜受损、RPE 脱离以及黄斑区的水肿、渗出、出血，晚期黄斑区出现范围较广的瘢痕化，严重影响患者的视力（Wong et al.，2016）。干性 AMD 也会向湿性 AMD 转换。

二、病因和发病机制

干性 AMD 是一种复杂的多因素疾病，其发病机制主要为在危险因素包括年龄、遗传易感性基因（CFH、CFI、TIMP3、SLC16A8、ARMS2/HTRA1A 等）、生活方式（吸烟、营养摄入、肥胖）及环境因素（阳光照射）等（Lambert et al.，2016；Tan et al.，2020）的驱动下，RPE 细胞暴露于不断增加的应激负荷下，发生如下变化：过量 ROS 产生导致氧化应激增强，内质网应激增强与自噬功能障碍，NLRP3 炎症小体激活释放 IL-1β、IL-1B，补体系统激活形成攻膜复合体，炎症因子及趋化因子（如 IL-6、IL-33、CCR2 和 CX3CR1）表达上调使小胶质细胞、巨噬细胞活化等，玻璃疣沉积，代谢废物的积累可能会引起炎症小体激活和细胞内稳态失调，从而产生进一步的细胞损伤［如光感受器细胞（photoreceptor cell，PR）和 RPE 细胞广泛丧失］，形成 GA，最终导致干性 AMD 的发生（张敬法，2022b）。

干性 AMD 目前尚无有效的治疗手段，究其原因主要是由于干性 AMD 发病机制复杂，涉及诸多因素，如年龄、遗传和环境、氧化应激、内质网应激、自噬及免疫炎症等，缺乏有效的预防措施及靶向治疗药物。研究表明，维生素、矿物质和微量营养素补充剂的使用与 AMD 进展的减慢存在正相关关系。研究显示，服用含维生素 C、维生素 E、β 胡萝卜素、锌和铜等的 AMD 受试者进展为晚期 AMD 的比例降低了 25%（Group AEDS，2001）。

较高的 EPA 和 DHA 摄入量可预防或延缓进展期 AMD 的进展，EPA 和 DHA 对晚期 AMD 患者没有影响（Wu et al.，2017）。抗氧化剂如二甲双胍、白藜芦醇和 ROS 清除剂［如抗整合素药物 Risuteganib（ALG-1001）］作为预防和减少 AMD 进展的潜在疗法，取得了较好的治疗效果。皮质类固醇激素的抗血管生成和抗炎作用正在研究中，相关药物包括 Iluvien、POT-4、西罗莫司和 IONIS-FB-LRx。抗体疗法主要针对炎症因子及补体因子。补体级联途径及不同靶点治疗药物包括 POT-4/APL-2 靶向补体 C3、兰帕珠单抗靶向 CFD、CLG561 靶向 CFP、依库珠单抗靶向补体 C5、LFG316 靶向补体 C5、ARC1905（ZIMUZA）靶向补体 C5、GT005 靶向 CFI、AAV-CAGsCD59 靶向 CD59。神经保护治疗主要包括两种药物：睫状神经营养因子（CNTF）和溴莫尼定。CNTF 已被证明可减少动物模型中的光感受器细胞损伤。干性 AMD 的基因治疗目前主要侧重于抗补体蛋白质的持续表达。AAV-CAGsCD59 玻璃体内注射可递送可溶性 CD59（sCD59）基因至视网膜细胞，阻止视网膜上的膜攻击复合体（MAC）形成。另外，还有脐带组织的细胞复合体 CNTO-2476、干细胞治疗、前列地尔、MC1101、西地那非和莫沙维林等改善脉络膜血流的药物以及微脉冲激光治疗、光生物调节治疗等新型治疗手段的研究，也证实对早期干性 AMD 有改善。

　　湿性 AMD 发病机制复杂，多种危险因素（包括遗传、生活方式、环境因素、疾病因素及年龄等）可以激活不同的发病机制，如多种生长因子（VEGF 与 TGF/FGF/PDGF/HIF-1/Ang-2/Integrin 等）、补体系统活化，炎症小体激活。其他免疫因素包括多种炎症因子、巨噬细胞的活化与自噬、氧化应激反应、脂质代谢异常、外泌体分泌异常等，可以诱导玻璃疣沉积、RPE 细胞损伤，继而引起黄斑区新生血管形成，并进一步造成神经元死亡，导致最终的纤维化瘢痕（张敬法，2022a）。对于湿性 AMD，当前主要以抗血管内皮生长因子（VEGF）治疗为主，抗 VEGF 的药物（如雷珠单抗、康柏西普和阿柏西普）是通过结合或拮抗

VEGF 起作用的，在临床上取得了不错的疗效（Verbraak et al.，2021）。

三、年龄相关性黄斑变性与线粒体 DNA 损伤

AMD 的发生与 RPA 细胞衰老和线粒体 DNA 损伤有关。线粒体基因组不稳定是 AMD 的促成因素。由氧化性应激导致的线粒体功能障碍在 AMD 发病机制中起不可忽视的作用。视网膜神经细胞和 RPA 细胞的线粒体对氧化性损伤的易感性表明，线粒体在视网膜细胞抗氧化防御体系中是一个脆弱的环节。

随着年龄的增长，RPA 细胞会发生衰老，包括黄斑区色素改变、黑色素减少和脂褐素增加。RPA 细胞内线粒体数量减少、线粒体嵴丢失、线粒体基质密度降低、线粒体 DNA 损伤不断积累（Golestaneh et al.，2017）。研究发现，随着年龄的增长，小鼠和大鼠的 RPA 细胞和脉络膜中的线粒体 DNA 损伤累积，这种效应可能是 DNA 修复能力随着年龄增长而降低的结果，修复 DNA 氧化损伤的关键酶，如 8- 氧代鸟嘌呤 DNA 糖基化酶 1、突变 DNA 糖基化酶和胸腺嘧啶糖苷酶的基因表达降低，RPE 细胞的能量代谢改变，使 RPE 细胞更容易受到氧化损伤（Wang et al.，2008）。

（王　伟　商　微）

参考文献

［1］孙子雯，汤垟，陈晨，等. 年龄相关性黄斑变性的发病机制与抗氧化治疗. 国际眼科杂志，2020，20（3）：468-471.

［2］张敬法，赵珍珍. 湿性年龄相关性黄斑变性发病机制及治疗. 眼科新进展，2022，42（2）：85-98.

［3］张敬法，张宇萌，孙晓东. 干性年龄相关性黄斑变性发病机制及治疗. 眼科新进展，2022，42（3）：169-178.

［4］COLLABORATORS G B A V, STUDY V L E G. Causes of blindness and vision impairment in 2020 and trends over 30 years, and prevalence of avoidable blindness in relation to VISION 2020: the Right to Sight——an analysis for the Global Burden of Disease Study. Lancet Glob Health, 2021, 9（2）: e144-e160.

［5］CONNOLLY E, RHATIGAN M, O'HALLORAN A M, et al. Prevalence of age-related macular degeneration associated genetic risk factors and 4-year progression data in the Irish population. Br J Ophthalmol, 2018, 102（12）: 1691-1695.

［6］GOLESTANEH N, CHU Y, XIAO Y Y, et al. Dysfunctional autophagy in RPE, a contributing factor in age-related macular degeneration. Cell Death Dis, 2017, 8（1）: e2537.

［7］GROUP A E D S. A randomized, placebo-controlled, clinical trial of high-dose supplementation with vitamins C and E, beta carotene, and zinc for age-related macular degeneration and vision loss: AREDS report no. 8. Arch Ophthalmol, 2001, 119（10）: 1417-1436.

［8］LAMBERT N G, ELSHELMANI H, SINGH M K, et al. Risk factors and biomarkers of age-related macular degeneration. Prog Retin Eye Res, 2016, 54: 64-102.

［9］TAN W, ZOU J, YOSHIDA S, et al. The role of inflammation in age-related macular degeneration. Int J Biol Sci, 2020, 16（15）: 2989-3001.

［10］VERBRAAK F D, PONSIOEN D L, TIGCHELAAR-BESLING O, et al. Real-world treatment outcomes of neovascular age-related macular degeneration in the Netherlands. Acta Ophthalmol, 2021, 99（6）: e884-e892.

［11］WANG A L, LUKAS T J, YUAN M, et al. Increased mitochondrial DNA damage and down-regulation of DNA repair enzymes in aged rodent retinal pigment epithelium and choroid. Mol Vis, 2008, 14: 644-651.

［12］WONG C W, YANAGI Y, LEE W K, et al. Age-related macular degeneration and polypoidal choroidal vasculopathy in Asians. Prog Retin Eye Res, 2016, 53: 107-139.

［13］WU J, CHO E, GIOVANNUCCI E L, et al. Dietary intakes of eicosapentaenoic acid and docosahexaenoic acid and risk of age-related macular degeneration. Ophthalmology, 2017, 124（5）: 634-643.

第四节　糖尿病

由胰岛素分泌失败或胰岛素敏感性和功能下降导致的 1 型和 2 型糖尿病是一种严重的终身疾病，其特征是血糖水平异常升高（Shafie et al., 2017）。多年来，糖尿病的患病率在全球范围内呈上升趋势，影响了全球超过 4.15 亿成年人（Wiviott et al., 2019）。预计到 2040 年，将有 6.4 亿成年人患糖尿病（Ogurtsova et al., 2017）。2 型糖尿病患者更容易出现各种形式的短期和长期并发症，往往会导致患者过早死亡。由于 2 型糖尿病具有普遍性、发病隐匿和发现较晚的特征，2 型糖尿病患者的发病率和死亡率呈现上升的趋势，尤其是在非洲等资源匮乏的发展中国家（Olokoba et al., 2014）。根据世界卫生组织的数据，糖尿病是全球十大死亡的主要原因之一（Guariguata et al., 2014）。此外，糖尿病的护理费用及由糖尿病引起的慢性并发症的各种费用急剧增加，既严重影响患者的生活质量，又给家庭、卫生保健服务和社会经济带来了沉重的负担（Leichter et al., 2008）。因此，亟须探索糖尿病的致病机制并发现其潜在的靶标药物，以便为解决临床问题以及缓解社会经济压力提供夯实的科研基础和方案。

所有生物体都依赖细胞和生理内稳态机制来维持一个对生命和功能最适合的内部环境。线粒体是细胞内稳态的基础，能够在能量生产、生物合成、钙调节和信号传导、氧化还原平衡以及活性氧产生等方面发挥多重作用（Williams et al., 2018）。令人毫不惊讶的是，细胞已经进化出了多种质量控制机制来确保线粒体发挥最佳功能。新的研究表明，线粒体动力学会影响能量生产、钙信号以及线粒体的 DNA 分布、凋亡、自噬、与子细胞之间线粒体的分离，因而与多种疾病（糖尿病、神经退行性疾病、线粒体病、肥胖、衰老和癌症）的发生发展密切相关（Alston et al.,

2017）。因此，研究线粒体动力学的作用机制来治疗各种线粒体相关疾病变得至关重要。

一、糖尿病的发病原因和潜在药物

与糖尿病相关的微血管和大血管并发症是糖尿病患者发病和死亡的主要原因。这些血管并发症与糖尿病条件下血管重塑和血管生长失调、对缺血/缺氧刺激的反应降低、新生血管受损或异常以及内皮再生缺乏相关，这表明促进血管生成是治疗糖尿病血管并发症的一种有前途的策略（Kinsella et al.，2012）。内皮祖细胞（EPCs）是内皮细胞的前体，被认为在生理性血管生成和内皮稳态中发挥重要作用。EPCs 通过直接结合到缺血部位形成新血管，通过分泌促血管生成因子的旁分泌方式促进血管生成（Tan et al.，2009）。局部或全身给药至骨髓（BM）、脐带血或外周血 EPCs 可促进后肢缺血（HLI）或心肌梗死动物缺血处血管新生，改善缺血组织功能。然而，在 1 型和 2 型糖尿病中，循环 EPCs 数量的减少和功能受损会导致血管生成能力减弱和受损内皮修复延迟。之前的研究表明，在糖尿病条件下，基质细胞衍生因子 1/C-X-C 趋化因子受体 7 型（CXCR7）信号通路受损与 EPCs 功能障碍相关。上调 CXCR7 可通过激活核因子红样相关因子 2（Nrf2）信号通路，增强 EPCs 对糖尿病诱导的氧化损伤的抵抗力，提高 EPCs 治疗糖尿病的疗效。Nrf2 是一个基本区域亮氨酸拉链型转录因子，属于 Cap'n'collar（CNC）转录因子家族，它可以在细胞核中转运和积累，并与抗氧化响应元件（ARE）结合，介导 200 多个细胞保护基因的表达，包括抗氧化蛋白、Ⅰ 期和 Ⅱ 期解毒酶、转运蛋白、蛋白酶体亚基、伴侣蛋白、生长因子及其受体和其他转录因子。

线粒体动力学由 GTP 酶的动力蛋白超家族的活性调节，包括融合调节蛋白（Mfn1、Mfn2 和 Opa1）和裂变调节蛋白（Drp1 和 Fis1）（Rovira-Llopis et al.，2017）。线粒体裂变和融合调控蛋白之间的不平衡会导致糖尿病并发症，因此，用靶向线粒体调控蛋白来保护糖尿病诱导的多器官损伤已被广泛认可（Lu et al., 2018）。线粒体在维持正常细胞功能方面起着至关重要的作用。线粒体功能障碍是高血压状态下 EPCs 功能受损的关键（Nicolson et al., 2014）。此外，线粒体功能障碍增加了线粒体呼吸链的电子泄漏，并上调了线粒体 ROS（mtROS）的产生，从而导致糖尿病条件下 EPCs 再内皮化和血管生成能力受损（Sorrentino et al., 2007）。为了维持线粒体的质量和内稳态，线粒体的形态和代谢状态可以通过融合和裂变动力学响应外界损伤而迅速改变（Ni et al., 2015；Mishra et al., 2016）。线粒体融合和分裂可以产生新的线粒体。在健康细胞中，线粒体融合和裂变的频率是动态平衡的。然而，在病理条件下已观察到线粒体的融合和分裂失衡，具体表现为暴露在过多的营养环境中，如糖尿病或肥胖，会促进线粒体裂变，减少线粒体融合，导致线粒体碎裂和不偶合呼吸（Ding et al., 2018）。

研究表明，Nrf2 能够减弱糖尿病诱导的线粒体碎片，并纠正调节线粒体裂变和融合的蛋白质平衡；能够抑制线粒体裂变，改善 EPC 存活和血管生成功能；Nrf2 通过转录上调 IDH2 抑制线粒体裂变并改善线粒体功能。研究发现糖尿病病人的 EPCs 功能障碍和相关的 Nrf2 失调伴随明显的线粒体碎裂和功能障碍，反映为细胞内 ROS 和 mtROS 产生增加，$\Delta\Psi m$ 和 ATP 生成减少。*IDH2* 是 Nrf2 的直接下游转录靶基因，并可能在 Nrf2 介导的 EPCs 线粒体动态和功能调控中发挥重要作用。此外，研究表明，萝卜硫素能够通过恢复并促进糖尿病患者的血管生成（Dai et al., 2022）。

二、2 型糖尿病的治疗药物

二甲双胍是超重和肥胖患者最常用的药物，它可以抑制肝脏葡萄糖生成，增加胰岛素敏感性，通过磷酸化葡萄糖转运蛋白增强因子增强葡萄糖摄取，增加脂肪酸氧化，减少胃肠道对葡萄糖的吸收（Collier et al.，2006）。使用磺胺类药物治疗的耐受性良好，但是会刺激内源性胰岛素分泌，可能伴有低血糖的风险（Yokono et al.，2014）。使用磺脲类药物治疗糖尿病时，老年患者比年轻患者发生低血糖的风险增加36%，因此，老年糖尿病患者应避免使用长效磺脲类药物，如格列本脲（Gurwitz et al.，1996）。瑞格列奈和那格列奈是非磺脲类促分泌剂，作用于胰腺 β 细胞中 ATP 依赖的钾离子通道，可刺激 β 细胞释放胰岛素（Meglitinide et al.，2002）。此类药物具有起效快、持续时间短（4～6小时）的特点，因此能够降低低血糖的发生风险。同时，瑞格列奈主要在肝脏中代谢，极少通过肾脏排泄，因此对于有肾功能不全的患者（终末期肾病患者除外）无需调整剂量（Fuhlendorff et al.，1998）。α-葡萄糖苷酶抑制剂阿卡波糖、伏格列波糖和米格列醇尚未广泛用于治疗 2 型糖尿病患者，但可能是安全有效的。此类药物对餐后高血糖最有效，但有明显肾损害的患者应避免使用。伏格列波糖是较新的一种药物，在研究中被证明可以显著改善糖耐量，延缓疾病进展，促进血糖恢复（Kawamori et al.，2009）。胰岛素可单独或与口服降糖药联合使用来对抗糖尿病。如果患者 β 细胞功能保留，基础胰岛素则可用于增强治疗（Swinnen et al.，2009）。但是如果患者 β 细胞发生衰竭，就需要注射胰岛素。胰岛素有多种注射形式——速效、短效、中效和长效。与短效胰岛素相比，长效胰岛素较不容易引发低血糖。

（蒋红红　张文丹　商　微）

参考文献

［1］ALSTON C L，ROCHA M C，LAX N Z，et al. The genetics and pathology of mitochondrial disease. Journal of Pathology，2017，241（2）：

236-250.

[2] COLLIER C A, BRUCE C R, SMITH A C, et al. Metformin counters the insulin-induced suppression of fatty acid oxidation and stimulation of triacylglycerol storage in rodent skeletal muscle. American Journal of Physiology-Endocrinology and Metabolism, 2006, 291（1）: 182-189.

[3] DAI X, WANG K, FAN J, et al. Nrf2 transcriptional upregulation of IDH2 to tune mitochondrial dynamics and rescue angiogenic function of diabetic EPCs. Redox Biology, 2022, 56: 102449.

[4] DING M, FENG N, TANG D, et al. Melatonin prevents Drp1-mediated mitochondrial fission in diabetic hearts through SIRT1-PGC1α pathway. Journal of Pineal Research, 2018, 65（2）: 1-16.

[5] FUHLENDORFF J, RORSMAN P, KOFOD H, et al. Stimulation of insulin release by repaglinide and glibenclamide involves both common and distinct processes. Diabetes, 1998, 47（3）: 345-351.

[6] GUARIGUATA L, WHITING D R, HAMBLETON I, et al. Global estimates of diabetes prevalence for 2013 and projections for 2035. Diabetes Research and Clinical Practice, 2014, 103（2）: 137-149.

[7] GURWITZ J H. Using pharmacoepidemiological findings to guide clinical practice: Sulfonylureas and hypoglycemia in older adults. Journal of the American Geriatrics Society, 1996, 44（7）: 871-872.

[8] KAWAMORI R, TAJIMA N, IWAMOTO Y, et al. Voglibose for prevention of type 2 diabetes mellitus: a randomised, double-blind trial in Japanese individuals with impaired glucose tolerance. The Lancet, 2009, 373（9675）: 1607-1614.

[9] KINSELLA M, MONK C. The Promise of cell based therapies for diabetic complications: challenges and solutions. 2012, 23（1）: 1-7.

[10] LEICHTER S. Is the use of insulin analogues cost-effective? Advances in therapy, 2008, 25（4）: 285-299.

[11] LU Y T, LI L Z, YANG Y L, et al. Succinate induces aberrant mitochondrial fission in cardiomyocytes through GPR91 signaling article. Cell Death and Disease, 2018, 9（6）: 672.

[12] BICKLE J F. Meglitinide analogues: a review of clinical data focused on recent trials. Medisch-Farmaceutische Mededelingen, 2002, 40（4）: 118-118.

[13] MISHRA P, CHAN D C. Metabolic regulation of mitochondrial dynamics.

Journal of Cell Biology, 2016, 212（4）: 379-387.

［14］NI H M, WILLIAMS J A, DING W X. Mitochondrial dynamics and mitochondrial quality control. Redox Biology, 2015, 4: 6-13.

［15］NICOLSON G L. Mitochondrial dysfunction and chronic disease: Treatment with natural supplements. Integrative Medicine（Boulder）, 2014, 13（4）: 35-43.

［16］OGURTSOVA K, DA ROCHA FERNANDES J D, HUANG Y, et al. IDF diabetes atlas: global estimates for the prevalence of diabetes for 2015 and 2040. Diabetes Research and Clinical Practice, 2017, 128: 40-50.

［17］OLOKOBA A B, OBATERU O A, OLOKOBA L B. Type 2 diabetes mellitus: A review of current trends. Oman Medical Journal, 2012, 27（4）: 269-273.

［18］ROVIRA-LLOPIS S, BAñULS C, DIAZ-MORALES N, et al. Mitochondrial dynamics in type 2 diabetes: pathophysiological implications. Redox Biology, 2017, 11: 637-645.

［19］SHAFIE A A, NG C H, TAN Y P, et al. Systematic review of the cost effectiveness of insulin analogues in type 1 and type 2 diabetes mellitus. PharmacoEconomics, 2017, 35（2）: 141-162.

［20］SORRENTINO S A, BAHLMANN F H, BESLER C, et al. Oxidant stress impairs in vivo reendothelialization capacity of endothelial progenitor cells from patients with type 2 diabetes mellitus: Restoration by the peroxisome proliferator-activated receptor- γ agonist rosiglitazone. Circulation, 2007, 116（2）: 163-173.

［21］SWINNEN S G, HOEKSTRA J B, DEVRIES J H. Insulin therapy for type 2 diabetes. Diabetes care, 2009, 32 Suppl 2: s253-s259.

［22］TAN Y, LI Y, XIAO J, et al. A novel CXCR4 antagonist derived from human SDF-1 β enhances angiogenesis in ischaemic mice. Cardiovascular Research, 2009, 82（3）: 513-521.

［23］WILLIAMS M, CAINO M C. Mitochondrial dynamics in type 2 diabetes and cancer. Frontiers in Endocrinology, 2018, 9: 1-8.

［24］WIVIOTT S D, RAZ I, BONACA M P, et al. Dapagliflozin and cardiovascular outcomes in type 2 diabetes. New England Journal of Medicine, 2019, 380（4）: 347-357.

［25］YOKONO K. Total management of diabetes mellitus in the elderly. Diabetology International, 2014, 5（3）: 155-157.

第五节　缺血性脑卒中

脑卒中是严重危害人类健康和生命安全的常见难治性疾病，中医将其列为"风、痨、臌、膈"四大疑难病之首。脑卒中患者存在着明显"三高（发病率高、致残率高、死亡率高）"现象，脑卒中也是发病最快、恢复最慢的病种（Feigin et al.，2021）。脑卒中分为缺血性脑卒中（占所有脑卒中的85%）和出血性脑卒中（占所有脑卒中的15%）两大类（Roger et al.，2011）。缺血性脑卒中的定义是血流减少导致脑组织损伤，并继发引起神经功能改变。缺血性脑卒中是世界范围内致残和死亡的主要病因，而且近期的流行病学研究证实其发病率还有继续增加趋势，严重危害人类健康（Paul et al.，2021）。由于缺血性脑卒中存活者留有不同程度的肢体功能残疾或认知障碍，日常生活需要他人护理，严重影响患者的生活质量，也给家庭和社会带来沉重的负担（Huang et al.，2022）。因此，研究缺血性脑卒中的发病原因、机制及其防治对策既有极其重要的社会现实意义，又具有较高的理论价值和临床实际意义。

近几年来研究发现，缺血性脑卒中与线粒体的融合和分裂密切相关。线粒体通过不断的融合和分裂过程来维持线粒体的形状、大小和数量及其生理功能（Hu et al.，2021）。从机制上讲，线粒体融合通过使部分受损线粒体的内容物混合，作为互补的一种形式，有助于恢复线粒体功能。因此，应探索控制线粒体融合和分裂的机制来调节线粒体融合和分裂进程，从而为治疗线粒体相关疾病提供策略与导向。

一、缺血性脑卒中的发病机制

研究表明，缺血性脑卒中的发病机制包括能量代谢障碍、梗死灶周围缺氧去极化和兴奋性氨基酸毒性、钙调节异常、氧化和亚硝化应激、皮质传播去极化、炎症反应、神经细胞凋亡等，它们均由缺血引发，发生在不同时间点，彼此重叠并相互联系（Alkan et al.，2011）。大脑组织对局部缺血非常敏感，即使神经元的短时间缺血也会引发一系列的事件，进而引发神经细胞的坏死、凋亡。

线粒体在缺血性脑卒中中发挥重要作用。在正常生理条件下，线粒体通过不断融合和分裂保持动态平衡以维持线粒体稳态和功能，包括能量代谢、钙缓冲、ROS 生成和凋亡调节（Lackner et al.，2010）。Ca^{2+} 超载和 ROS 爆发诱导线粒体融合蛋白下调和分裂蛋白上调，造成线粒体融合减少和分裂增多，加剧线粒体功能障碍和 ROS 的产生，从而导致恶性循环，最终导致神经细胞死亡。

二、缺血性脑卒中的潜在治疗药物

研究发现，天然来源的小分子松果菊苷（Echinacoside，ECH）直接作用的靶蛋白是酪蛋白激酶 2（CK2）。CK2 是一种高度进化保守的丝氨酸 / 苏氨酸激酶，是一种稳定的四聚体复合体，由两个催化（α 和 α′）亚基和两个调节（β）亚基组成（Buontempo et al.，2018）。采用液相色谱－串联质谱（LC-MS/MS）分析方法的研究确定，松果菊苷的直接作用靶蛋白是 CK2α′。之后采用等温滴定量热法（ITC）与表面等离子体共振（SPR）分析方法的研究进一步证实了松果菊苷与 CK2α′的相互作用。在细胞水平上，通过 siRNA 技术敲除特定蛋白 CK2α′发现，CK2α′在调节线粒体融合中起重要调节作用。在机制研究中发现，通过变构调节 CK2α′的构象招募基本转录因子 3 会形成二元蛋白复合体，随后，二元蛋白复合体促进 β - 连环蛋白核易位，进而激活 TCF/LEF 转录因子，刺激线粒体融合基因 Mfn2 的转录。总之，松果菊苷与 CK2 结合，通过增强野生型小鼠 Mfn2 的表达，会显著地促进线粒体融合，从而改善脑损伤和行为缺陷（Zeng et al., 2021）。

研究表明，腺苷单磷酸活化蛋白激酶（AMPK）的激活剂（AICAR）可以显著改善离体心脏左心室功能，降低心律失常发生率和心肌梗死面积；并且 AICAR 能够提高心肌匀浆中超氧化物歧化酶（SOD）活性，降低丙二醛（MDA）含量。AICAR 抑制 Drp1 在 616 位丝氨酸（Ser）的磷酸化，增强 Drp1 在 637 位丝氨酸（Ser）的磷酸化。此外，AICAR 降低 TNF-α、IL-6、IL-1β 等炎症因子以及线粒体分裂蛋白 Mff 和 Fis1 的表达，提高线粒体融合蛋白 Mfn1 和 Mfn2 的表达（Du et al., 2022）。对线粒体分裂抑制剂 Mdivi-1 进行的研究发现，其可显著改善线粒体膜电位（MMP），抑制活性氧（ROS）产生，降低 TNF-α、IL-6、IL-1β、FIS1 和 MFF 的表达，提高 Mfn1 和 Mfn2 的表达。但是，AMPK 抑制剂并不会逆转 Mdivi-1 的保护作用。因此，AMPK 的激活对缺血性脑卒中具有保护作用，并且其发挥的保护作用很大程度上依赖于抑制 drp1 介导的线粒体分裂。

三、缺血性脑卒中的治疗药物

研究表明，丁苯酞是通过减少小鼠小脑的梗死面积来改善其神经行为障碍的；丁苯酞可增加 p-AMPK 表达，促进线粒体融合，抑制线粒体分裂，从而最终达到治疗缺血性脑卒中的目的。早期给予低剂量替罗非班治疗急性缺血性脑卒中，最早可在 7 天内改善功能，减轻神经功能缺损，且不增加各种出血性并发症的发生风险（Zhang et al., 2022）。研究证实，α-PDPN 通过 IFN/caspase-1/GSDMD 信号通路减少小胶质细胞介导的炎症反应，从而抑制脑组织炎症和微血管血栓形成，在缺血性脑卒中中发挥保护作用，并且不会伴随出血的并发症（Qian et al., 2022）。静脉注射阿替普酶（重组组织型纤维蛋白溶解酶原激活剂）是通过水解纤维蛋白溶解酶原形成蛋白水解酶纤维蛋白溶解酶来促进血栓溶解的，进而治疗急性缺血性脑卒中（Rabinstein et al., 2017）。此外，他汀类药物已被发现可以改善内皮功能，调节血栓形成，减轻炎症和氧化应激损伤，促进血管生成，对治疗缺血性脑卒中具有多重作用（Zhao et al.，2014）。骨髓间充质干细胞诱导的抗炎反应可减轻神经水肿、免疫调节还可减轻神经细胞和胶质细胞的凋亡，同时可诱导血管生成，改善大脑血液循环，有助于神经组织修复，因此，骨髓间充质干细胞可用于治疗缺血性脑卒中（Li et al.，2016）。

（蒋红红　张文丹　商　微）

参考文献

［1］ALKAN C，COE P，EICHLER E. The Science of Stroke：Mechanisms in Search of Treatments. Bone，2011，23（1）：1-7.

［2］BUONTEMPO F，MCCUBREY J A，ORSINI E，et al. Therapeutic targeting of CK2 in acute and chronic leukemias. Leukemia，2018，32（1）：1-10.

［3］DU J，LI H，SONG J，et al. AMPK activation alleviates myocardial ischemia-reperfusion injury by regulating Drp1-mediated mitochondrial dynamics. Frontiers in Pharmacology，2022，13：1-10.

［4］FEIGIN V L，STARK B A，JOHNSON C O，et al. Global，regional，and national burden of stroke and its risk factors，1990-2019：A systematic analysis for the Global Burden of Disease Study 2019. The Lancet Neurology，2021，20（10）：1-26.

［5］HU J，TAN X，WANG D，et al. A stepwise-targeting strategy for the treatment of cerebral ischemic stroke. Journal of Nanobiotechnology，2021，19（1）：1-2.

［6］HUANG W，ZHU L，SONG W，et al. Crosstalk between the gut and brain in ischemic stroke：mechanistic insights and therapeutic options. mediators of inflammation，2022，2022：6508046.

［7］LACKNER L L，NUNNARI J. Small molecule inhibitors of mitochondrial division：tools that translate basic biological research into medicine.

Chemistry and Biology，2010，17（6）：578-583.

［8］LI G，YU F，LEI T，et al. Bone marrow mesenchymal stem cell therapy in ischemic stroke：mechanisms of action and treatment optimization strategies. Neural Regeneration Research，2016，11（6）：1015-1024.

［9］PAUL S，CANDELARIO-JALIL E. Emerging neuroprotective strategies for the treatment of ischemic stroke：an overview of clinical and preclinical studies. Experimental Neurology，2021，335：113518.

［10］QIAN S，QIAN L，YANG Y，et al. Podoplanin neutralization reduces thrombo-inflammation in experimental ischemic stroke by inhibiting interferon/caspase-1/GSDMD in microglia. Annals of Translational Medicine，2022，10（18）：979-979.

［11］RABINSTEIN A A. Treatment of Acute Ischemic Stroke. Continuum （Minneapolis，Minn.），2017，23（1）：62-81.

［12］ROGER V L，GO A S，LLOYD-JONES D M，et al. Heart disease and stroke statistics-2011 update：a report from the American Heart Association. Circulation，2011，123（4）：e240.

［13］ZENG K W，WANG J K，WANG L C，et al. Small molecule induces mitochondrial fusion for neuroprotection via targeting CK2 without affecting its conventional kinase activity. Signal Transduction and Targeted Therapy，2021，6：71.

［14］ZHANG Y，WANG J，MA Z，et al. Prospective pilot study of tirofiban in progressive stroke after intravenous thrombolysis. Frontiers in Neurology，2022，13：982684.

［15］ZHAO J，ZHANG X，DONG L，et al. The many roles of statins in ischemic stroke. Current Neuropharmacology，2014，12（6）：564-574.

第六节　线粒体 DNA 突变相关耳聋

　　耳聋是人类常见的残疾之一，严重影响着人类的生活交流乃至社会生产。2020 年世界卫生组织听力报道显示，全球听力损失患者高达 15 亿，其中中度以上听力损失患者约 4.3 亿。在中国，耳聋是第一大致残疾病，其中 mtDNA 突变导致的耳聋约占 5%。mtDNA 是细胞核染色体外的独立基因组，具有自我复制、转录和编码功能。mtDNA 是由 16 569 个碱基对组成的环状双链 DNA 分子，外环为重链，含较多的鸟嘌呤残基，内环为轻链，含较多胞嘧啶残基，两条链均具有编码功能。每个 mtDNA 分子编码两类 rRNA（12S 和 16S rRNA）、22 种 tRNA 及 13 种与细胞氧化磷酸化有关的多肽链，这 13 种多肽链与核 DNA 编码的其他蛋白质一起共同组成呼吸链。由线粒体基因突变导致的耳聋主要有两种形式：非综合征型耳聋和综合征型耳聋。

一、遗传特点

遗传方式为母系遗传，即 mtDNA 总是由母亲传递给下一代的所有个体，而不与父源的线粒体发生交换和重组，因为在受精过程中进入卵子的仅仅是精子细胞核，因此，受精卵所含有的线粒体及其 mtDNA 来自卵子的细胞质，父亲不能将其 mtDNA 向下一代传递。

mtDNA 的基因排列紧凑，没有内含子，而且各基因之间还可以有部分区域重叠，因此 mtDNA 的任何突变都会累及到基因组中的一个重要功能区域。

由于 mtDNA 暴露在氧化磷酸化过程中产生的高浓度的氧自由基环境下，没有组蛋白的保护，其对损伤的修复能力低，因此，mtDNA 的突变率较核 DNA 高 10 倍左右。线粒体基因组还有一个很独特的特征：其遗传密码与核基因略有不同，即核基因中的终止密码子 UGA 在线粒体中编码色氨酸，AUA 编码蛋氨酸而不是异亮氨酸，AGA 和 AGG 为终止密码子而不编码精氨酸，AUA 和 AUU 可能与 AUG 同为起始密码子。除此之外，线粒体翻译系统的解码机制也有其自身特点。

二、线粒体 DNA 突变所致非综合征型耳聋

目前主要发现的非综合征型耳聋相关的 mtDNA 突变多发生

于 12S rRNA 上的 *MTRNR1* 基因和位于 tRNA 上的 *MTTS1* 基因。其中发现 *MTRNR1* 基因的 A1555G、C1494T 和 961insC 突变引起的耳聋与氨基糖苷类药物的使用密切相关，属氨基糖苷类致聋易感基因；*MTTS1* 基因中常见的非综合征型耳聋有关突变有 A7444G、A7445G、7472insC、T7510C 和 T7511C 突变等。

mtDNA A1555G 突变：该突变于 1993 年在一个氨基糖苷类抗生素致聋的阿拉伯-以色列家系中被发现，A1555G 突变为该家系致病的遗传学病因。随后该突变在各国相继被报道。我国 2010 年进行的流行病学文献分析结果显示，我国非综合征型耳聋患者中 A1555G 突变率为 6.62%（230/3473）。目前研究表明，mtDNA A1555G 突变改变了 12S rRNA 的二级结构，而与大肠埃希菌 16S rRNA 结果相类似，从而促使氨基糖苷类抗生素与 12S rRNA 结合，出现耳聋（Prezant，1993）。

mtDNA C1494T 突变：赵辉（Zhao et al.，2004）等学者于 2004 年在一个母系遗传性耳聋家系中发现了该突变，该突变导致形成一个新的 U1494-1555A 碱基对，与 A1555G 突变引起的碱基结构对结构类似，因此提高了对氨基糖苷类药物的敏感性，且实验证明该突变是导致线粒体蛋白质合成障碍的主要因素。

mtDNA *MTTS1* 基因突变属于完全外显性突变，听力损害率达 100%。

mtDNA *MTRNR1* 基因突变可引起先天性耳聋以及后天迟发性耳聋。耳聋可以由氨基糖苷类药物引起（如 C1494T 位点突变），也可以在无药物作用下发病。耳聋程度可表现为轻度至极重度，在氨基糖苷类药物致聋中，耳聋程度与用药年龄相关，用药年龄越小，耳聋程度越重。

三、线粒体 DNA 突变所致综合征型耳聋

常见的由 mtDNA 突变引起的综合型耳聋有卡恩斯-塞尔综

合征（KSS）、肌阵挛性癫痫伴破碎红纤维综合征（MERRF）、线粒体脑肌病伴高乳酸血症和卒中样发作（MELAS）、母系遗传糖尿病伴耳聋（maternally inherited diabetes and deafness，MIDD）、慢性进行性眼外肌麻痹（CPEO）和莱伯遗传性视神经病变（LHON）等。

卡恩斯-塞尔综合征（KSS）：该综合征表现为 20 岁以前出现进行性眼外肌麻痹与视网膜色素变性，随着病情加重出现共济失调、房室传导阻滞以及脑脊液蛋白质增高，伴或不伴感音神经性耳聋，肌肉活检可见蓬毛样红纤维（Holt，1988）。

肌阵挛性癫痫伴破碎红纤维综合征（MERRF）：该综合征最突出的临床特点为不自主肌阵挛、癫痫和共济失调，常伴发痴呆、视神经萎缩以及耳聋，耳聋程度不一。自 1998 年以来陆续发现 mtDNA tRNA 基因的 A8344G、G8363A 和 T8356C 突变与该综合征有关，多以异质性形式存在（Nakagawa et al.，1995）。

线粒体脑肌病伴高乳酸血症和卒中样发作（MELAS）：临床特点为儿童时期即出现的阵发性呕吐，近端肢体肌张力减弱，反复卒中样发作导致轻偏瘫及皮质性失明及高乳酸血症，患者大多身材矮小。其中，出现耳聋症状患者占 73% ～ 90%。目前已报道的有关基因较多，其中以 mtDNA A3243G 点突变最为常见，约占 MELAS 的 75%。

母系遗传糖尿病伴耳聋（MIDD）：表现为以母系遗传为遗传特征的胰岛素依赖型糖尿病，90% 以上的患者均有不同程度的迟发性感音神经性耳聋，以高频听力下降为主（Maassen，1996）。目前研究发现的最常见突变基因为 A3243G，并存在阈值及累积效应，当突变率低于 30% 时多表现为糖尿病，高于 70% 时则会导致严重的线粒体疾病。在携带 A3243G 突变的患者，耳聋可在青少年期发病，并表现出随着年龄增长而进展的现象。

慢性进行性眼外肌麻痹（CPEO）：该病与 KSS、MELAS、MERRF 同为线粒体脑肌病常见类型。与 KSS 相比，当患者仅表现为眼外肌麻痹时，则为 CPEO（Lopez-Gallardo et al.，2009）。

该病的耳聋发病率约为 30%，大多与 mtDNA 大片段缺失有关，少数与 mtDNA 的点突变有关。

莱伯遗传性视神经病变（LHON）：该病主要见于青少年男性，表现为双侧视力下降。该病病程多样化，病例多为散发。自 1998 年（Fujiki et al.，1991）首次报道该病以来，陆续发现 10 余个突变位点，尤以 mtDNA 11778 位点突变为著。该病耳聋发生率较低。

（赵 辉 任 巍）

参考文献

［1］FUJIKI K，HOTTA Y，HAYAKAWA M，et al. A mutation of mitochondrial DNA in Japanese families with Leber's hereditary optic neuropathy. Jinrui Idengaku Zasshi，1991，36（2）：143-147.

［2］HOLT I J，HARDING A E，MORGAN-HUGHES J A. Deletions of muscle mitochondrial DNA in patients with mitochondrial myopathies. Nature，1988，331（6158）：717-719.

［3］LÓPEZ-GALLARDO E，LóPEZ-PéREZ M J，MONTOYA J，et al. CPEO and KSS differ in the percentage and location of the mtDNA deletion. Mitochondrion，2009，9（5）：314-317.

［4］MAASSEN J A，KADOWAKI T. Maternally inherited diabetes and deafness：a new diabetes subtype. Diabetologia，1996，39（4）：375-382.

［5］NAKAGAWA M，KAMINISHI Y，ISASHIKI Y，et al. Familial mitochondrial encephalomyopathy with deaf-mutism，ophthalmoplegia and leukodystrophy. Acta Neurol Scand，1995，92（1）：102-108.

［6］PREZANT T R，AGAPIAN J V，BOHLMAN M C，et al. Mitochondrial ribosomal RNA mutation associated with both antibiotic-induced and non-syndromic deafness. Nat Genet，1993，4（3）：289-294.

［7］ZHAO H，LI R，WANG Q，et al. Maternally inherited aminoglycoside-induced and nonsyndromic deafness is associated with the novel C1494T mutation in the mitochondrial 12S rRNA gene in a large Chinese family. Am J Hum Genet，2004，74（1）：139-152.

第六章 生育与线粒体

第一节 女性卵巢功能与线粒体

一、概述

在现代社会，女性出于职业规划等原因常常不得不延迟生育，因而与年龄相关的卵巢功能障碍问题在今天尤为严重。随着女性年龄的增长，生育力随之减退，了解是什么导致与年龄相关的生育率下降，对于改善女性卵巢功能及生育力来说十分必要。与年龄相关的女性生育力下降以卵巢老化为主要特征，具体表现为生殖细胞储备数量和质量的下降，这与线粒体功能障碍有关（Kasapoǧlu et al.，2020）。一方面，在生命起始阶段，线粒体发生影响着卵泡池的原始储备量和原始生殖细胞的发育潜能；另一方面，卵泡伴随生理性衰老过程不断闭锁，而线粒体在卵母细胞及其外周颗粒细胞凋亡等卵泡闭锁的具体发生环节中发挥着关键作用。

在原始生殖细胞至成熟卵母细胞的发育过程中，线粒体的数量增加约 1 万倍。虽然大多数卵母细胞线粒体在囊胚期之前是不活跃的，但在卵母细胞形成期间，线粒体功能障碍所导致的活性氧（reactive oxygen species，ROS）增加可能会加速生殖细胞的衰老（Subramani et al.，2021）。因此，线粒体在早期卵子形成中的任何失调所造成的不良影响都可能在胚胎继续发育过程中被放大。也就是说，对于卵母细胞和早期胚胎中的线粒体来说，质量可能比数量重要得多。就此而言，当线粒体受损时，线粒体 DNA 含量的增加可能是一种防御性反馈机制。对多囊卵巢综合征（polycystic ovary syndrome，PCOS）或原发性卵巢功能不全（primary ovarian insufficiency，POI）患者线粒体功能障碍增加的观察性研究结果支持了线粒体适配性和卵巢功能之间的联系。对 67 名接受体外受精与胚胎移植（IVF/ICSI-ET）的女性的 49 枚卵母细胞和 18 枚囊胚的 mtDNA 进行的分析发现，40.29% 的样本在保守区具有与疾病相关的致病突变或其他非同义新型突变，并且存在与疾病相关 mtDNA 突变的样本的受精率低且胚胎质量差（Shamsi et al.，2013）。

除了生殖细胞，线粒体在支持卵母细胞发育的颗粒细胞中也发挥重要作用（Subramani et al.，2021）。颗粒细胞中较高的 ROS 水平与 PCOS 或 POI 患者的生育力下降有关。此外，功能障碍的线粒体还可能扰乱颗粒细胞中支持卵泡发育所需类固醇激素的正常合成。与之相对的是，性激素水平的异常改变是否会损害线粒体功能，这一问题还有待研究证实。

综上所述，正常的线粒体功能是维持卵巢储备和保证卵母细胞质量所必需的，生殖细胞质量的下降主要由于核基因组异常和胞质质量恶化。鉴于线粒体在卵巢生物学中的重要性，临床实践中已经提出了不少基于改善线粒体功能的治疗策略（Subramani et al.，2021）。除了抗氧化剂等药物干预，在胚胎实验室操作中，将功能正常的线粒体或细胞质从供体 / 自体卵母细胞移植到功能障碍的卵母细胞已经成功改善了后者线粒体的功能，并实现了该技术下健康婴儿的顺利分娩，这为开发防止线粒体功能障碍在代际间传递的新方法提供了新方向。然而，上述方法仍具有潜在限制，值得进一步研究。

二、线粒体影响卵巢功能的可能机制

线粒体通过其基质中的三羧酸循环和内膜电子传递链中的氧化磷酸化（OXPHOS）共同作用产生细胞所必需的能量——三磷酸腺苷（ATP）。线粒体是半自主细胞器，线粒体基因组全长16.7 kb，包含37个基因，编码13个OXPHOS途径的蛋白质，以及22个tRNA和2个rRNA。然而，人类线粒体蛋白质组研究已经检测到至少1500种蛋白质，事实上，绝大多数定位于线粒体的蛋白质由核基因编码（Pfanner et al.，2019）。与核基因组不同，胞质中的线粒体基因缺乏保护性组蛋白和有效的DNA修复机制，因此更容易受到DNA突变的影响（Zhang et al.，2019）。正常的呼吸链活动需要完整和功能正常的线粒体基因组（Larsson et al.，2010），而核和线粒体DNA之间的协调作用对于线粒体功能的正常运作是必不可少的，支持着许多关键的细胞功能（Picard et al.，2016），如蛋白质和核酸的生物发生、细胞周期调节和细胞程序性死亡、钙信号传导、活性氧产生和抗氧化反应。

线粒体具有监测自身应激状况的质量控制途径，实时保证着线粒体的功能完整性，以维持代谢。首先，线粒体是存在于动态网络中的可移动细胞器，并且可以不断进行分裂和融合，重塑线粒体分布网络，实现对各种信号的适应。其次，线粒体可以在质量控制过程中自噬被标记为功能失调的线粒体（Onishi et al.，2021）。再次，线粒体可以感知基质蛋白质的错误折叠，并诱导适应性转录程序来维持线粒体蛋白质的表达平衡。最后，当细胞损伤太大时，线粒体前体的过度累积是诱发细胞程序性死亡的明确机制（Wang et al.，2015）。

POI发生在1%～2%的女性中，大多数患者的病因仍未得到解释。10%～20%的POI患者的患病原因是单个基因的突变或染色体异常。许多突变与POI相关的基因都在线粒体内发挥作用，包MRPS22、POLG、TWNK、LARS2、HARS2、AARS2、

CLPP 和 LRPPRC。总的来说，这些基因在线粒体 DNA 复制、基因表达以及蛋白质合成和降解中发挥作用，提示了 POI 中的线粒体功能障碍及其治疗的新靶点（Tiosano et al.，2019）。但需要进一步的研究来更好地阐明线粒体相关基因异常对 POI 的影响或致病机制，确定 POI 患者是否存在共同的线粒体功能障碍及基因缺陷。

线粒体的功能与线粒体 DNA（mitochondrial DNA，mtDNA）的数量和质量紧密相关，mtDNA 的数量即 mtDNA 拷贝数，又受到 mtDNA 质量的影响。同时，mtDNA 拷贝数变异也会引起线粒体功能紊乱（Van Blerkom et al.，2011）。此外，线粒体动力学异常提供了潜在治疗靶点（Archer et al.，2013），在尝试将线粒体动力学干预措施应用于诊疗前，需要优化分子靶点，明确安全有效的药物或分子调节剂及其剂量。

三、线粒体异常与卵巢功能障碍

大多数线粒体蛋白质，包括所有参与线粒体分裂和融合的蛋白质，都是核 DNA 编码的。目前研究者已确定了许多不同的影响线粒体功能的核基因，根据现有经验，大多数损害线粒体功能的基因突变都是核基因突变。4228 个核基因和 13 个线粒体基因的突变可导致罕见的单基因综合征，其中线粒体功能障碍无疑是疾病发病机制的核心（Archer et al.，2013）。

线粒体损伤通常由氧化磷酸化缺陷、线粒体的数量和活性降低、线粒体 DNA 突变和 ROS 的产生引起（Subramani et al.，2021）。越来越多的证据表明，线粒体功能障碍在许多代谢和生殖疾病的发病机制中发挥作用（Das et al.，2021），包括 2 型糖尿病、衰老和卵巢功能衰竭。由于线粒体在细胞内能量产生、血红素生物合成、钙稳态、类固醇生成和细胞凋亡信号传导中的核心作用，了解线粒体失调背后的分子机制及其对疾病的潜在影响至关重要。

生理性（年龄相关）卵巢衰竭和 POI 涉及的主要细胞信号通路以参与对抗氧化应激为特征，个体线粒体中应激反应信号通路的过度激活可导致线粒体功能的恶化。最近的一项研究利用单细胞转录组分析，分别从年轻和老年的非人类灵长类动物卵巢中鉴定出 7 种具有不同基因表达特征的卵巢细胞类型，包括卵母细胞和 6 种体细胞，并明确了早期卵母细胞和颗粒细胞特有的抗氧化信号传导紊乱（Wang et al., 2020），表明氧化损伤是卵巢功能随着年龄增长而下降的关键因素。与灵长类动物相似，小鼠卵巢抗氧化防御能力随着年龄的增长而降低（Lim et al., 2011），抗氧化线粒体基因表达减少，ATP 供应也随之减少，而氧化损伤增加。与非人类灵长类动物的研究结果一致，人类颗粒细胞表现出了与年龄相关的 3 个参与抗氧化途径基因（IDH1、PRDX4 和 NDUFB10）转录表达下调，并且这种现象伴随着颗粒细胞中活性氧的增加和细胞凋亡，这进一步支持了氧化损伤在卵巢功能减退中发挥作用的观点。上述细胞类型基因转录表达差异也揭示了与年龄相关的人类卵巢疾病的新诊断生物标志物和潜在的治疗靶点。此外，与衰老相关的线粒体 DNA 还会导致 mtDNA 突变在卵母细胞中的积累（Tesarik et al., 2021），从而导致卵母细胞的功能改变，并有可能将异常线粒体 DNA 传递给后代。

四、基于改善线粒体相关性卵巢功能障碍的治疗方法

鉴于氧化应激是影响卵巢功能的主要因素，减少氧化损伤的药物是目前基于改善线粒体相关性卵巢功能障碍的治疗方法的首选，包括直接或间接作用于细胞信号通路的抗氧化剂（Tesarik et al., 2021）（表 6-1）。

表 6-1　基于改善线粒体相关卵巢功能障碍的治疗药物

药物	给药途径	作用机制
生长激素	皮下注射	激活细胞信号通路 对抗氧化应激反应 激活 DNA 损伤修复
褪黑素	口服	直接抗氧化剂 间接抗氧化剂 （信号通路调节剂） 消炎剂 免疫调节剂
辅酶 Q10	口服	直接抗氧化剂
维生素 C	口服	直接抗氧化剂
维生素 E	口服	直接抗氧化剂
叶酸	口服	直接抗氧化剂

（一）生长激素

在控制性超促排卵周期给予生长激素（GH）预处理，是第一个被证明对高龄女性辅助生殖结局有益的治疗方法。一项随机对照试验在 100 名接受辅助生殖治疗的高龄（≥ 40 岁）女性中进行，受试者被随机分为 GH 治疗组和安慰剂组，研究结果显示，GH 治疗组的活产率显著高于安慰剂组（Tesarik et al.，2005）。随后的研究结果进一步证实了这一发现，总的来说，除了活产率的提高，接受 GH 治疗受试者在卵母细胞、受精卵和胚胎的形态学评分以及胚胎植入率、临床妊娠率等生殖结局指标上都得到了改善（Tesarik et al.，2020）。GH 的治疗范围还可扩大到 PCOS（Gong et al.，2020）、POI、复发性流产、反复移植失败（Hart et al.，2019）的年轻女性。目前认为 GH 对辅助生殖结局的改善作用至少部分是由于其可减轻卵巢中的氧化应激反应。虽然 GH 不是一种直接的抗氧化剂，但它可以干预相关的细胞信号通路并参与细胞对氧化应激的防御。因此，GH 可作为年龄相关的卵巢衰老和 POI 的辅助治疗措施。

（二）褪黑素

褪黑素具有很强的抗氧化活性，可以不借助受体直接清除 ROS 等自由基，保护细胞免受氧化应激损伤，已被用于治疗子宫内膜异位症和子宫腺肌症引起的不孕不育（Mosher et al.，2019）。此外，活性氧引起的氧化应激反应会对卵母细胞产生不利影响，而位于卵泡液和卵母细胞中的褪黑素可以保护这些细胞免受氧化损伤，并在卵母细胞成熟、受精和胚胎发育中发挥其他有益作用。已有针对不孕症患者给予褪黑素预处理的临床研究，结果显示，受试者辅助生殖结局得到了改善，证实褪黑素可以通过抗氧化途径实现抗衰老作用，表明褪黑素在预防卵巢衰老方面具有可能性（Tamura et al.，2020）。尽管褪黑素在人类卵巢中抗衰老作用的具体机制仍有待阐明，但褪黑素的应用无严重的副作用，确实能够改善年龄相关性卵巢衰退女性或 POI 患者的卵巢功能，使她们获益（Tesarik et al.，2021）。

（三）其他抗氧化剂

除了未明确的基因构成问题，卵巢老化的主要原因是氧化应激反应。从理论角度来说，任何抗氧化剂都有可能改善高龄女性的卵巢功能和 POI 年轻患者的生殖结局。在生殖细胞实验室体外培养体系中，抗氧化剂的补充（Budani et al.，2020）可能对卵母细胞、胚胎质量及其低温耐受性等方面产生有益影响，但就临床研究而言，目前支持抗氧化剂临床转化的证据不足。辅酶 Q10（CoQ10）预处理可改善卵巢储备减退年轻女性在 IVF-ICSI 周期中的获卵率、受精率和优质胚胎获得率（Xu et al.，2018），但仍需进一步的研究来确定其对妊娠结局的影响。此外，虽然维生素 C、维生素 E 和叶酸等其他抗氧化剂用于治疗的效果可能尚未能达到预期，但其有益于改善外源性 ROS 对生殖细胞和胚胎的不利影响（Agarwal et al.，2014）。

（四）线粒体疗法

从动物模型（小鼠）的研究中获得的数据表明，颗粒细胞线粒体对卵母细胞成熟的重要性不亚于卵母细胞本身。卵泡发育过程中需要线粒体氧化磷酸化来提供卵泡刺激素（FSH）诱导颗粒细胞增殖所需的 ATP，而过量 ROS 会对卵泡产生不利影响（Hoque et al.，2021）。辅酶 Q10、褪黑激素、维生素 C 和维生素 E（见上文）等抗氧化剂预处理改善了卵巢功能减退年轻女性对促性腺激素刺激的卵巢反应和胚胎质量（Budani et al.，2020；Xu et al.，2018）。

线粒体 DNA 突变／缺失在卵母细胞中的积累除影响卵母细胞、胚胎的发育潜力外，还可能危及后代的生殖健康。最佳的线粒体功能是卵母细胞成熟、受精和胚胎发育所必需的。通过使用小分子或涉及线粒体转移的程序来改善线粒体功能可能会带来更好的生殖结果。此外，线粒体置换技术可能会在线粒体疾病的治疗中开启新的一页。

线粒体疗法一直备受争议（Babayev et al.，2015）。线粒体从健康的供者卵母细胞转移到患者的卵母细胞是一种可能的解决方案，从 20 世纪 90 年代末开始实施，但此后在大多数国家被禁止了。这项技术可以通过两种不同的方式进行：第一，将少量的供体卵母细胞胞质注入患者的卵母细胞；第二，将与减数分裂纺锤体相关的中期染色体从患者的卵母细胞转移到先前去核的供体卵母细胞。奇怪的是，尽管与前一种技术相比，后一种技术在重建的卵母细胞中产生了更高比例的"健康"线粒体，但两种技术的效率似乎是相似的；在有植入失败经历的年轻女性中，两种技术都存在超过 40% 的活产婴儿，累计都获得了数十名婴儿。

（翟鑫宇　商　微）

参考文献

[1] AGARWAL A，DURAIRAJANAYAGAM D，DU PLESSIS S S. Utility of antioxidants during assisted reproductive techniques：an evidence based review. Reproductive biology and endocrinology：RB&E，2014，12：112.

[2] ARCHER S L. Mitochondrial dynamics—mitochondrial fission and fusion in human diseases. The New England Journal of Medicine,2013,369（23）：2236-2251.

[3] BABAYEV E，SELI E. Oocyte mitochondrial function and reproduction. Current Opinion in Obstetrics & Gynecology，2015，27（3）：175-181.

[4] BUDANI M C，TIBONI G M. Effects of supplementation with natural antioxidants on oocytes and preimplantation embryos. Antioxidants（Basel，Switzerland），2020，9（7）：612.

[5] DAS M，SAUCEDA C，WEBSTER N J G. Mitochondrial dysfunction in obesity and reproduction. Endocrinology，2021，162（1）：bqaa158.

[6] GONG Y，LUO S，FAN P，et al. Growth hormone alleviates oxidative stress and improves oocyte quality in Chinese women with polycystic ovary syndrome：a randomized controlled trial. Scientific Reports,2020,10（1）：18769.

[7] HART R J. Use of Growth Hormone in the IVF treatment of women with poor ovarian reserve. Frontiers in Endocrinology，2019，10：500.

[8] HOQUE S A M，UMEHARA T，KAWAI T，et al. Adverse effect of superoxide-induced mitochondrial damage in granulosa cells on follicular development in mouse ovaries. Free Radical Biology & Medicine，2021，163：344-355.

[9] KASAPOĞLU I，SELI E. Mitochondrial dysfunction and ovarian aging. Endocrinology，2020，161（2）：bqaa001.

[10] LIM J，LUDERER U. Oxidative damage increases and antioxidant gene expression decreases with aging in the mouse ovary. Biology of Reproduction，2011，84（4）：775-782.

[11] MOSHER A A，TSOULIS M W，LIM J，et al. Melatonin activity and receptor expression in endometrial tissue and endometriosis. Human Reproduction（Oxford，England），2019，34（7）：1215-1224.

[12] ONISHI M，YAMANO K，SATO M，et al. Molecular mechanisms and

physiological functions of mitophagy. The EMBO journal, 2021, 40（3）: e104705.

［13］PFANNER N, WARSCHEID B, WIEDEMANN N. Mitochondrial proteins: from biogenesis to functional networks. Nature Reviews. Molecular Cell Biology, 2019, 20（5）: 267-284.

［14］PICARD M, WALLACE D C, BURELLE Y. The rise of mitochondria in medicine. Mitochondrion, 2016, 30: 105-116.

［15］SHAMSI M B, GOVINDARAJ P, CHAWLA L, et al. Mitochondrial DNA variations in ova and blastocyst: implications in assisted reproduction. Mitochondrion, 2013, 13（2）: 96-105.

［16］SUBRAMANI E, FRIGO D E. Mitochondria in metabolic syndrome, reproduction and transgenerational inheritance-ongoing debates and emerging links. Endocrinology, 2021, 162（1）: bqaa182.

［17］TAMURA H, JOZAKI M, TANABE M, et al. Importance of melatonin in assisted reproductive technology and ovarian aging. International Journal of Molecular Sciences, 2020, 21（3）: 1135.

［18］TESARIK J, GALáN-LáZARO M, MENDOZA-TESARIK R. Ovarian aging: molecular mechanisms and medical management. International Journal of Molecular Sciences, 2021, 22（3）: 1371.

［19］TESARIK J, GALáN-LáZARO M, CONDE-LóPEZ C, et al. The effect of GH administration on oocyte and zygote quality in young women with repeated implantation failure after IVF. Frontiers in Endocrinology, 2020, 11: 519572.

［20］TESARIK J, HAZOUT A, MENDOZA C. Improvement of delivery and live birth rates after ICSI in women aged >40 years by ovarian co-stimulation with growth hormone. Human Reproduction（Oxford, England）, 2005, 20（9）: 2536-2541.

［21］TIOSANO D, MEARS J A, BUCHNER D A. Mitochondrial dysfunction in primary ovarian insufficiency. Endocrinology, 2019, 160（10）: 2353-2366.

［22］VAN BLERKOM J. Mitochondrial function in the human oocyte and embryo and their role in developmental competence. Mitochondrion, 2011, 11（5）: 797-813.

［23］WANG S, ZHENG Y, LI J, et al. Single-cell transcriptomic atlas of primate ovarian aging. Cell, 2020, 180（3）: 585-600.

[24] WANG X，CHEN X J. A cytosolic network suppressing mitochondria-mediated proteostatic stress and cell death. Nature，2015，524（7566）：481-484.

[25] XU Y，NISENBLAT V，LU C，et al. Pretreatment with coenzyme Q10 improves ovarian response and embryo quality in low-prognosis young women with decreased ovarian reserve：a randomized controlled trial. Reproductive biology and endocrinology：RB&E，2018，16（1）：29.

[26] ZHANG J，BAO Y，ZHOU X，et al. Polycystic ovary syndrome and mitochondrial dysfunction. Reproductive biology and endocrinology：RB&E，2019，17（1）：67.

第二节　精子线粒体与男性生育

线粒体是细胞质内的一种半自主性的细胞器，拥有自己的基因组、转录和蛋白质合成机制，通过氧化磷酸化产生能量，是细胞的能量工厂。线粒体在细胞中还执行许多其他不可或缺的功能，例如钙稳态、活性氧（ROS）的生成、内在凋亡途径和类固醇激素的生物合成等多种细胞功能。真核细胞对线粒体的依赖性已经发展到没有线粒体就无法生存的程度。

精子是一种特殊的细胞，线粒体除了在其发生中参与能量产生和凋亡之外，还参与影响其生成的许多其他过程。成熟哺乳动物的精子尾部含有 72 ～ 80 个线粒体（Freitas et al.，2017），这表明线粒体的保留具有很强的生物学意义。精子的线粒体排列在精子尾部微管的外围，构成精子的线粒体鞘，精子的尾部微管是最需要能量的部位，这也表明了线粒体在提供精子运动所需能量方面起着直接作用（St John et al.，2000）。

虽然父系线粒体在受精卵内降解，但精子线粒体功能似乎对受精至关重要。线粒体完整性或功能的改变，即线粒体超微结构或线粒体基因组、转录组或蛋白质组的缺陷，以及线粒体膜电位低或耗氧量改变，都与精子功能丧失（尤其是活力低下）相关。

精子线粒体功能缺陷严重损害精子活力所需能量的维持，这可能是弱精子症的原因。精子线粒体 DNA 易受氧化损伤和突变的影响，这些突变可能损害精子功能，导致不育。精液参数异常的男性的线粒体 DNA 拷贝数增加，线粒体 DNA 完整性降低。

一、精子线粒体

从根本上说，精子线粒体的结构和功能与体细胞的线粒体非常相似。然而，在整个精子发生过程中，生殖细胞线粒体是动态的，也就是在形态和功能上都会发生变化（Zvetkova et al.，2018）。精原细胞和早期初级精母细胞拥有"传统"形式的线粒体。晚期的初级和次级精母细胞以及早期的精子细胞都含有一种更"浓缩"的、代谢效率更高的线粒体。偶线期、晚期生精细胞和成熟精子具有中间型线粒体（Ramalho-Santos et al.，2009）。在精子细胞分化为精子（精子形成）的过程中，其细胞质被去除，且其残余体内的一些线粒体被去除，导致其线粒体数量减少。在精子发生结束时，通常有 50～75 个线粒体紧紧地固定在精子中段轴丝的 9 个外层致密纤维周围。在精子发生过程中，这些线粒体被端对端地有机结合起来，并螺旋地缠绕在鞭毛上，形成厚厚的线粒体鞘。这种胶囊状结构由富含半胱氨酸和脯氨酸的蛋白质之间的二硫键连接，它的功能是提供机械稳定性，保护精子线粒体（和线粒体 DNA），以及抵抗低渗透压力（Ramalho-Santos et al.，2009）。来自啮齿类动物实验的证据表明，随着精子在附睾内的成熟，精子线粒体呈现极性，进而可以发挥功能（Aitken et al.，2007）。人类精子线粒体在精子获能过程中变为一种更松散的包裹形态，这可能是由线粒体体积增大导致的。从逻辑上讲，在精子发生过程中，其线粒体蛋白质和线粒体 DNA 分子的数量也会减少，然而，鉴于其大多数细胞质在分化过程中丢失（从而使其体积大大减少），其每体积单位的 mtDNA 拷贝数平行增加（Diez-Sanchez et al.，2003）。

二、精子线粒体 DNA

每个体细胞线粒体含有 5 ～ 10 个线粒体 DNA（mtDNA），每个细胞总共有 1000 ～ 5000 个 mtDNA。而人类精子中平均每个线粒体含有一个 mtDNA 分子。此外，精子线粒体具有与体细胞相同的 mtDNA 序列。然而，与体细胞相比，精子 mtDNA 中的 DNA 修复机制似乎不存在或不太牢固，这使精子容易快速积累 mtDNA 的突变。精子 mtDNA 的突变率实际上是核 DNA 的 10 ～ 100 倍。精子可能不需要修复或消除异常的线粒体 DNA，因为精子线粒体在受精过程中不会遗传（Durairajanayagam et al.，2020）。尽管在许多科学教科书中都有描述，这种仅母体 mtDNA 遗传的原因并不是受精时精子尾部被丢弃在卵母细胞外，而是在整个精子进入卵母细胞后，父系 mtDNA 在受精卵内降解（Ramalho-Santos et al.，2011）。在自然受精过程中，一旦精子穿透卵母细胞，父系线粒体及其 DNA 就会在受精卵内发生降解，并在胚胎发育早期在胚胎基因激活之前被消除（St John et al.，2010）。

人类父系线粒体及其 mtDNA 持续存在到 4 细胞、8 细胞阶段（St John et al.，2000）。然后父系线粒体通过泛素介导的机制被消除。这确保了只有母体的 mtDNA 遗传并有助于维持线粒体的同质性（Wallace，2007）。线粒体内膜的主要蛋白质——抗增殖蛋白质是精子线粒体泛素化（降解信号）的潜在靶点。父系线粒体在精子发生过程中被泛素标记修饰，然后被蛋白酶体和（或）溶酶体降解。也有研究显示，在男性生殖道内的精子线粒体上检测到泛素信号，表明即使在受精之前，精子线粒体也有选择性降解的迹象。

三、线粒体在精子功能中的作用

线粒体电子传递链（electron transport chain，ETC）组件的正

确组织是确保线粒体功能的关键，而这对精子功能至关重要。精子线粒体功能可以通过评估线粒体活性、线粒体膜电位（MMP）和钙水平来评估（Losano et al.，2018）。任何损害精子线粒体功能的情况都可能影响精子的功能。缺乏睾丸特异性细胞色素 c 的小鼠的不活动精子数量较多，会使卵细胞受精率降低（Narisawa et al.，2002）。据报道，精子线粒体耗氧率和线粒体呼吸效率与精子体外获能期间的活力相关（Stendardi et al.，2011）。猪精子在体外获能和孕激素诱导的顶体反应期间，耗氧量达到峰值（Ramio Lluch et al.，2011）。一些精子线粒体蛋白质会发生获能依赖性的酪氨酸磷酸化，这表明精子获能需要线粒体。

（一）线粒体功能与精子发生

精子的数量和质量受到精原细胞退化的影响，与三个关键步骤，即精原细胞有丝分裂、减数分裂和（或）精子形成有关。36% ～ 45% 的精原细胞在减数分裂过程中退化。精原细胞的退化可能是消除遗传不适合细胞的一种机制（Milani et al.，2015）。线粒体在这一退化过程中起着至关重要的作用，以确保产生优质的精子。此外，线粒体信号传导介导的内在凋亡机制在调节原始生殖细胞（PGC）的凋亡、避免异常迁移中起着至关重要的作用（Bejarano et al.，2018）。

已发现，线粒体基因组的突变与精子形成过程中的缺陷和减数分裂停滞有关，但迄今为止，还没有对人类进行的研究证实这一点（St John et al.，2000）。就所有方面来看，与男性不育有关的精子缺陷的表型的阈值并不确定。由于基因突变和致病性异源DNA 的数量通常被认为在分裂活跃的细胞中较低，而在非分裂或分裂停滞的细胞中较高，精子发生的情况变得更加复杂。

（二）线粒体功能与精液质量

首先，人类精子线粒体超微结构的缺陷可能与精子活力的下降有关。在分子水平上，先前的研究表明，影响细胞同源性的

mtDNA 的缺失和其他变化可导致精子功能降低和男性不育，无论是在人类中，还是在含有致病性 4696 bp 缺失的线粒体 DNA 突变的基因工程小鼠中。同样，微阵列分析表明，在来自弱精子症患者的精子样本中，特定 mtRNA 的水平和编码线粒体蛋白质的核转录物的水平均发生改变（Jodar et al.，2012）。然而，对于一部分 mtRNA，这种假定的差异无法通过定量实时 PCR 得到证实。

除了线粒体基因组或转录组外，线粒体蛋白质的表达，尤其是线粒体 ETC 亚单位的表达，与精子质量有关（Amaral et al.，2007）。比较蛋白质组学研究结果表明，弱精子症患者中有多种精子线粒体蛋白质的表达会发生改变。此外，精子线粒体酶的活性，包括 ETC 复合体，也与精子参数相关，包括浓度、活力和存活率，其中相关性最高的是柠檬酸合成酶和 ETC 复合体 Ⅱ（琥珀酸脱氢酶）的活性。柠檬酸合成酶（通常用作线粒体含量的标志物）和 ETC 复合体 Ⅱ 的活性正常表明，这些相关性可能是由不同参数精液中线粒体水平不同导致的，而不是由酶的活性不同导致的。精子线粒体的耗氧量和线粒体呼吸效率也与精子活力相关，许多不同的线粒体 ETC 抑制剂对精子活力有负面影响。

（三）线粒体膜电位

线粒体在产生能量时会将电化学势能储存于线粒体内膜，若质子及其他离子浓度在线粒体内膜两侧分布不对称就会形成线粒体膜电位（mitochondrial membrane potential，MMP）。在动物实验（Sousa et al.，2011）和接受辅助生殖的患者中都发现，MMP 对精子功能很重要（Marchetti et al.，2012），MMP 与精子的功能参数，包括运动能力以及受精能力明显相关。有趣的是，最近的数据表明，精子参数异常患者的精子活力可以通过给予肌醇处理来增强，这似乎与高 MMP 精子比例的增加相一致（Condorelli et al.，2012）。

（四）精子获能

线粒体对精子获能也是必需的。在牛和公猪精子的体外获能和孕酮诱导的顶体反应期间，可观察到精子耗氧量的峰值。已经证实，一些线粒体蛋白质会在精子获能时发生酪氨酸磷酸化，虽然这些蛋白质并不都局限于线粒体，例如线粒体 ETC 中的电压依赖性阴离子通道（VDAC）、磷脂氢过氧化物谷胱甘肽过氧化物酶（PHGPx）等（Nagaraj et al.，2017）。PHGPx 是嵌入精子线粒体螺旋的主要被膜蛋白，PHGPx 与线粒体功能和精子成熟有关，然而，在人类精子获能过程中没有发现明确的 PHGPx 酪氨酸磷酸化现象。同样，在人类精子获能期间也没有发现 VDAC 经历了酪氨酸磷酸化。因此，在得出最终结论之前还需要更多相关研究的支持。

（五）线粒体 DNA 完整性与精子活力的关系

产生 ATP 以支持精子运动是线粒体的关键功能之一。已有研究表明，人类精子的运动完全依赖于 OXPHOS 通路的功能，精子的活力与 OXPHOS 复合体 I ～ IV 的活性直接相关。由于精子线粒体 DNA 编码部分 OXPHOS 相关蛋白质，线粒体中的任何突变都可能影响精子的活力。已有多项聚焦于人类精子 mtDNA 的突变、重复和缺失与精子活力之间关系的研究（Amaral et al.，2013）。这些研究表明，mtDNA 点突变、mtDNA 单核苷酸多态性（SNP）和 mtDNA 单倍型群可以很大程度地影响精液质量。涉及 mtDNA 点突变或多重缺失的男性不育患者通常患有弱精子症或少弱精子症。新的 mtDNA 点突变在一些活力差的精子中不断被发现，而且在生育力低下人群的精子中，mtDNA 缺失的比例显著高于生育力正常的人群（Vertika et al.，2020）。

（六）活性氧

精子可能会受到局部产生的 ROS 或精液中白细胞中产生的

ROS 的影响。线粒体是精子中产生 ROS 的主要来源，尤其是通过 ETC 中的超氧化物的形成。此外，NADPH 氧化酶可能是另一个 ROS 来源。重要的是，适当的 ROS 水平对于精子的正常功能（尤其是运动、获能、顶体反应、超激活活动和受精能力）是必需的，而如果 ROS 水平过高，或抗氧化系统失衡，ROS 也会对精子产生病理影响，导致精子存活率、活力、MMP 的降低和 DNA 损伤、形态缺陷、脂质过氧化的增加，进而导致精子凋亡样现象。此外，精子上不饱和脂肪酸含量较高也与线粒体产生活性氧（mROS）增加导致精子运动能力丧失和 DNA 损伤有关。精液中的 mROS 水平有所不同，对精液进行 Percoll 密度梯度分离时，低密度部分 mROS 阳性细胞数比高密度部分明显增多。针对线粒体的抗氧化剂可以用来控制过量 ROS 水平对精子造成的损害。

（七）钙离子信号

已证实，钙信号和钙库动员对辅助生殖（ART）的成功非常重要，对不育患者与精子捐献者的精子进行比较时，可以发现它们的反应明显不同（Alasmari et al., 2013）。精子线粒体可吸收和储存钙，充当精子的细胞内钙库来维持细胞内钙稳态。细胞内钙浓度的增加可导致精子线粒体内膜中钙依赖孔的开放，引起线粒体通透性改变，从而导致 MMP 降低、ROS 生成增加和精子 DNA 断裂（Treulen et al., 2015）。线粒体钙信号可能参与精子的内在凋亡途径，但还需要进一步的研究。

（八）雄激素合成

对于生殖生物学而言，线粒体也是类固醇激素生物合成的起点，是重要场所。定位于线粒体内膜的细胞色素 P450 侧链裂解酶催化胆固醇转化为孕烯醇酮，孕烯醇酮是大多数类固醇激素的前体。睾丸雄激素的主要生产者——睾丸间质细胞的类固醇生物合成需要线粒体 ATP 的产生。而精子的发生是雄激素依赖性的过程。

四、精子线粒体遗传与线粒体自噬

　　哺乳动物的线粒体基因是严格母系遗传的。但 Schwartz 等对 1 例线粒体疾病患者鉴定时发现，其突变的线粒体来源于父亲，证明了父系 mtDNA 不仅能够存活，还可以在成人的线粒体库和骨骼肌中有一定的比例。这种由父系线粒体导致的异质性（个体中父系和母系线粒体 DNA 共存）一般被认为与线粒体疾病有关。对基因模型小鼠的研究也显示，父系线粒体传递引起的异质性与小鼠的适应性和认知能力降低有关（Sharpley et al.，2012）。最初研究者推测，受精时精子将尾部丢弃在卵周隙内。后来研究者通过对精子进行标记明确证明，哺乳动物受精时精子的整个线粒体鞘都与卵子结合。

　　线粒体缺乏父系遗传的流行理论包括：①与精子 mtDNA（100 拷贝）相比，卵子 mtDNA（1000 拷贝）相对丰富，因此提出了被动的"稀释模型"；②通过泛素化选择性破坏父系 mtDNA，提出了"主动消除模型"；③排除"次要"的父系等位基因的"mtDNA 瓶颈效应"（Chinnery et al.，2013）。

　　泛素-蛋白酶体系统（ubiquitin-proteasome system，UPS）是一种调节蛋白质的底物特异性降解的通用机制，一次降解一个蛋白质分子。泛素以共价和串联的方式与其底物结合，形成多条泛素链，针对这种泛素化蛋白质，通过 26S 蛋白酶体降解。但如何处理完整的线粒体鞘一直是个谜。最近对哺乳动物的研究发现，精子线粒体的消除涉及蛋白质水解 UPS 和自噬级联反应，以降解受精后的线粒体（Song et al.，2016）。高等哺乳动物的精子线粒体自噬可以通过自噬相关蛋白 sequestosome 1（SQSTM1）依赖性自噬，也可以通过含缬酪肽蛋白（VCP）介导的泛素化精子线粒体蛋白向 26S 蛋白酶体的移位和传递（Song et al.，2016）而自噬。目前，关于受精后精子线粒体自噬的大多数数据集中在

SQSTM1、GABA A 型受体相关蛋白（GABARAP）、微管相关蛋白 1 轻链 3a（LC3）和 VCP 等。从无脊椎动物到脊椎动物，包括灵长类动物，受精后精子线粒体自噬和蛋白质泛素化在进化上是保守的（Sutovsky et al., 2017）。

五、小结

精子线粒体产生生殖生理所需的 ATP 和 ROS，其正常功能对于精子的活力、超激活运动、获能、顶体反应、和受精来说都是必需的。精子线粒体呼吸链的功能与精子质量相关，需要在成熟精子中暂时维持，直至受精。线粒体膜电位（MMP）与精子质量，尤其是精子活力和 DNA 完整性相关，特别是 ETC 的解偶联，可降低 ATP 的生成，增加 ROS 的生成，导致脂质过氧化和 MMP 的降低，这些变化导致精子活力丧失、精子 DNA 完整性差和受精率降低。精子线粒体 DNA 由于缺乏组蛋白，容易受到氧化损伤，其有限的 DNA 修复机制会导致精子发生点突变或线粒体 DNA 的多重缺失，而 mDNA 拷贝数和点突变、重复或缺失与精液功能差相关，导致男性不育风险增加。

（赵　勇）

参考文献

［1］ST JOHN J C，SAKKAS D，BARRATT C L. A role for mitochondrial DNA and sperm survival. J Androl，2000，21（2）：189-199.

［2］SCHWARTZ M，VISSING J. Paternal inheritance of mitochondrial DNA. N Engl J Med，2002，347（8）：576-580.

［3］DIEZ-SANCHEZ C，RUIZ-PESINI E，LAPENA A C，et al. Mitochondrial DNA content of human spermatozoa. Biol Reprod，2003，68（1）：180-185.

［4］WALLACE D C. Why do we still have a maternally inherited mitochondrial DNA？ Insights from evolutionary medicine. Annu Rev Biochem，2007，

76: 781-821.

[5] RAMALHO-SANTOS J, VARUM S, AMARAL S, et al. Mitochondrial functionality in reproduction: from gonads and gametes to embryos and embryonic stem cells. Hum Reprod Update, 2009, 15 (5): 553-572.

[6] ST JOHN J C, FACUCHO-OLIVEIRA J, JIANG Y, et al. Mitochondrial DNA transmission, replication and inheritance: a journey from the gamete through the embryo and into offspring and embryonic stem cells. Hum Reprod Update, 2010, 16 (5): 488-509.

[7] RAMALHO-SANTOS J. A sperm's tail: the importance of getting it right. Hum Reprod, 2011, 26 (9): 2590-2591.

[8] RAMIO-LLUCH L, FERNANDEZ-NOVELL J M, PENA A, et al. "In vitro" capacitation and acrosome reaction are concomitant with specific changes in mitochondrial activity in boar sperm: evidence for a nucleated mitochondrial activation and for the existence of a capacitation-sensitive subpopulational structure. Reprod Domest Anim, 2011, 46 (4): 664-673.

[9] SOUSA A P, AMARAL A, BAPTISTA M, et al. Not all sperm are equal: functional mitochondria characterize a subpopulation of human sperm with better fertilization potential. PLoS One, 2011, 6 (3): e18112.

[10] CONDORELLI R A, LA VIGNERA S, BELLANCA S, et al. Myoinositol: does it improve sperm mitochondrial function and sperm motility? Urology, 2012, 79 (6): 1290-1295.

[11] MARCHETTI P, BALLOT C, JOUY N, et al. Influence of mitochondrial membrane potential of spermatozoa on in vitro fertilisation outcome. Andrologia, 2012, 44 (2): 136-141.

[12] SHARPLEY M S, MARCINIAK C, ECKEL-MAHAN K, et al. Heteroplasmy of mouse mtDNA is genetically unstable and results in altered behavior and cognition. Cell, 2012, 151 (2): 333-343.

[13] ALASMARI W, BARRATT C L, PUBLICOVER S J, et al. The clinical significance of calcium-signalling pathways mediating human sperm hyperactivation. Hum Reprod, 2013, 28 (4): 866-876.

[14] AMARAL A, LOURENCO B, MARQUES M, et al. Mitochondria functionality and sperm quality. Reproduction, 2013, 146 (5): R163-174.

[15] CHINNERY P F, HUDSON G. Mitochondrial genetics. Br Med Bull,

2013，106（1）：135-159.

[16] MILANI L, GHISELLI F. Mitochondrial activity in gametes and transmission of viable mtDNA. Biol Direct，2015，10：22.

[17] TREULEN F, URIBE P, BOGUEN R, et al. Mitochondrial permeability transition increases reactive oxygen species production and induces DNA fragmentation in human spermatozoa. Hum Reprod，2015，30（4）：767-776.

[18] FREITAS M J, VIJAYARAGHAVAN S, FARDILHA M. Signaling mechanisms in mammalian sperm motility. Biol Reprod，2017，96（1）：2-12.

[19] NAGARAJ R, SHARPLEY M S, CHI F, et al. Nuclear localization of mitochondrial TCA cycle enzymes as a critical step in mammalian zygotic genome activation. Cell，2017，168（1-2）：210-223.

[20] SUTOVSKY P, SONG W H. Post-fertilisation sperm mitophagy：the tale of Mitochondrial Eve and Steve. Reprod Fertil Dev，2017，30（1）：56-63.

[21] BEJARANO I, RODRIGUEZ A B, PARIENTE J A. Apoptosis is a demanding selective tool during the development of fetal male germ cells. Front Cell Dev Biol，2018，6：65.

[22] LUO S, VALENCIA C A, ZHANG J, et al. Biparental inheritance of mitochondrial DNA in humans. Proc Natl Acad Sci USA，2018，115（51）：13039-13044.

[23] ZVETKOVA E, ILIEVA I, SAINOVA I, et al. Sperm mitochondrial biology during spermatogenesis and fertilization（Review）. Acta morphologica et anthropologica，2018，25（3-4）：171-181.

[24] VERTIKA S, SINGH K K, RAJENDER S. Mitochondria, spermatogenesis and male infertility-An update. Mitochondrion，2020，54：26-40.

第三节　线粒体病的遗传咨询

一、线粒体病

核基因组或线粒体 DNA（mitochondrial DNA，mtDNA）突

变所导致的线粒体呼吸链功能异常的疾病，统称为线粒体病。广义的线粒体病是指由 mtDNA、核基因组突变等遗传缺陷导致的线粒体内酶或蛋白质缺陷，最终导致细胞功能损伤和临床症状甚至演变为综合征，发病率为 1/10 000 ～ 1/5000。核编码基因缺陷引起的 mtDNA 突变通常为常染色体隐性遗传、常染色体显性遗传或者 X 连锁遗传。而狭义的线粒体病则是指 mtDNA 突变导致的母源性遗传病，我们通常所指的线粒体病即采用狭义的定义，这也是我们本节所讨论的重点。这是一组由于线粒体基因突变遗传缺陷引起的线粒体代谢酶缺陷致使 ATP 合成障碍、能量生成不足而导致的异质性疾病。此类线粒体病的遗传方式为母系遗传。这是因为受精卵的线粒体全部由卵子提供，线粒体的遗传物质突变只能通过女性患者或女性携带者传递给下一代。因此，如果患有线粒体病的患者为男性，则其后代一般无风险，而女性患者的后代均有患线粒体病的风险（吕远 等，2018）。此外，由于子代从母亲遗传所获得的突变线粒体比例各不相同，因此同一个母亲的后代的临床表现可能不尽相同。

线粒体病无法治愈（纪冬梅 等，2020），是一类严重危害人类健康的可致残、致死性疾病，临床治疗上也只能依赖于缓解症状以及延缓病情进展的辅助治疗，因此预防这种遗传病显得尤为重要。线粒体病通常在婴幼儿期发病，且绝大多数线粒体病会导致多器官系统功能受损，故以往对女性患者一般不建议其生育。mtDNA 遗传学特征使很多携带致病性 mtDNA 突变女性的遗传咨询变得更加困难，但可以考虑通过生殖遗传干预的方法帮助其生育，以降低其后代患线粒体病的风险。

线粒体病的遗传咨询是指对线粒体病患者及其家属所提出的有关对线粒体病的病因、遗传方式、诊断治疗及预后等方面进行解答，最后医生根据情况提出有关婚配和生育的建议和遗传学指导。遗传咨询的目的是消除、预防和降低线粒体病胎儿的出生，进而提高出生人口素质。

二、遗传特点

一个完整的线粒体病遗传咨询内容应当包含线粒体的遗传特点。线粒体含有自身的遗传物质和遗传体系，是人体内唯一存在于细胞核外且含有遗传物质的细胞器，线粒体的功能受到线粒体基因和核基因的双重控制。线粒体病的遗传有如下几个特点。①母系遗传：一般来说，mtDNA突变通过母亲传递给子代，可引起母系家族性疾病。虽然也有报道（Rius et al.，2019），mtDNA可以父系遗传，但这在人类中似乎是一种很罕见的事件。因此，对疑似有线粒体病的家庭进行遗传咨询和基因调查不需要改变母系遗传这个基本理论。尽管如此，如果患者有明显的不同于母亲的线粒体DNA变异，那么考虑对父亲的mtDNA进行测序可能是值得尝试的；②异质性：mtDNA的特点之一是异质性。在正常组织中，所有的线粒体DNA分子都是相同的，当某一组织或细胞内只存在同一类型的mtDNA基因组时，称为线粒体同质性。而当某一组织或细胞内共存2种及2种以上类型的mtDNA时，则称为线粒体异质性。mtDNA基因组具有多拷贝性质，不同类型细胞中含mtDNA分子数量不同。同一家庭中的不同兄弟姐妹的骨骼肌中mtDNA的突变比例水平往往相差甚远（Chinnery，2002），这种广泛的临床变异性是传递异质性mtDNA点突变的家系的一个特征；③复制分离与遗传瓶颈：在细胞有丝分裂和减数分裂过程中，经过复制，新合成的mtDNA以随机的方式分配到子细胞中，可导致子细胞中mtDNA异质性发生改变，这个过程称为复制分离。人成熟卵母细胞内约含10万个mtDNA，但是只有约100个mtDNA能够被随机选择遗传给下一代，这些mtDNA再经过复制扩增构成子代卵子的线粒体群。线粒体DNA的这一数量剧减过程被称为线粒体遗传瓶颈。遗传瓶颈与复制分离的现象是线粒体病遗传咨询变得棘手的重要原因。它们调控mtDNA遗传的数量和种类，造成子代间临床表型的显著性差异，甚至单卵双胎也可能表现为不同表型。

更令我们头疼的是，即使是携带低水平突变 mtDNA 的无症状携带者，仍可能出现具有高突变负荷的卵母细胞，从而使子代患病；④阈值效应：在含有致病性 mtDNA 突变的异质性个体中，突变型与野生型 mtDNA 的比例决定了患者的临床表现，通常突变 mtDNA 负荷越高，症状越严重。当细胞中 mtDNA 突变的水平达到或超过某个阈值时才会发病，这就是所谓的阈值效应。这个阈值通常被认为是 60%～80% 的突变负荷，也可以根据具体的 mtDNA 突变类型不同而变化。这个阈值可能取决于每个组织的能量需求（Debray et al.，2008）。大多数线粒体病的突变 mtDNA 的阈值超过了 70%，在某些情况下超过了 90%，这反映了只有相对少量的正常 mtDNA 也可以克服大量突变的 mtDNA 的有害影响的现象。因此，任何可以减少突变 mtDNA 比例的干预措施，即使是少量的，都可能对受线粒体病影响的组织产生巨大和有益的影响；⑤遗传咨询的不确定性：对于母系遗传病来说，情况比核基因遗传病更为复杂。目前，还没有确切的方法来预测异质性 mtDNA 突变会在多大程度上从母亲传给她的后代。如果突变已经遗传给后代，也无法预测是否会出现临床表型，因此携带致病性 mtDNA 突变女性的生育遗传咨询就非常具有挑战性，特别是低突变负荷的无症状携带者可以产生具有高突变负荷的卵母细胞。氧化磷酸化、呼吸链功能的生化错综复杂，这些是由核和线粒体基因组的作用导致的（Schon，2003）。产前诊断时，当整个胎盘水平的平均突变负荷较低（<20%）或较高（>80%）时，不同部位样本的异质性分布是均匀的；反之，总体异质性在中等水平（20%～80%）时，突变负荷接近 40%～50%；异质性差异越显著，分布越广。换言之，胎盘突变水平非常高或者非常低时可以推测胎儿其他部位突变水平也是如此，但是如果突变水平在一个模棱两可的水平，则我们就没有把握推测其他的突变情况。这种遗传咨询的不确定性主要表现在三个方面：①同一家庭的不同患者的发病时间和严重程度具有高度的异质性；②同一患者不同组织中突变 mtDNA 存在差异；③携带其母亲突变 mtDNA

的后代均有患病的风险，但突变 mtDNA 在后代分布的比例可为 0 ～ 95% 不等。目前线粒体病的遗传咨询充满了不确定性，具有很大难度，需要我们在积累临床诊治经验的基础上，进一步深入地研究和考量。

由于氧化磷酸化过程几乎是所有细胞所必需的，因此任何器官都可能受到线粒体病的影响。同一种线粒体病的表型可由不同的基因突变造成，而同一突变也可以造成各式各样的表型，特定的几种表型同时出现往往提示某种特定的机制。

三、线粒体脑肌病

线粒体病是一组遗传性能量代谢障碍性疾病，它们构成了最常见的遗传性代谢性疾病的一部分。由于肌肉和脑组织高度依赖氧化磷酸化，因此 mtDNA 的变异所致的临床症状往往是全身性的，只是由于各酶体系缺失和受累程度不同，临床表现各有侧重。我们人为地将线粒体病划分为两大类：线粒体肌病和线粒体脑肌病。截至目前，研究已经发现了 100 多种与 mtDNA 突变有关的人类线粒体遗传病，并且新的基因突变类型也在陆续被报道（Yang et al.，2022）。这些线粒体遗传病多数是由 mtDNA 突变所致，mtDNA 突变包括点突变、碱基缺失和重复以及 mtDNA 大片段的丢失等。辅助生殖门诊最常见的线粒体遗传病为线粒体脑肌病（纪冬梅 等，2020），主要包括 Leigh 综合征和线粒体脑肌病伴高乳酸血症和卒中样发作（MELAS）。可能是由于线粒体脑肌病发病时间早，患儿母亲尚有生育能力，才会求助生殖门诊。Leigh 综合征具有年龄依赖性，呼吸链酶复合体基因变异是 Leigh 综合征最常见的原因，其中以 SURF1 突变最多见，其次为 m.8993 T > C/G、m.14487 T > C 与 m.13513 G > A，还有少见的 m.11777 C > A、m.10191 T > C 等。Leigh 综合征好发于婴幼儿，首发症状主要表现为运动异常、眼部症状和癫痫发作，其特点是在磁共振成像下可见大脑坏死病灶，尤其是在中脑和脑干。MELAS 患者的血液与脑脊液中常出现高水平乳酸堆积。目前发现至少有 17 个不同的 mtDNA 突变会导致 MELAS，最常见的是 m.DNA3243。单一 mtDNA 缺失的患者通常表现为慢性进行性眼外肌瘫痪或 KKS。Pearson 综合征通常也是由于单个 mtDNA 缺失所致，在婴儿期表现为铁粒幼细胞贫血、全血细胞减少和胰腺外分泌衰竭（Chinnery，2002）。KKS、Pearson 综合征和进行性外眼肌麻痹三种临床表型重叠（Vento，2013）。

四、遗传咨询的原则

世界卫生组织建议的遗传咨询伦理原则主要涉及尊重个人自主原则及有利无伤害原则。原则主要如下：①尊重自主，保护家庭的完整性；②知情同意；③遗传信息的保密和适当公开原则；④社会公益原则；⑤趋利避害、有利母儿；⑥非指令性咨询原则；⑦伦理监督原则。线粒体病的遗传咨询虽然具有其特殊性，但是上述原则也基本适用。需要注意的是，咨询原则不是一成不变的，应当根据实际情况进行考虑，例如对咨询者教育与持续支持的原则也非常重要。

随着生殖遗传学的发展，自身患有遗传病或者有不良妊娠史的患者寻求辅助生殖技术助孕的现象越来越多，同时她们对生殖遗传咨询的需求急剧增加。生殖遗传咨询应充分告知患者遗传病或不良妊娠的风险，遗传咨询的目的是充分告知患者遗传病或不良妊娠的风险，帮助其全面分析、判断，提供有价值的意见和切实可行的干预措施，指导患者如何去应对这些风险，从而让患者自行做好生育方面的选择。遗传咨询后患者将面临助孕方式、产前诊断、是否继续妊娠的艰难选择，每一种选择都将引起各种伦理原则的相互冲击。因此，生殖遗传咨询提供准确、完备、无偏倚的信息是患者选择治疗方案的基础，充分知情是患者做出选择的关键，而尊重其自主原则是诊疗可行性的前提。线粒体病的遗传咨询所提供的各种信息应该是启发性的，同时也是非指令性的，帮助他们分析、判断、指导如何面对这些风险，提供有价值的指导意见和切实可行的措施，如植入前遗传学诊断及筛查、供卵、产前诊断及人工流产以及领养，甚至放弃等。应遵循医学伦理学的基本原则，对一些新技术如四代试管婴儿应持谨慎的态度，也应遵循伦理和当地的法律规范（谭小方 等，2019）。

　　一位患者的遗传咨询往往需花费 1 个小时以上，甚至需咨询小组的几个人轮流对患者进行沟通，或者是用共情的心理给他们提供可行的建议（任兆瑞，2019）。除了对患遗传病的患者和家属进行咨询之外，还需对该家庭交代再发风险的概率、线粒体病的遗传特点，以及有关疾病引起的各种问题，如经济和社会负担等。因为遗传咨询涉及领域很广，如果患者需要，可以将患者转诊至相关领域的专家。

五、遗传咨询的过程

（一）线粒体病的诊断

　　来找医生进行线粒体病遗传咨询的患者一般会有他的临床表现与症状，因此获得详细的临床资料、各种检验或检查结果以及家庭分析资料是非常重要的。仔细询问家族里是否具有发生同样疾病的患者，是否有母系遗传，进行详细的家系调查，绘制出家系图谱。不经过家系调查，就不能获得患者的第一手信息和资料，就不能了解来遗传咨询的病人是否可能罹患遗传病以及是否患线粒体遗传病。对于线粒体疾病的诊断需综合临床表现、生化代谢、影像学检查和肌肉或皮肤活检等来进行。当高度怀疑线粒体病时需进行基因检测。基因检测呈阴性时，应重新进行临床评估，进一步进行病例分析和呼吸链酶学检测，同时进行组织标本遗传学分析。一些 mtDNA 缺失在血液中检测不到，因此需要通过肌肉活检进行进一步的组织分析。在某些散发性疾病中，肌肉是首选的组织。尽管有时候直接从血细胞中进行 mtDNA 分析可以做出准确的诊断，但在大多数情况下，仍需要进行肌肉活检（Gropman，2001）。尿液中的突变 mtDNA 含量比血液和口腔黏膜中的突变 mtDNA 比例高（纪冬梅 等，2020），即异质性更高，因此，尿液更适于致病 mtDNA 的筛查。

临床上对于疑诊为线粒体病的患者，可以通过询问病史、确定家族遗传方式、代谢检测、影像学检查以及多系统的检查诊断来判断患者是否符合某种特定的临床综合征特征。符合临床特征的，可以对患者进行基因检测，如果检测出常见的线粒体病的点突变（m.DNA3243 等），则可以确诊为线粒体脑肌病。需要指出，线粒体病类型众多，临床表现多样，诊断比较困难。根据罕见病诊疗指南（2019 年版），目前常用的诊断标准为：① Bernier 线粒体病诊断标准；② Morava 线粒体病的评分系统。

（二）评估

线粒体遗传病女性患者的生育选择首先要先进行生育力评估，确定患者的身体情况是否适合生育。例如对于卵巢功能低下的患者，可选择领养孩子或接受供卵的体外受精（IVF）技术。对于那些可以产生携带低水平突变 mtDNA 胚胎的患者选择胚胎植入前遗传学检测（preimplantation genetic testing，PGT）结合产前诊断技术进行子代线粒体病的预防。

（三）干预措施

线粒体病的遗传学特征使得很多携带致病性 mtDNA 突变女性的遗传咨询更加困难，但可以考虑通过生殖遗传干预的方法帮助生育，降低后代患有线粒体遗传病的风险。

1. 胚胎植入前遗传学检测（PGT）：PGT 与产前诊断技术可检测突变 mtDNA 水平、选择正常的胚胎移植或者预防携带高水平突变 mtDNA 子代的出生，但这并不适用于所有患者。PGT 可以帮助选择突变 mtDNA 水平低的胚胎进行移植，是降低携带致病 mtDNA 突变女性后代患线粒体遗传病风险的可行选择，但前提是患者可以产生携带低水平突变 mtDNA 的胚胎。对于那些只产生携带高水平突变 mtDNA 卵子或者胚胎的患者而言，PGT 是不合适的。PGT 涉及的胚胎活检主要包括卵裂期胚胎的卵裂球活检、囊胚滋养层细胞活检和极体的活检。将早期胚胎中取出一个或多个细胞进行基因检测，选择无突变或低突变负荷的胚胎移植到子宫，可以减少线粒体遗传病的风险。PGT 应当对哪一发育阶段的卵子或者胚胎进行活检是值得考量的。有学者认为，异质性 mtDNA 比例在成熟卵母细胞的卵胞质与极体以及不同发育阶段的卵裂球间的分布几乎是相同；然而也有研究发现，活检不同阶段卵子或胚胎样本进行遗传学检测的可靠性不一致：滋养外胚层细胞 mtDNA 的异质性水平比第二极体更为接近胚胎干细胞的 mtDNA 异质性水平，与卵裂期活检相比，滋养外胚层活检能够提高准确度而不降低胚胎发育潜能；还有研究认为，活检极体或卵裂球检测 mtDNA 异质性可以代表整个胚胎，但是极体活检结合卵裂球活检行 PGT 更为可靠。由于涉及一些宗教、伦理的原因，PGT 在一些西方国家开展得不如我国那么多，甚至遭到冷遇与排斥。原因包括天主教反对进行胚胎操控，例如对卵裂期胚胎取其 1 个卵裂球进行检测的行为是部分人无法接受的。目前，我国学术界认为，PGT 应在严格的指征下应用达到优生优育、阻断遗传病传递的目的。然而，在患线粒体病人群中使用这项技术的主要担忧之一是，无法预测所产生胚胎的所有组织中的 mtDNA 突变负载。换言之，即使在经历了 PGT 过程后，我们也不能保证最终的胚胎将完全没有临床症状。显然，这是一个相当大的伦理困境（Vento，2013）。鉴于人们对特定突变和组织内突变水平与疾病严重程度的相关性知之甚少，因此，根据 PGT 评估确定哪些胚胎可以被筛选植入子宫，在伦理上是具有挑战性的。这点在对患者进行遗传咨询的时候，有必要着重强调，以避免线粒体病患者有过高的生育期望。

　　2. 线粒体置换技术：指用健康的线粒体替换线粒体遗传病患者或携带者的突变线粒体的方法，所诞生的子代常被称为"三亲"试管婴儿，也称为第四代试管婴儿，即既具有父母双亲的核遗传物质，又有第三方线粒体捐赠者的 mtDNA。这种包含患者细胞核和捐赠者线粒体的"杂交"卵母细胞可以在体外受精，并植入女性的子宫。线粒体基因和核内基因组是相对隔离的，且线粒体基因在整个 DNA 中所占比例很小（0.2%），因此子代的主要遗传物质还是被捐赠者的（朱蕾 等，2020）。线粒体置换技术的诞生为预防严重线粒体遗传病带来了希望，可有效减少致病 mtDNA 从母亲传递给子代，有望使后代患线粒体遗传病的风险最小化，从而避免患线粒体遗传病的子代出生，为线粒体遗传病的预防开辟了新天地。目前线粒体置换技术有以下 4 种：原核移植（pronuclear transfer，PNT）、纺锤体-染色体复合体移植（spindle-complex transfer，ST）、第一极体移植、第二极体移植。PNT 和 ST 是迄今为止被研究最多的线粒体置换技术，并且有越来越多的科学数据证实这些核移植技术能够有效预防线粒体遗传病。然而，线粒体置换技术的临床应用未能在国际上普遍获得立法，在我国第四代试管婴儿技术的临床应用也并不合法。线粒体置换技术难以广泛应用于临床的核心问题是线粒体置换的安全性以及其所涉及的伦理问题。线粒体移植技术存在很多尚不清楚的生物风险，而且也尚无有效的风险评估方法。目前最令人担忧的是，移植的线粒体基因在免除线粒体遗传疾病的同时，是否会额外损害子代的体质或者生理功能。目前尚无有效数据支持。虽然目前的研究还未发现存在线粒体置换的子代或胚胎干细胞是否存在遗传和表观遗传的异常，但是其长期安全性有待进一步研究。进行遗传咨询的患者可能在咨询时更关注该技术是否能够完全消除致病性 mtDNA 的影响。虽然线粒体置换技术能显著减少致病 mtDNA 的异质性，但仍可能会导致一定量的突变 mtDNA 残留。尽管在新生儿组织中报道的 mtDNA 残留量很低，但是研究发现线粒体置换重构胚中即使携带极少量致病的 mtDNA 都可能存在巨大的潜在风险，即残留的突变型 mtDNA 复制、扩增的速率可能远超健康的 mtDNA，使最终致病 mtDNA 的比例逐渐上升到主导地位，发生 mtDNA 基因型完全逆转，这种现象被称为 mtDNA 单倍型漂移，具体的发生机制尚不清楚。因此，长期追踪随访出生子代的健康情况对于评估线粒体置换的安全性和有效性极为重要。总而言之，目前人们对线粒体置换技术褒贬不一。有科学家认为，线粒体移植是生殖医学的一个重要进展，它减少甚至避免了高风险人群把线粒体疾病遗传给下一代的风险。该技术不仅为饱受线粒体遗传性疾病困扰的家庭带来希望，也象征着科学的进步和医学的发展。也有科学家认为线粒体移植是不负责任的、存在潜在安全隐患的、不符合伦理的行为，开创了一个危险的先例。目前，只有英国是世界上唯一官方允许"三亲"婴儿的国家。

3. 产前诊断：目前用于预防线粒体遗传病的常规方法有产前诊断和 PGT。产前诊断是一种在早期妊娠不同阶段对细胞进行采样的技术，突变的线粒体基因水平高时可选择终止妊娠，可降低子代患严重线粒体遗传病的风险。在辅助生殖门诊，针对前来咨询的线粒体遗传病患者，咨询内容不仅应该只包含 PGT、线粒体置换等辅助生殖技术，还应该提及产前诊断的重要性。因为产前诊断是有创的，部分家庭会逃避检查，所以建议在进行遗传咨询时就强调产前诊断的必要性，告知不行产前诊断仍可能面临的生育风险，以及接受产前诊断有面临终止妊娠的可能，从而让患者能够综合更多信息做出更符合自身要求的生育抉择（朱蕾 等，2020）。此外，产前诊断与其他技术一样，也有局限性，也存在着对于线粒体遗传病的不确定性。由于组织间变异性以及取样时胎儿发育阶段不同导致的 mtDNA 突变负荷差异使得产前诊断存在一定的风险。测定绒毛的突变 mtDNA 水平对某些线粒体遗传病进行产前诊断应谨慎，最好同时测定羊膜细胞 mtDNA 突变水平，因为羊膜细胞的 mtDNA 突变水平和脐带血细胞相似，但是与胎盘样本不同。更加凸显线粒体病产前诊断不确定性的是：产前诊断胎儿的绒毛、羊水细胞、脐血细胞等检测出 mtDNA 突变不等于胎儿出生后一定会患病，也不能预测疾病的严重程度，而检测结果为阴性也无法排除胎儿不患病。羊膜细胞或绒毛膜绒毛中的 mtDNA 突变负荷与其他胎儿组织并不一定完全对应。产前样本中测定的突变负荷可能会在子宫内或出生后发生变化。综上所述，对于携带致病性 mtDNA 突变的胎儿来说，预测其临床结局是极其困难的，特别是当突变负荷不处于极高或者极低的水平（如 50%～80%）时。在目前情况下，要想确定一个产前诊断的安全阈值，并确保该阈值之下的子代以后不会患线粒体遗传病，几乎是无法实现的。这同样需要对前来咨询的线粒体病患者交代清楚。

六、总结与展望

线粒体病的遗传咨询充满着挑战性，现有的医疗技术水平无法给予这些饱受母系遗传病困扰的女性们一个满意的解决方案。近年来，通过全外显子组测序，可以发现更多线粒体遗传病的致病基因，对新变异的发现不仅扩大了线粒体病的基因变异谱，同时也丰富了遗传咨询的内容。可见，医学研究对这个以不确定性为特征的生育领域的探索从未止步。在我国尚未立法允许线粒体置换技术应用于严重线粒体遗传病的情况下，有必要开展预防线粒体遗传病的 PGT 与产前诊断技术的临床研究，建立起一套在临床上可行的线粒体遗传病的植入前与产前筛查技术体系（纪冬梅 等，2020），从而早日帮助线粒体遗传病患者获得健康子代。同时，针对线粒体置换等新技术的临床前研究需要投入更多的时间与精力。有必要在相关动物模型以及人类胚胎干细胞层面上深度解析线粒体置换重构胚中残留的 mtDNA 的去向与长期稳定性，探索异源线粒体共存时线粒体漂移的发生机制及应对措施，以及关注国外第四代试管婴儿出生后的健康随访，不断提高与完善线粒体置换技术的安全性与有效性，推动该技术在临床上早日得到应用，真正满足线粒体遗传病患者的生育需求。

（钟　威　商　微）

参考文献

［1］纪冬梅，曹云霞. 生殖遗传技术预防线粒体遗传病的研究进展. 国际生殖健康/计划生育杂志，2020，39（2）：153-157+162.

［2］吕远，刘彩霞. 遗传性疾病史女性孕前咨询要点. 中国实用妇科与产科杂志，2018，34（12）：1348-1352.

［3］任兆瑞. 遗传咨询的点点滴滴. 海南医学，2019，30（S1）：68-71.

［4］谭小方，丁家怡. 辅助生殖技术中遗传咨询的伦理探讨. 中国妇幼保健，2019，34（15）：3623-3626.

［5］朱蕾，唐蓉. 辅助生殖技术相关生殖遗传咨询及生育选择引发的伦理思考. 中国医学伦理学，2020，33（1）：26-29.

［6］CHINNERY P F. Inheritance of mitochondrial disorders. Mitochondrion，2002，2（1-2）：149-155.

［7］DEBRAY F-G，LAMBERT M，MITCHELL G A. Disorders of mitochondrial function. Current Opinion in Pediatrics，2008，20（4）：471-482.

［8］GROPMAN A L. Diagnosis and treatment of childhood mitochondrial diseases. Current Neurology and Neuroscience Reports，2001，1（2）：185-194.

［9］RIUS R，COWLEY M J，RILEY L，et al. Biparental inheritance of mitochondrial DNA in humans is not a common phenomenon. Genetics in Medicine：Official Journal of the American College of Medical Genetics，2019，21（12）：2823-2826.

［10］SCHON E A，DIMAURO S. Medicinal and genetic approaches to the treatment of mitochondrial disease. Current Medicinal Chemistry，2003，10（23）：2523-2533.

［11］VENTO J M，PAPPA B. Genetic counseling in mitochondrial disease. Neurotherapeutics：The Journal of the American Society for Experimental NeuroTherapeutics，2013，10（2）：243-250.

［12］YANG Z，CAO J，SONG Y，et al. Whole-exome sequencing identified novel variants in three Chinese Leigh syndrome pedigrees. American Journal of Medical Genetics. Part A，2022，188（4）：1214-1225.

第七章　线粒体遗传病的阻断治疗

一、线粒体遗传病的治疗现状

线粒体 DNA（mitochondrial DNA，mtDNA）突变引起的线粒体功能异常所导致的疾病是一类母系遗传性疾病（后述将简称"线粒体遗传病"，不包括因核基因突变而引起的线粒体疾病），可通过女性生殖细胞传递至子代。其往往引起人体代谢功能异常，导致糖尿病、神经退行性疾病、心血管疾病等各类相关疾病，严重者可能致残或致死（Schapira，2006；Lightowlers et al.，2015；Ng et al.，2021）。其起因是母体中存在一定比例的含有致病 DNA 突变的线粒体（致病线粒体），由于线粒体复制和核基因组的复制并不同步，且细胞中存在一定的线粒体数量调节机制，以及致病线粒体在细胞内分布可能并不均匀，因此随着母体细胞的增殖分裂和分化，进入子代细胞的野生型和致病型线粒体相对含量可能发生改变，导致致病线粒体比例在不同的子代细胞中的分布可能发生显著的变化（即线粒体遗传漂变）（Jenuth et al.，1997；Meiklejohn et al.，2007；Latorre-Pellicer et al.，2019；Tworzydlo et al.，2020）。然而，由于可能存在的线粒体瓶颈效应，在母体形成生殖细胞的过程中，仅有部分线粒体被最终传递到成熟的卵子中。因此当致病性线粒体在部分原始生殖细胞中的比例较高时，即可能导致致病线粒体在其生成的成熟卵子中富集。如果这一类卵子受精后进一步妊娠并最终出生，则新生儿体内可能存在大量的致病线粒体。一旦致病线粒体在某些主要耗能组织细胞中超过一定比例［不同组织及突变类型的发病阈值不一样，目前医学上通常认为当致病性线粒体比例超过 60% 时，机体即表现出相应的临床症状（Amato et al.，2014）］，这些新生儿极可能直接发病（Sato et al.，2005，Yamada et al.，2021）。

然而，由于人类的机体十分复杂，对于已经罹患此类疾病的个体，完全治愈是几乎不可能的（Lightowlers et al.，2015；Ng et al.，2021；Schapira，2006）。目前在临床治疗中也多以对症治疗为主，例如使用艾地苯醌对 LHON 引起的视觉障碍进行治疗（Catarino et al.，2020），使用牛磺酸或 L- 精氨酸等对 MELAS 引起的中风样症状进行缓解（Koga et al.，2018；Ohsawa et al.，2019）。虽然现在也有通过对成人采取基因编辑的手段进行治疗的尝试，但由于线粒体的基因编辑较为困难，且需要编辑的细胞数量过多、细胞种类复杂等原因，导致治疗效果极其有限（Jackson et al.，2020；Mok et al.，2020；Yu-Wai-Man et al.，2020）。对于当前没有发病的携带者，随着其年龄的增长，致病线粒体也可能在细胞中发生遗传漂变和积累，并最终发病或遗传给后代。因此，如何尽可能彻底地消除致病线粒体（并以正常线粒体替换）是预防此类疾病传递给子代（即阻断治疗）的重要研究方向。而基于体外受精的辅助生殖技术的发展，为此类研究和探索提供了可能性（Wolf et al.，2015）。

二、基于辅助生殖技术的线粒体遗传病阻断治疗的早期研究

由于存在遗传瓶颈效应及异质性遗传漂变现象，即使母体中突变 mtDNA 比例很低，其子代 mtDNA 仍可能出现高突变而致病。临床上通常借助遗传咨询来评估这一风险。胚胎植入前遗传学诊断（preimplantation genetic diagnosis，PGD）是一种有效阻断线粒体遗传病遗传的辅助生殖技术，通过检测显微获取

的胚胎滋养层细胞或卵裂球，根据家系遗传背景进行分析，选择 mtDNA 低突变率的胚胎植入子宫获得妊娠，在 2006 年，首个 PGD 检测线粒体遗传病的婴儿诞生了。对于大多数线粒体遗传病，PGD 可降低其患病风险。比如在莱伯遗传性视神经病变（LHON）中男性由此患失明的概率是女性的 2～5 倍，因此一些国家通过 PGD 选择女性胚胎植入子宫来降低子代失明的风险（Bredenoord et al., 2008）。然而，大量研究表明，由于植入胚胎在后期的胎儿发育中，其突变的 mtDNA 含量可能会急剧升高（Mitalipov et al., 2014），这影响了 PGD 在线粒体遗传病遗传阻断治疗中的有效性。此外，由于突变 mtDNA 在早期胚胎不同细胞的分布不均匀，所检测细胞的结果并不能完全代表整个胚胎的突变水平（Lee et al., 2012），即 PGD 在线粒体遗传病遗传阻断治疗中的准确性堪忧。再者，如果线粒体遗传病女性携带者所有或大部分的胚胎均有极高突变率，无或少有可利用胚胎，这势必会影响该患者的移植妊娠和后代繁衍。由于 PGD 以上的局限性，科学家另辟蹊径，进一步探求了其他方法来阻断线粒体遗传病的子代遗传。

　　在基于辅助生殖技术的早期的研究中，研究人员曾经尝试抽取正常卵子的少量胞浆，并将其注射到含有致病线粒体的卵子（致病卵子）中，再进一步完成授精、移植和妊娠，并最终获得了活产婴儿（Cohen et al., 1997；Huang et al., 1999；Lanzendorf et al., 1999）。然而，由于只能向致病卵子中注射较小体积的正常卵子胞浆，因此经过胞浆注射后的致病卵子中所含有的正常线粒体的比例并未大幅提高（Brenner et al., 2000）。根据这些研究的后续报道，这些出生的孩子大多持续存活，但由于线粒体漂变等原因，其体内不同组织的正常线粒体的水平会出现巨大的差异，导致其在各年龄阶段均可能随时发病，且难以预知（Sobek et al., 2021）。因此，在卵子中更加彻底地清除致病线粒体，并提高正常线粒体的比例是解决这一问题的关键。

三、线粒体置换技术

近年来，一种新的治疗策略——线粒体置换（mitochondrial replacement，MR）技术开始被用于解决上述问题（Wolf et al., 2015）。该技术的本质是在卵子水平的核移植，即将带有致病线粒体的卵子/受精卵的核遗传物质转移到相应的去核正常卵子/受精卵中，因此该技术又称之为核质置换（后述称之为核质置换或置换）技术。根据转移主体的不同，这项方案可以被进一步分为：生发泡置换、纺锤体置换、原核置换和第一极体/第二极体置换等方案。在这种策略下，只有少量致病性线粒体在核遗传物质转移的过程中被随带到健康卵子/受精卵中。因此，理论上随着最初随带线粒体（随核带入的线粒体）水平的降低，通过这种策略获得的后代的健康状况得到极大改善。目前，相关研究和临床前实验已在小鼠、非人灵长类动物和人类中广泛开展（Craven et al., 2010；Paull et al., 2013；Tachibana et al., 2013；Wang et al., 2014；Hyslop et al., 2016；Wu et al., 2017；Zhang et al., 2016；Zhang et al., 2017；Wang et al., 2021）。然而，尽管在2016年借助线粒体置换技术已经诞生了第一个人类婴儿，但其更广泛的临床应用却鲜有报道（Zhang et al., 2016；Zhang et al., 2017），这与线粒体置换技术中仍存在一些可能影响后代健康的问题密切相关。

（一）生发泡置换方案

作为生殖细胞减数分裂时期的核遗传物质，纺锤体置换的前身是生发泡置换（germinal vesicle transfer，GVT）。相较于前述的线粒体注射，不成熟卵子间的GVT可极大比例置换线粒体。将一个卵子的GV转移至另一个去核卵子的卵间隙中，融合后重构卵子可在体外成熟、受精、早期胚胎发育，并在移植后获得仔鼠活产（Zhang et al., 1999，Liu et al., 2003）。在GVT过程中，核物质清晰可辨，利用常规的倒置显微镜即可完成置换操作，并且此时的核物质具有核膜保护，显微操作时不容易受到机械损伤。然而，在显微置换操作前必须先将卵子周围的颗粒细胞剥除，这会影响卵子后续的成熟及发育潜能，降低卵子利用率。

（二）纺锤体置换方案

伴随着科技进步、纺锤体观察系统的出现，研究人员开始对卵子第二次减数分裂中期（metaphase of second meiosis，M Ⅱ）的核遗传物质（排列于纺锤体的赤道板上）进行置换。

纺锤体置换方案是在获得成熟的含有致病线粒体的 M Ⅱ卵母细胞后，借助纺锤体观察镜确定纺锤体的位置，利用活检针获取含有纺锤体的胞体，并将其转移至去掉纺锤体的正常 M Ⅱ卵子中，随后进行授精、发育和移植的技术方案。该方案目前已有人类临床应用的报道，并已经获得了活产。其在着床前胚胎中，致病线粒体的残留水平为 5.7%，对新生儿的不同组织的线粒体残留水平检测也表明其致病线粒体被控制在 10% 以下（Zhang et al.，2017）。然而，有报道显示，核质置换后的随带线粒体 DNA 含量（即相对占比）并不稳定，会出现前述遗传漂变。当致病 mtDNA 出现含量增高的漂变，则仍然存在子代发病风险。有报道对患 Leigh 综合征患者行纺锤体置换后，重构胚胎中致病 mtDNA 携带率低于 1%，而其胚胎干细胞表现出了致病 mtDNA 比例增加，其机制尚不清楚。有研究提示，在不同线粒体 DNA 单倍型之间，可能某些单倍型具有相对复制优势，从而导致有些置换后的线粒体在细胞传代中优势扩增，其占比发生持续增高的遗传漂变，甚至反转到 100%（Kang et al.，2016）。

相较于前述的将正常线粒体注射进入致病卵子内的方式，纺锤体置换的方案已经能够极大程度地降低致病线粒体的水平。然而，由于纺锤体置换是在第二次减数分裂中期进行的，此时的染色体和纺锤体并没有核膜进行保护，因此在操作的过程中有可能造成染色体的结构损伤或数量异常（丢失 / 增加），继而导致重构卵子染色体核型异常的发生。Paull 等在 mtDNA 疾病防治的研究中，首次报道了人卵子行纺锤体置换后卵子正常受精率偏低的现象，并经试验探索发现，其原因在于纺锤体置换操作过程容易使卵子过早激活，提早进入第二次减数分裂后期（Paull et al., 2013）。同时，无核膜保护的纺锤体在显微操作过程中对温度、渗透压及机械力的影响敏感。因此，卵子正常受精率是衡量纺锤体置换的一个重要技术指标，这就要求研究人员显微操作要细致得当。

（三）原核置换方案

原核置换是在卵子受精后，待受精卵形成原核，将致病卵子的雌雄双原核或单雌原核转移入相应去掉双原核或单雌原核的正常受精卵中，随后进行培养发育的技术方案。目前，双原核置换方案已经用于治疗着床前胚胎发育阻滞的病例，然而该病例虽然获得了优质胚胎并成功临床妊娠，但最终没有活产（Zhang et al., 2016）。采用这一方案进行置换操作时原核已经形成，具有核膜包被，因此对染色体的保护较为完好。但是，在线粒体置换治疗中，双原核置换会导致较多致病线粒体的携带，从而导致重构胚胎中致病线粒体水平较高，进而在胚胎的发育和出生后的成长过程中，由于漂变趋势的不确定性，致病线粒体水平可能在子代某些组织达到致病阈值以上而导致疾病的发生（Yamada et al., 2020；Yamada et al., 2016）。

如果采用的是单雌原核置换，则能够更大限度地去除置换过程中所携带的致病线粒体。这在小鼠实验中发现有利于改善出生小鼠子代的生存质量（Wang et al., 2014）。然而，传统的单雌原核置换只能在小鼠等模式动物中使用，在人类中则无法适用。这是由于一方面，人类受精卵的雌雄原核大小相同不能分辨，不像小鼠受精卵那样雄原核明显大于雌原核；另一方面，与小鼠在胚胎发育早期无显著的中心体不同，人类受精卵的中心体是后续正常有丝分裂所必须的结构。在人类的卵子受精的早期，由精子所携带的中心粒会形成巨大星形结构，并在雌雄原核出现后，形成定位于原核外周的中心体结构（Avidor-Reiss et al., 2019）。然而，由于在核质置换操作中并不能直接观察到中心体，因此在取出人类受精卵原核的过程中，巨大的中心体结构可能被随之吸出或发生损伤。这样重构后的卵子可能存在数量或结构异常的中心体，从而会影响受精卵后续正常的有丝分裂，降低可用胚胎率。近年来，有研究尝试在受精后更早的前原核阶段即进行单雌原核置换（又称为前原核置换，PPNT），因为这一阶段雌原核周围并没有中心体结构，因此在取出雌原核的过程中能更大概率地避免损伤或取出卵子的中心体，从而被认为有可能解决原核置换过程发生中心体结构紊乱的问题（Wu et al.，2017）。

（四）第一极体/第二极体置换方案

第一极体置换方案与纺锤体置换方案较为类似，即将致病卵子第一次减数分裂获得的第一极体移入去除纺锤体后的正常卵子中，随后进行授精和后续培养发育（Sato et al.，2005；Wu et al.，2017；Wang et al.，2021）。而第二极体置换方案则与前原核置换方案具有一定相似性，即先进行授精，在受精卵子排出第二极体，并初步形成前原核后，将致病卵子的第二极体移入去除前原核（即早期雌原核）的正常受精卵中，随后进行培养发育（Wang et al.，2014；Wu et al.，2017）。

与其他方案相比，第一极体/第二极体移植方案被认为致病线粒体的携带水平更低，从而进一步减少重构后胚胎致病线粒体遗传漂变大幅增高的可能性（Wang et al.，2014；Li et al.，2017；Wang et al.，2021；Wu et al.，2017）；而且，由于第一极体和第二极体有细胞膜的包被，相较于无核膜保护的纺锤体置换，其对染色体的保护可能更加充分，从而减少染色体损伤的可能性。

然而，第一极体/第二极体置换方案也存在一些需要进一步解决的问题。一方面，随着第一极体或第二极体排出时间的延长，由于其核物质脱离了卵胞浆的保护，第一极体和第二极体可能逐步进入细胞凋亡的过程，这个过程伴随着细胞自噬、染色体损伤以及线粒体的破坏等事件的发生（Fabian et al.，2014）。这意味着重新移入卵胞浆中的极体核遗传物质和线粒体 DNA 可能带来新的损伤。这将有可能损害重构胚胎的发育以及出生后代的健康。近期有研究也尝试在更早的阶段进行极体置换，以降低上述风险，进一步改善重构胚胎的发育（Li et al.，2023）。另一方面，第一极体和第二极体的核遗传物质是否与卵母细胞中的核遗传物质具有相同的表观遗传修饰也仍存在争议。一些研究已经证明，DNA 甲基化在这些遗传物质之间没有显著的差异（Wang et al.，2017），但随着表观遗传修饰研究的发展，极体和卵子之间是否还有其他的表观遗传差异还需要进一步探索。

（五）其他方案

此外，一些研究表明，通过基因编辑、诱导线粒体自噬或化学方法也可以修饰或消除致病性线粒体（Fan et al.，2022；Gammage et al.，2018；Hawkes，2015；Reddy et al.，2015；Zorov et al.，2014）。然而，由于线粒体结构的特殊性，目前可以采用的基因编辑技术（TALEN）效率较为低下，且存在潜在的脱靶风险。而诱导线粒体自噬或化学法诱导线粒体的凋亡靶向性则较差，难以区分正常线粒体和异常线粒体，最终导致线粒体被过度清除，并引发细胞凋亡等后续事件。同时，对胚胎进行基因编辑等操作也会导致较为严重的伦理问题。因此，在遗传阻断治疗中使用这些技术可能会带来潜在的生物学风险和更复杂的伦理风险，而使用基于物理方法的核质置换技术最大限度地清除最初随带的线粒体可能是未来遗传阻断治疗中最可行的方案。

四、亟待解决的问题及技术展望

（一）线粒体遗传漂变问题及其解决方案

如前文所提到的，当细胞中存在不同基因型的线粒体时，其相对比例在子代细胞中发生显著变化的现象被称为线粒体遗传漂变。如果其中一种线粒体为致病线粒体（即其 mtDNA 存在致病的突变位点），则其比例在子代细胞中逐步发生遗传漂变而会出现多种变化，其中漂变出现升高超过一定阈值时即可能引起线粒体相关疾病。尽管采用线粒体置换的各种方案已经能够极大程度地降低致病线粒体的水平，然而，根据已有的报道，即使在人类着床前胚胎中随线粒体置换而随带的线粒体比例只有 0 ~ 1%，但在其分离获得的胚胎干细胞中，随着细胞的传代，该携带率也有可能在几代细胞内增加到 80% 以上，并在随后的传代中完全替代健康的供体线粒体（Yamada et al.，2016；Yamada et al.，2021）。在小鼠核质置换中，即使合子期只有 5% 的随带线粒体，而在小鼠出生时这个比例可能达到 22%，在断奶前可能达到 30%。在这些小鼠的整个生命周期中，其某些器官和组织中致病线粒体的比例可能达到 78%（Sato et al.，2005）。虽然目前有许多假设试图解释这种现象，包括核线粒体相容性和线粒体竞争性生存等，但迄今为止还没有统一的共识（Clayton，1996；Jenuth et al.，1997；Meiklejohn et al.，2007）。而更加彻底地去除核质置换时的随带线粒体可能是最有效的解决方式。

因此，目前一个可能的解决方案是，改良核质置换技术，使得重构卵子的随带线粒体（其中包括致病线粒体）含量（或称残留）进一步大幅度甚至数量级降低，从而大幅降低其漂变增高超过发病阈值的可能性。那么，采取一种称之为"二次降残留技术"新途径，即在核质置换时对随核一起的卵胞浆在融合入受体卵前或融合入受体卵后再一次进行一定程度的去除，也许可以实现大幅度甚至数量级降低随带线粒体的残留（Li et al.，2023）。以这种方式进行致病线粒体最大限度的消除，如果不需要引入新的试剂成分或设备，不产生新的干扰甚至降低干扰，不引发染色体及胚胎发育等异常，则有望为核质置换走向临床应用克服关键瓶颈。

（二）核质置换的融合干扰问题及其解决方案

将获取的含有核遗传物质的小胞体重新融入去核卵子 / 受精

卵时，需要借助一定的设备或生化试剂。目前最主流的方式是灭活仙台病毒孵育后的诱导融合（Wang et al.，2017），该方式效率较高，融合效果较好，但因为灭活的仙台病毒仍然是一种生物活性物质，因此采用此种方式可能引入不确定的生化风险（Kaneda，2011；Le Bayon et al.，2013），从而可能影响胚胎的正常发育以及活产个体的生存质量。因此，在目前仅有的 1 例报道人类出生的核质置换临床研究中，并没有采用灭活仙台病毒融合技术，而是采用了电融合的方案（Zhang et al.，2017；Zhang et al.，2016）。该方案是将核胞体转移至另一去核卵子 / 受精卵的卵间隙中，再把卵子置于电融合缓冲液中，随后采用瞬时电流的方式促进二者的融合。该方案并不引入外源生物因素（病毒颗粒等），因此没有与仙台病毒相似的风险，但电压和电流可能导致胚胎 DNA 的损伤和纺锤体结构的破坏，存在不利于胚胎发育的风险。除此以外，目前电融合的效率在较小胞体（如上述的二次降残留的纺锤体胞体或第二极体等）时较低，可能导致珍贵胚胎的损失，这也限制了电融合技术的进一步应用。因此，是否能够开发新的能够解决电融合或仙台病毒融合所存在问题的方案，同时不引入新的危险因素是未来研究的重要方向。就目前来说，仙台病毒融合技术如果能进一步大幅度降低病毒颗粒残留，则相关风险就能得到很好的控制。

（三）核质置换的伦理问题及其解决方案

核质置换用于线粒体遗传病的阻断治疗，涉及人类胚胎及其诞生的人类生命，因此在伦理上非常敏感。主要存在两个方面担忧：一方面，是技术安全性有效性，核质置换虽然在动物模型上可以开展系列研究，最终通过出生个体的观测加以验证，但这在人类就很难开展。迄今，人类核质置换诞生的首例试管婴儿已有多年，其后续的健康调查尚未见有研究报道；另一方面，核质置换必然用到供卵，也就是说因此而诞生的小孩，除了核基因组来自父母外，其线粒体基因组来自供卵的第三方，所以又称之为

"三亲"试管婴儿。这打破了传统伦理观念，人们现在还很难接受，出现了较普遍的反对声音。基于这些原因，这一伦理问题目前尚难有直接的解决方案。

但是，如何能建立精准快速的基于卵子水平的线粒体突变率检测新技术，甚至建立能预测线粒体突变率在多量卵子间的分布规律的技术？这些技术可以对线粒体突变携带者女性实施有效的阻断治疗，即在其超促排卵中，可靠地发现部分低突变率的卵子（甚至突变率比常规核质置换后的突变残留率还低的卵子，比如低于 0.1% 突变率的卵子），直接用于辅助生殖，从而绕开核质置换技术，避开核质置换技术伦理风险。这将可能是未来一段时间内实现某些线粒体突变携带者女性获得自己健康后代的最佳途径。

（李文治　廖筱雨　吕祁峰）

参考文献

［1］AMATO P, TACHIBANA M, SPARMAN M, et al. Three-parent in vitro fertilization: gene replacement for the prevention of inherited mitochondrial diseases. Fertil Steril, 2014, 101（1）: 31-35.

［2］AVIDOR-REISS T, FISHMAN E L. It takes two（centrioles）to tango. Reproduction, 2019, 157（2）: R33-R51.

［3］BREDENOORD A L, DONDORP W, PENNINGS G, et al. PGD to reduce reproductive risk: the case of mitochondrial DNA disorders. Hum Reprod, 2008, 23（11）: 2392-2401.

［4］BRENNER C A, BARRITT J A, WILLADSEN S, et al. Mitochondrial DNA heteroplasmy after human ooplasmic transplantation. Fertil Steril, 2000, 74（3）: 573-578.

［5］CATARINO C B, VON LIVONIUS B, PRIGLINGER C, et al. Real-world clinical experience with idebenone in the treatment of Leber hereditary optic neuropathy. J Neuro-ophthalmol, 2020, 40（4）: 558-565.

［6］CLAYTON D A. Mitochondrial DNA gets the drift. Nat Genet, 1996,

14（2）：123-125.

[7] COHEN J, SCOTT R, SCHIMMEL T, et al. Birth of infant after transfer of anucleate donor oocyte cytoplasm into recipient eggs. Lancet, 1997, 350（9072）：186-187.

[8] CRAVEN L, TUPPEN H A, GREGGAINS G D, et al. Pronuclear transfer in human embryos to prevent transmission of mitochondrial DNA disease. Nature, 2010, 465（7294）：82-85.

[9] FABIAN D, CIKOS S, REHAK P, et al. Do embryonic polar bodies commit suicide? Zygote, 2014, 22（1）：10-17.

[10] FAN X Y, GUO L, CHEN L N, et al. Reduction of mtDNA heteroplasmy in mitochondrial replacement therapy by inducing forced mitophagy. Nat Biomed Eng, 2022, 6（4）：339-350.

[11] GAMMAGE P A, VISCOMI C, SIMARD M L, et al. Genome editing in mitochondria corrects a pathogenic mtDNA mutation in vivo. Nat Med, 2018, 24（11）：1691-1695.

[12] HAWKES N. UK's approval of mitochondrial donation shows how decisions on gene editing can be made. BMJ, 2015, 351：h6745.

[13] HUANG C C, CHENG T C, CHANG H H, et al. Birth after the injection of sperm and the cytoplasm of tripronucleate zygotes into metaphase II oocytes in patients with repeated implantation failure after assisted fertilization procedures. Fertil Steril, 1999, 72（4）：702-706.

[14] HYSLOP L A, BLAKELEY P, CRAVEN L, et al. Towards clinical application of pronuclear transfer to prevent mitochondrial DNA disease. Nature, 2016, 534（7607）：383-386.

[15] JACKSON C B, TURNBULL D M, MINCZUK M, et al. Therapeutic manipulation of mtDNA heteroplasmy：A shifting perspective. Trends Mol Med, 2020, 26（7）：698-709.

[16] JENUTH J P, PETERSON A C, SHOUBRIDGE E A. Tissue-specific selection for different mtDNA genotypes in heteroplasmic mice. Nat Genet, 1997, 16（1）：93-95.

[17] KANEDA Y. Development of liposomes and pseudovirions with fusion activity for efficient gene delivery. Curr Gene Ther, 2011, 11（6）：434-441.

[18] KANG E, WU J, GUTIERREZ N M, et al. Mitochondrial replacement in human oocytes carrying pathogenic mitochondrial DNA mutations.

Nature, 2016, 540 (7632): 270-275.

[19] KOGA Y, POVALKO N, INOUE E, et al. Therapeutic regimen of L-arginine for MELAS: 9-year, prospective, multicenter, clinical research. J Neurol, 2018, 265 (12): 2861-2874.

[20] LANZENDORF S E, MAYER J F, TONER J, et al. Pregnancy following transfer of ooplasm from cryopreserved-thawed donor oocytes into recipient oocytes. Fertil Steril, 1999, 71 (3): 575-577.

[21] LATORRE-PELLICER A, LECHUGA-VIECO A V, JOHNSTON I G, et al. Regulation of mother-to-offspring transmission of mtDNA heteroplasmy. Cell Metab, 2019, 30 (6): 1120-1130.

[22] LE BAYON J C, LINA B, ROSA-CALATRAVA M, et al. Recent developments with live-attenuated recombinant paramyxovirus vaccines. Rev Med Virol, 2013, 23 (1): 15-34.

[23] LEE H S, MA H, JUANES R C, et al. Rapid mitochondrial DNA segregation in primate preimplantation embryos precedes somatic and germline bottleneck. Cell Rep, 2012, 1 (5): 506-515.

[24] LI W, LIAO X, LIN K, et al. Earlier second polar body transfer and further mitochondrial carryover removal for potential mitochondrial replacement therapy. Medcomm, 2023, 4 (3), e217.

[25] LIGHTOWLERS R N, TAYLOR R W, TURNBULL D M. Mutations causing mitochondrial disease: What is new and what challenges remain? Science, 2015, 349 (6255): 1494-1499.

[26] LIU H, CHANG H C, ZHANG J, et al. Metaphase II nuclei generated by germinal vesicle transfer in mouse oocytes support embryonic development to term. Hum Reprod, 2003, 18 (9): 1903-1907.

[27] MEIKLEJOHN C D, MONTOOTH K L, RAND D M. Positive and negative selection on the mitochondrial genome. Trends Genet, 2007, 23 (6): 259-263.

[28] MITALIPOV S, AMATO P, PARRY S, et al. Limitations of preimplantation genetic diagnosis for mitochondrial DNA diseases. Cell Rep, 2014, 7 (4): 935-937.

[29] MOK B Y, DE MORAES M H, ZENG J, et al. A bacterial cytidine deaminase toxin enables CRISPR-free mitochondrial base editing. Nature, 2020, 583 (7817): 631-637.

[30] NG Y S, BINDOFF L A, GORMAN G S, et al. Mitochondrial disease

in adults: recent advances and future promise. Lancet Neurol, 2021, 20 (7): 573-584.

[31] OHSAWA Y, HAGIWARA H, NISHIMATSU S I, et al. Taurine supplementation for prevention of stroke-like episodes in MELAS: a multicentre, open-label, 52-week phase III trial. J Neurol Neurosurg Psychiatry, 2019, 90 (5): 529-536.

[32] PAULL D, EMMANUELE V, WEISS K A, et al. Nuclear genome transfer in human oocytes eliminates mitochondrial DNA variants. Nature, 2013, 493 (7434): 632-637.

[33] REDDY P, OCAMPO A, SUZUKI K, et al. Selective elimination of mitochondrial mutations in the germline by genome editing. Cell, 2015, 161 (3): 459-469.

[34] SATO A, KONO T, NAKADA K, et al. Gene therapy for progeny of mito-mice carrying pathogenic mtDNA by nuclear transplantation. Proc Natl Acad Sci USA, 2005, 102 (46): 16765-16770.

[35] SCHAPIRA A H. Mitochondrial disease. Lancet, 2006, 368 (9529): 70-82.

[36] SOBEK A, TKADLEC E, KLASKOVA E, et al. Cytoplasmic transfer improves human egg fertilization and embryo quality: an evaluation of sibling oocytes in women with low oocyte quality. Reprod Sci, 2021, 28 (5): 1362-1369.

[37] TACHIBANA M, AMATO P, SPARMAN M, et al. Towards germline gene therapy of inherited mitochondrial diseases. Nature, 2013, 493 (7434): 627-631.

[38] TWORZYDLO W, SEKULA M, BILINSKI S M. Transmission of functional, wild-type mitochondria and the fittest mtDNA to the next generation: Bottleneck phenomenon, balbiani body, and mitophagy. Genes (Basel), 2020, 11 (1): 104.

[39] WANG T, SHA H, JI D, et al. Polar body genome transfer for preventing the transmission of inherited mitochondrial diseases. Cell, 2014, 157 (7): 1591-1604.

[40] WANG Z, LI Y, YANG X, et al. Mitochondrial replacement in macaque monkey offspring by first polar body transfer. Cell Res, 2021, 31 (2): 233-236.

[41] WOLF D P, MITALIPOV N, MITALIPOV S. Mitochondrial replacement

therapy in reproductive medicine. Trends Mol Med, 2015, 21（2）: 68-76.

［42］WU K, CHEN T, HUANG S, et al. Mitochondrial replacement by pre-pronuclear transfer in human embryos. Cell Res, 2017, 27（6）: 834-837.

［43］WU K, ZHONG C, CHEN T, et al. Polar bodies are efficient donors for reconstruction of human embryos for potential mitochondrial replacement therapy. Cell Res, 2017, 27（8）: 1069-1072.

［44］YAMADA M, AKASHI K, OOKA R, et al. Mitochondrial genetic drift after nuclear transfer in oocytes. Int J Mol Sci, 2020, 21（16）: 5880.

［45］YAMADA M, EMMANUELE V, SANCHEZ-QUINTERO M J, et al. Genetic drift can compromise mitochondrial replacement by nuclear transfer in human oocytes. Cell Stem Cell, 2016, 18（6）: 749-754.

［46］YAMADA M, SATO S, OOKA R, et al. Mitochondrial replacement by genome transfer in human oocytes: Efficacy, concerns, and legality. Reprod Med Biol, 2021, 20（1）: 53-61.

［47］YU-WAI-MAN P, NEWMAN N J, CARELLI V, et al. Bilateral visual improvement with unilateral gene therapy injection for Leber hereditary optic neuropathy. Sci Transl Med, 2020, 12（573）: eaaz7423.

［48］ZHANG J, LIU H, LUO S, et al. Live birth derived from oocyte spindle transfer to prevent mitochondrial disease. Reprod Biomed Online, 2017, 34（4）: 361-368.

［49］ZHANG J, WANG C W, KREY L, et al. In vitro maturation of human preovulatory oocytes reconstructed by germinal vesicle transfer. Fertil Steril, 1999, 71（4）: 726-731.

［50］ZHANG J, ZHUANG G, ZENG Y, et al. Pregnancy derived from human zygote pronuclear transfer in a patient who had arrested embryos after IVF. Reprod Biomed Online, 2016, 33（4）: 529-533.

［51］ZOROV D B, JUHASZOVA M, SOLLOTT S J. Mitochondrial reactive oxygen species（ROS）and ROS-induced ROS release. Physiol Rev, 2014, 94（3）: 909-950.

第八章　非人灵长类动物核质置换技术及未来展望

一、前言

　　线粒体是真核生物细胞内一种重要的细胞器，是进行有氧呼吸的部位，参与细胞凋亡过程，以及通过氧化磷酸化产生并储存用于机体的各种代谢活动所需要的能量（Duchen，2000）。线粒体 DNA（mitochondrial DNA，mtDNA）是线粒体的遗传物质，独立存在于细胞核之外，早在 1981 年，Anderson 等就测定了 mtDNA 分子大小（Anderson et al.，1981）。

　　线粒体 DNA 是一种环状的双链 DNA 结构，共 37 个基因，其中包括 2 种编码核糖体 RNA（12S rRNA 及 16S rRNA）基因、22 种编码转运 RNA（tRNA）基因及 13 种编码蛋白（protein）的基因。这 13 个蛋白编码基因分布在不同的呼吸链（特别是复合体 I、III、IV 和 V）之间。在这些紧密分布的基因之间只有少量的非编码 DNA，其中 D- 环区构成了非编码 mtDNA 的最大部分（约占 mtDNA 总量的 6%）（Li et al.，2019）。线粒体是唯一具有独立的 DNA 复制、转录和翻译系统的细胞器。因此，翻译所需的 22 个 tRNA 和 2 个 rRNA 也由 mtDNA 产生（Onyango et al.，2016）。

　　线粒体基因与核基因不同，它是一种裸露的双链 DNA 结构，没有组蛋白的保护作用，受到损伤时不能自我修复，因此线粒体 DNA 在自然界中突变率远高于细胞核 DNA。此外，线粒体基因中每个基因的编码都是连续的，不含内含子，有些基因甚至会出现交叉，因此，当 DNA 双链上非常保守的位置上的碱基发生突变就有可能导致线粒体相关性疾病的发生。

线粒体基因的突变会产生突变型 DNA，如果突变型 DNA 和野生型 DNA 分别存在于不同的细胞内，则称这两种细胞内的线粒体为同质性线粒体，如果这两种类型存在于同一个细胞内，则称这种细胞内的线粒体为异质性线粒体（巫小倩　等，2017）。线粒体基因的突变率很高，但并不是突变就会导致线粒体疾病，只有在突变总数达到一定量，正常的线粒体数量不足以支持行使氧化还原功能，才会出现病理表型，即阈值效应（Lax et al., 2011）。线粒体虽然具有独立的遗传物质，但其功能活动依然在核基因的调控之下（Muir et al., 2016）。

线粒体疾病是指由线粒体病变而引起的疾病，其中能量需求更高的组织和器官受到的影响更多。临床症状既可出现于儿童期，也可出现在生命后期，影响一个器官或发生多系统性疾病（Lightowlers et al., 2015）。在成人中每十万人约 12.5 人患病（Gorman et al., 2015），在儿童中每十万人约 4.7 人患病（Skladal, 2003）。伴随着人的衰老和发生在人身上的一些神经退行性疾病，例如阿尔茨海默病、帕金森病、亨廷顿病等疾病都是线粒体相关的（Li et al., 2019）。另有一些想生育的高龄妇女，虽然没有线粒体疾病，但由于线粒体的老化，突变也越来越多，生育一个健康的婴儿也有一定的困难。现在线粒体疾病在人们的生活中影响越来越多。和我们常见的疾病不同的是，由于在与受精卵结合过程中精子基本上不携带线粒体，所以线粒体疾病的遗传方式表现为母系遗传（Giles et al., 1980）。基于这个特性，通过核质置换技术将患病个体携带的线粒体替换为健康个体的线粒体是业内认为可有效解决携带突变线粒体女性生育问题的一种可选方案。

人的生殖细胞发育是通过减数分裂来保证受精卵的二倍体

组型的。卵母细胞中有以下几个重要时期：在减数分裂前的生发泡（germinal vesicle，GV）期、受精前的停滞的减数第二次中期（metaphase Ⅱ，MⅡ）、受精完成后的双原核（pronuclear，PN）期。这三个时期都可以用来操作核质置换，通过不同时期置换而产生了以下几种方式：① GV 移植（germinal vesicle transfer，GVT）；② MⅡ时期的细胞核置换−纺锤体移植（spindle transfer，ST）；③受精前后极体的移植（polar body transfer，PBT）；④原核移植（pronuclear transfer，PNT）（Richardson et al.，2015）。

GVT 是将两个 GV 期卵母细胞里面的遗传物质进行置换。早在 1999 年 Zhang 等就通过对人的胚胎进行 GVT 发现，操作后的胚胎可以有正常的减数分裂（Zhang et al.，1999）。在 2004 年，Neupane 等通过对两个可以区分线粒体的小鼠同时进行三个不同时期的置换（包括 GVT、ST 和 PNT）发现，通过 GVT 的胚胎中并没有检测到异源线粒体，而通过 ST 和 PNT 得到的胚胎均能检测到不低于 0.25% 的异源线粒体比例（Neupane et al.，2014），通过 GVT 得到的胚胎还需要人为的进行体外成熟（in vitro maturation IVM），所以目前这种技术的核质置换已经不多见了。

线粒体 DNA 的致病性突变可能导致多种使人衰弱甚至是威胁生命的疾病，mtDNA 突变可以是同质性的（所有 mtDNA 拷贝都发生了突变），但大多以异质性方式（野生型和突变型的 mtDNA 混合）存在。疾病的严重程度取决于异质性水平，即突变负荷（突变型与野生型 mtDNA 的比值），突变 mtDNA 的水平较高通常与更严重的症状相关。在出现临床症状之前，突变负荷必须超过临界阈值。阈值会因特定的 mtDNA 突变而有所不同（de Laat et al.，2012；Rossignol et al.，2003；White et al.，1999）。当前尚无可用于治疗 mtDNA 疾病患者的疗法，医学上可以用产前诊断（PND）和植入前遗传学诊断（PGD）来选择突变负荷低的胎儿或胚胎，从而规避 mtDNA 疾病，但它们不适合突变负荷高或同质突变的女性（Neupane et al.，2014；Sallevelt et al.，2017）。线粒体替换技术（mitochondrial replacement techniques，MRT）是指将患者的核遗传物质通过显微操作技术移入含有健康线粒体的卵中，从而实现重新构建健康受精卵的技术（Cohen et al.，1997）。利用这种技术，可以为患有线粒体疾病的女性提供一个出生健康后代的机会（Nagpal et al.，2017）。MRT 主要涉及去除母亲突变的线粒体 DNA，它可以避免后代遭受线粒体疾病的不利影响。目前可以通过使用不同的核质置换（NT）技术来预防线粒体疾病，将患者的受精卵或卵母细胞的核基因组取出，移植到未患线粒体疾病的去核卵中（Yamada et al.，2016；Zhang et al.，2017）。然而，我们仍需评估重建胚胎的植入前发育情况以及出生后 mtDNA 的残留水平。NT 的临床应用还需要进一步的长期观察随访研究，包括评估直至成年的 mtDNA 残留以及对后代的影响（Craven et al.，2010；Hyslop et al.，2016）。迄今为止，在以小鼠为主的动物模型上已经使用了多种不同的 NT 技术来实现 MRT，包括原核置换（PNT）、纺锤体置换（ST）以及极体置换（PBT）（Hyslop et al.，2016；Ma et al.，2017；Yamada et al.，2016）。

二、核质置换技术

（一）原核置换技术

原核置换（pronuclear transfer，PNT）是指精子与卵母细胞结合受精形成原核后，将雌、雄原核取出，共同移植至新的去核胚胎中的技术。PNT 的过程会携带原核周围密集分布的线粒体一起进入受体细胞，从而导致突变线粒体残留。在临床上，可以通过玻璃化冷冻降低操作中核供体的 mtDNA 携带量，提高 PNT 效率，同时玻璃化冷冻还可以更好地使核供体和胞质供体发育同步（Hyslop et al.，2016）。PNT 技术的优势非常明显，显微镜下清晰可见原核、体积大、外周有核膜包绕，更能经受显微操作带来的机械损伤，操作对象是受精卵，重构后可以直接培养发育，不涉及卵母细胞体外成熟和单精注射的过程。目前 PNT 技术已在多个物种开展了非常广泛的研究，最有可能在短期内实现临床转化。1983 年，Mcgrath 等利用小鼠实现了原核置换（PNT）技术，将受精卵中的两个原核同时取出并移入新的胞质内，出生得到的子代小鼠可以存活（McGrath et al.，1983）。但是由于两个原核的体积较大，移植的过程中会携带许多线粒体，存在将异常线粒体带入新的重构胚中的可能，无法达到完全去除异常线粒体的目的，并且使用受精卵作为胞质供体也会面临严重的伦理问题。

（二）纺锤体置换技术

纺锤体-染色体复合体置换（spindle-chromosome complex transfer，ST，简称纺锤体置换）技术是指将 M Ⅱ 期卵母细胞的纺锤体-染色体复合体取出，移植到另一个已经去除了遗传物质的 M Ⅱ 期卵母细胞中的技术。2009 年 Mitalipov 团队利用 ST 技术在猕猴中进行实验，他们首次证明了通过从一个卵子纺锤体-染色体复合体转移到另一个卵母细胞中，可以有效地替代成熟的非人灵长类动物卵母细胞中的线粒体基因组。线粒体置换后的卵母细胞能够支持正常受精、胚胎发育并产生健康的后代。基因分析证实了这一点，出生的三只仔猴核 DNA 来自纺锤体供体，而 mtDNA 来自细胞质。ST 是一种替代新生成的胚胎干细胞系中全部线粒体的有效方法。这种方法可能提供一种生殖选择，以防止 mtDNA 疾病在家庭中的传播。

该文章使用两种融合方法对纺锤体-染色体复合体进行融合，其一是电融合，其二为使用灭活的仙台病毒（SeV），这两种方法都能介导纺锤体-染色体复合体的融合，灭活仙台病毒介导的 87 枚卵母细胞中有 78 枚融合成功，而电融合介导的 15 枚中有 11 枚融合成功，两者方法获得的重构胚胎均可以正常受精，在对不同方式介导的胚胎融合发育潜能中发现，电融合组未观察到原核形成，相反，注入精子的卵母细胞在 ICSI 后的第二天早晨提前分裂，并在 8 细胞期和桑葚胚期之间停止。相比之下，

SeV 组的受精、卵裂和囊胚率与完整的正常对照组卵母细胞相似。为了进一步确定其发育潜力，还从纺锤体置换胚胎发育而成的囊胚中分离了胚胎干细胞系。

他们利用 8 个 ST 胚胎建立了两株稳定的 ES 细胞系，其衍生效率（25%）与对照组相似。两株细胞系均表现出典型的灵长类动物多能性标记，并能分化为神经元细胞类型和自发收缩的心肌细胞。通过 G 带显色对 ST 胚胎分离的 ES 细胞系进行了细胞遗传学分析，这些细胞系的核型正常，没有检测到染色体异常。最后，他们还将 ST 细胞胚胎移植到雌性代孕猴的生殖道，测试其在体内的发育潜力，重构的 15 个 ST 胚胎移植到 9 只受体的输卵管中，有 3 只受体怀孕，其中 1 只怀双胞胎，另外 2 只为单胎，在该文章发表时它们已经顺利产下 2 只健康的仔猴，他们的妊娠时间和出生体重都在恒河猴的正常范围内。对子代猴个体进行微卫星亲本分析，2 只仔猴的核基因组都来源于供体动物的纺锤体，然而携带来源于纺锤体供体的 mtDNA 只占 3% 以下（Tachibana et al.，2009）。在 2015 年作者发表的一篇综述中，对这些 ST 猴的个体健康状况跟踪分析发现，其生长曲线和同时期的正常猴无异，并且它们的 mtDNA 携带水平相对稳定在 2%。证实了 ST 置换猴的发育是正常的，且携带异源 mtDNA 保持在一个相对较低的恒定值。

2016 年英国国会通过立法，可以将 ST 与 PNT 技术用于防止严重的线粒体疾病通过遗传向子代传递。同年，美国新希望生殖医学中心张进团队通过 ST 结合染色体筛查及测序技术，帮助一个 36 岁的无症状但是患有 Leigh 综合征的妇女正常妊娠，并且孕育了一个婴儿，在这之前该妇女有 4 次妊娠失败史，好不容易诞下的 2 名婴儿也分别在 6 岁和 8 个月时夭折，在墨西哥成功诞生世界首例"三亲"婴儿，是人类首次将该技术应用上到临床，但同时也带来了巨大的伦理和安全性争议（Zhang et al.，2017）。纺锤体自身缺乏核膜包绕，又对机械刺激很敏感，在操作过程可能会损伤纺锤体。而且 M Ⅱ 时期与 GV 时期核相比，纺锤体很小，不容易被观察到，需要借助特殊仪器（偏振光系统）进行操作，增加了操作者的实施难度（Wang et al.，2002）。

虽然利用 ST 技术能显著减少致病 mtDNA 的异质性，但是仍然可能会有一定量的突变 mtDNA 残留，尽管在报道的这例新生儿组织中检测的突变 mtDNA 残留量很低，但突变的 mtDNA 是否会发生单倍型逆转，或者在不同组织中积累，这些问题都需要关注。因此，我们需要进行长期追踪随访，监控出生子代的健康水平，这些数据对于评估线粒体置换的安全性和有效性极为重要（纪冬梅 等，2020）。从目前发表的研究中能够发现，在线粒体置换的重构胚中仅仅携带极少量致病 mtDNA 都有可能存在很大的潜在风险，因为如果残留的突变型 mtDNA 复制、扩增的速率超过正常的 mtDNA，就会导致突变 mtDNA 的比例逐渐上升，最终甚至可能会使突变 mtDNA 的数量超过正常基因型，致使线粒体遗传病再次复发（Kang et al.，2016；Yamada et al.，2016）。

（三）极体置换技术

雌性生殖细胞从初级卵母细胞开始减数分裂。完成第一次减数分裂后，排出第一极体（first polar body，PB1），形成次级卵母细胞，随后进入第二次减数分裂，停滞在第二次减数分裂中期（MⅡ）的次级卵母细胞，通过受精或人工激活恢复发育完成第二次减数分裂，并排出第二极体（second polar body，PB2）。与减数分裂纺锤体和受精卵原核相比，第一和第二极体（PB1 和 PB2）含有很少的线粒体数量（Ma et al.，2017；Wang et al.，2014）。此外，研究也表明，PB1 或 PB2 具有与其姐妹核（分别为减数分裂纺锤体和雌原核）相同的染色体数量以及发育潜力（Wakayama et al.，1997；Wakayama et al.，1998）。2014 年 Wang 等构建 PB1 移植（PB1T）小鼠、PB2 移植（PB2T）小鼠，同时也构建了纺锤体移植（ST）小鼠及原核移植（PNT）小鼠，通过对各组后代小鼠的线粒体进行检测，PB1T 和 PB2T 出生小鼠体内核供体来源的线粒体比例明显低于 ST 和 PNT 组（Wang et al.，2014）。更为重要的是，2017 年 Ma 等在人的卵母细胞上，已经实现第一极体移植（PB1T），虽然置换后胚胎在经过精子注射后发育到囊胚的效率明显低于没有进行置换的对照组，但是由置换囊胚构建的胚胎干细胞的表观遗传修饰特征、非整倍体率和 RNA 表达谱系与对照组均没有明显差异，这篇研究为这项技术让我们从动物实验走向临床成为可能，也为通过核质置换的方式阻止线粒体疾病的遗传的治疗方式提供了理论指导（Ma et al.，2017）。在同年 5 月，来自山东大学的陈子江团队首先在人胚胎上实现了 PB2T，结果证实了通过第二极体置换获得的胚胎在体外发育效率上和对照组没有明显差异，且置换后胚胎建立的胚胎干细胞系中异源线粒体携带比例很低，更加表明了极体置换是很有希望用于临床上的（Wu et al.，2017）。

Wang 等于 2020 年在非人灵长类动物上实现了第一极体移植（PB1T），该实验团队首先对食蟹猴卵母细胞和第一极体的基因组完整性、表观遗传修饰、DNA 损伤及携带线粒体 DNA 数量等进行详细的对比分析，阐明了第一极体具备替代卵母细胞细胞核的潜能。接着他们利用显微操作技术将受体卵母细胞的细胞核移除，并将供体卵母细胞的第一极体转移到去核受体卵母细胞得到重构的卵母细胞。对重构获得的卵母细胞开展单精子注射，使其受精可以得到正常双原核的受精卵，受精卵移植后出生得到了两只第一极体核移植介导的线粒体替换食蟹猴模型。遗传鉴定表明，这两只食蟹猴确实是通过核质置换技术得到的，且第一极体携带的线粒体比例占动物体内线粒体比例低于 5%。这项工作首次在灵长类个体水平验证了极体置换方法的有效性和安全性，对线粒体遗传疾病的核置换治疗及卵巢储备低下引起的不孕不育治疗具有重要参考意义（Wang et al.，2020）。

极体中含有完整的核遗传物质，但体积却远小于受精卵，易于操作；线粒体含量极低，可以保证移植过程中转移的线粒体不会影响到新的重构胚胎。PB1 和 PB2 被细胞膜包裹，对遗传物质具有保护作用，可以减少机械损伤引起的染色体断裂缺失，又容易辨认和取出，在显微操作过程中不易造成遗传物质丢失。此外，极体属于细胞排出的结构，在使用中的伦理争议较小，这些优势使得极体移植（PBT）有很大的可能应用于治疗遗传性线粒体疾病（Dalton et al.，2013；Hou et al.，2013；Wakayama et al.，1998）。但是，极体无法在体外培养，其移植时间很难把握，培养过程中会出现退化甚至是凋亡现象，因此，PBT 应用于临床的最优条件仍需要摸索。

三、未来展望

不同的线粒体替换疗法都有各自的优缺点，各种方法除了在胚胎水平验证之外，还需要在实验动物上确认其可行性。小鼠作为实验动物已经有 100 多年的历史，自从 1930 年成功建立了第一支近交系小鼠（Ericsson et al.，2013）后，越来越多的近交系小鼠被培育出来并广泛应用于科研活动中。因为近交系的遗传背景相同，在小鼠水平的研究中具有广泛的实验可重复性，另外小鼠的基因组成上也与人类基因组拥有高达 90% 的相似性，解剖学上与人类也存在多种相似之处，故目前小鼠已经成为科研活动中适用范围最广泛的实验动物。由于这些优点，目前科研工作者们主要利用啮齿类动物作为研究人类相关疾病的模式动物（Antony et al.，2011；Birling et al.，2017）。但即便啮齿动物与人在生理结构及功能上存在一定的相似性，由于进化导致的物种间差异（Meredith et al.，2011），其在科研工作中的应用仍存在着一定的限制，这也使得目前很多在小鼠水平获得的研究成果难以直接转化到临床应用中。伦理的限制和取材的困难也决定了不可能直接以人作为研究对象。因此，非人灵长类动物作为一种模式生物正受到越来越多的关注。相对于啮齿类实验动物，非人灵长类动物在进化上与人类更加接近，许多人类疾病在非人灵长类动物上都可以得到很好的模拟，非人灵长类动物为后续的治疗研究提供了实用的工具。作为与人类在进化上亲缘关系更近的非人灵长类实验动物猕猴，在新药及新疗法的研发中愈发体现出了其潜在的应用价值。

线粒体替换疗法是线粒体疾病治疗上的里程碑，为治疗线粒体疾病提供了一个全新的方向，在线粒体替换的过程中，实际替换的为核遗传物质，达到了线粒体替换的目的。PNT 和 ST 技术，已经成功在人上证明其可行性，利用 PBT 技术在小鼠上也得到了健康的后代。但是所有这些技术都需要更长时间的安全性评估，来确认后代中携带的突变线粒体比例是否会随着时间的增长而增加，以及后代中携带的突变线粒体在传代过程中是否能保持稳定。这些研究无法在人类中开展，小鼠由于寿命较短，无法完全模拟人类的发育和衰老进程，因此很难确认其结果是否能为临床提供参考。非人灵长类动物在模拟人类疾病方面的优势明显。通过在非人灵长类动物上进行核质置换技术的研究，将为该技术应用于临床提供重要的理论借鉴和实验参考。

（孙　强　李玉琢　李春杨）

参考文献

［1］纪冬梅，曹云霞.生殖遗传技术预防线粒体遗传病的研究进展.国际生殖健康/计划生育杂志，2020，39（2）：153-157+162.

［2］巫小倩，张顺华，朱砺，等.线粒体 DNA 异质性.中国生物化学与分子生物学报，2017，33（1）：11-16.

［3］ANDERSON S, BANKIER A T, BARRELL B G, et al. Sequence and organization of the human mitochondrial genome. Nature，1981，290（5806）：457-465.

［4］ANTONY P M A, DIEDERICH N J, BALLING R. Parkinson's disease mouse models in translational research. Mammalian Genome，2011，22（7-8）：401-419.

［5］BIRLING M C，HERAULT Y，PAVLOVIC G. Modeling human disease in rodents by CRISPR/Cas9 genome editing. Mammalian Genome，2017，28（7-8）：291-301.

［6］COHEN J，SCOTT R，SCHIMMEL T，et al. Birth of infant after transfer of anucleate donor oocyte cytoplasm into recipient eggs. The Lancet，1997，350（9072）：186-187.

［7］CRAVEN L，TUPPEN H A，GREGGAINS G D，et al. Pronuclear transfer in human embryos to prevent transmission of mitochondrial DNA disease. Nature，2010，465（7294）：82-85.

［8］DALTON C M，CARROLL J. Biased inheritance of mitochondria during asymmetric cell division in the mouse oocyte. Journal of Cell Science，2013，126（13）：2955-2964.

［9］DE LAAT P，KOENE S，VD HEUVEL L P W J，et al. Erratum to：Clinical features and heteroplasmy in blood，urine and saliva in 34 Dutch families carrying the m.3243A>G mutation. Journal of Inherited Metabolic Disease，2012，35（6）：1155-1156.

［10］DUCHEN M R. Mitochondria and calcium：From cell signalling to cell death. The Journal of Physiology，2000，529（1）：57-68.

［11］ERICSSON A C，CRIM M J，FRANKLIN C L. A brief history of animal modeling. Missouri medicine，2013，110（3）：201-205.

［12］GILES R E，BLANC H，CANN H M，et al. Maternal inheritance of human mitochondrial DNA. Proceedings of the National Academy of Sciences，1980，77（11）：6715-6719.

［13］GORMAN G S，SCHAEFER A M，NG Y，et al. Prevalence of nuclear and mitochondrial DNA mutations related to adult mitochondrial disease. Annals of neurology，2015，77（5）：753-759.

［14］HOU Y，FAN W，YAN L，et al. Genome analyses of single human oocytes. Cell，2013，155（7）：1492-1506.

［15］HYSLOP L A，BLAKELEY P，CRAVEN L，et al. Erratum：Corrigendum：Towards clinical application of pronuclear transfer to prevent mitochondrial DNA disease. Nature，2016，538（7626）：542-542.

［16］KANG E，WU J，GUTIERREZ N M，et al. Mitochondrial replacement in human oocytes carrying pathogenic mitochondrial DNA mutations. Nature，2016，540（7632）：270-275.

［17］LAX N Z，TURNBULL D M，REEVE A K. Mitochondrial mutations.

The Neuroscientist, 2011, 17（6）: 645-658.

[18] LI H, SLONE J, FEI L, et al. Mitochondrial DNA variants and common diseases: A mathematical model for the diversity of age-related mtDNA mutations. Cells, 2019, 8（6）: 608.

[19] LIGHTOWLERS R N, TAYLOR R W, TURNBULL D M. Mutations causing mitochondrial disease: What is new and what challenges remain? Science（American Association for the Advancement of Science）, 2015, 349（6255）: 1494-1499.

[20] MA H, O NEIL R C, MARTI GUTIERREZ N, et al. Functional human oocytes generated by transfer of polar body genomes. Cell Stem Cell, 2017, 20（1）: 112-119.

[21] MCGRATH J, SOLTER D. Nuclear transplantation in the mouse embryo by microsurgery and cell fusion. Science, 1983, 220（4603）: 1300-1302.

[22] MEREDITH R W, JANECKA J E, GATESY J, et al. Impacts of the cretaceous terrestrial revolution and KPg extinction on mammal diversification. Science, 2011, 334（6055）: 521-524.

[23] MUIR R, DIOT A, POULTON J. Mitochondrial content is central to nuclear gene expression: Profound implications for human health. Bioessays, 2016, 38（2）: 150-156.

[24] NAGPAL M, KAUR S. Recent Advancement in human reproduction three-parent babies: A technique to neutralize mitochondrial disease load—A boon or a bane for society? AMEI's Current Trends in Diagnosis & Treatment, 2017, 1（2）: 100-103.

[25] NEUPANE J, VANDEWOESTYNE M, GHIMIRE S, et al. Assessment of nuclear transfer techniques to prevent the transmission of heritable mitochondrial disorders without compromising embryonic development competence in mice. Mitochondrion, 2014, 18: 27-33.

[26] NEUPANE J, VANDEWOESTYNE M, HEINDRYCKX B, et al. A systematic analysis of the suitability of preimplantation genetic diagnosis for mitochondrial diseases in a heteroplasmic mitochondrial mouse model. Human Reproduction, 2014, 29（4）: 852-859.

[27] ONYANGO I G, DENNIS J, KHAN S M. Mitochondrial dysfunction in Alzheimer's disease and the rationale for bioenergetics based therapies. Aging and Disease, 2016, 7（2）: 201.

［28］RICHARDSON J, IRVING L, HYSLOP L A, et al. Concise reviews: Assisted reproductive technologies to prevent transmission of mitochondrial DNA disease. Stem Cells, 2015, 33（3）: 639-645.

［29］ROSSIGNOL R, FAUSTIN B, ROCHER C, et al. Mitochondrial threshold effects. Biochemical Journal, 2003, 370（3）: 751-762.

［30］SALLEVELT S C E H, DREESEN J C F M, DRüSEDAU M, et al. PGD for the m.14487 T>C mitochondrial DNA mutation resulted in the birth of a healthy boy. Human Reproduction, 2017.

［31］SKLADAL D. Minimum birth prevalence of mitochondrial respiratory chain disorders in children. Brain（London, England: 1878）, 2003, 126（8）: 1905-1912.

［32］TACHIBANA M, SPARMAN M, SRITANAUDOMCHAI H, et al. Mitochondrial gene replacement in primate offspring and embryonic stem cells. Nature, 2009, 461（7262）: 367-372.

［33］WAKAYAMA T, HAYASHI Y, OGURA A. Participation of the female pronucleus derived from the second polar body in full embryonic development of mice. Reproduction, 1997, 110（2）: 263-266.

［34］WAKAYAMA T, YANAGIMACHI R. The first polar body can be used for the production of normal offspring in mice1. Biology of Reproduction, 1998, 59（1）: 100-104.

［35］WANG T, SHA H, JI D, et al. Polar body genome transfer for preventing the transmission of inherited mitochondrial diseases. Cell, 2014, 157（7）: 1591-1604.

［36］WANG W H, KEEFE D L. Prediction of chromosome misalignment among in vitro matured human oocytes by spindle imaging with the PolScope. Fertility and Sterility, 2002, 78（5）: 1077-1081.

［37］WANG Z, LI Y, YANG X, et al. Mitochondrial replacement in macaque monkey offspring by first polar body transfer. Cell research, 2020, 31: 233-236.

［38］WHITE S L, COLLINS V R, WOLFE R, et al. Genetic counseling and prenatal diagnosis for the mitochondrial DNA mutations at nucleotide 8993. Am J Hum Genet, 1999, 65（2）: 474-482.

［39］WU K, ZHONG C, CHEN T, et al. Polar bodies are efficient donors for reconstruction of human embryos for potential mitochondrial replacement therapy. Cell Research, 2017, 27（8）: 1069-1072.

［40］YAMADA M, EMMANUELE V, SANCHEZ-QUINTERO M J, et al. Genetic drift can compromise mitochondrial replacement by nuclear transfer in human oocytes. Cell Stem Cell, 2016, 18（6）: 749-754.

［41］ZHANG J, LIU H, LUO S, et al. Live birth derived from oocyte spindle transfer to prevent mitochondrial disease. Reproductive BioMedicine Online, 2017, 34（4）: 361-368.

［42］ZHANG J, WANG C-W, KREY L, et al. In vitro maturation of human preovulatory oocytes reconstructed by germinal vesicle transfer. Fertility and Sterility, 1999, 71（4）: 726-731.

第九章 线粒体基因编辑及突变模型构建

一、背景介绍

mtDNA 作为独立于核基因组外的遗传物质，虽然仅含有 16 569 个碱基对，但其单个碱基的突变即可引发严重的线粒体遗传病，主要累及包括心脏、大脑和肌肉等高耗能器官，是一种高致残、高致死的遗传病，且目前尚无有效的治疗方法（Holt et al., 1988；Wallace et al., 1988c；Shoffner et al., 1990）。线粒体遗传病为多器官疾病，根据 mtDNA 突变位点的不同，可将线粒体遗传病分为不同的综合征，例如 MT-ATP6 突变可引起突发性的莱伯遗传性视神经病变（Ganetzky et al., 2019）；MT-ND4 的碱基突变可引起莱伯遗传性视神经病变（LHON）（Wallace et al., 1988a）；MT-TL1 碱基突变可导致线粒体脑肌病、MELAS（Goto et al., 1990）。此外，线粒体遗传病遗传模式复杂，患者的细胞的 mtDNA 存在多个拷贝，且含有致病突变的 mtDNA 与正常 mtDNA 共存于细胞中，我们称之为线粒体遗传病的"异质性"（Keogh et al., 2013）。这种"异质性"可导致生殖系"遗传瓶颈"，不同的变异可在代际之间迅速分离，导致同一患者产生的后代携带的致病 mtDNA 水平各不相同（Lieber et al., 2019）。此外，对于同一患者，其不同组织器官携带致病 mtDNA 的拷贝数亦相差甚远（Monnot et al., 2011；Maeda et al., 2016）。因此，构建线粒体遗传病的动物模型，研究生殖细胞发育过程中的 mtDNA 选择过程，以及个体发育过程中不同组织器官 mtDNA 的漂变规律对于阐明线粒体遗传病发病机制，以及亲子代的代际传递规律具有重要意义。然而，与核基因编辑构建疾病模型不同，采用线粒体 DNA（mtDNA）编辑构建线粒体遗传病模型的进展则相对缓慢。

二、线粒体基因编辑进展

我们知道，不论是 ZFNs（zinc finger nucleases）、TALENs（transcription activator-like effector nucleases），还是 CRIPSR/Cas9（clustered regularly interspaced short palindromic repeats/Cas9）基因编辑技术，对核基因组的编辑主要依赖于 DNA 修复机制，包括 DNA 双链断裂后的同源重组修复（HDR）和非同源末端连接（NHEJ）等，而上述 DNA 修复机制在哺乳动物线粒体中的效率低下，线性化的 mtDNA 将被迅速降解（Nissanka et al., 2018；Peeva et al., 2018）。基于该机制，有科学家尝试通过线粒体靶向限制性核酸内切酶（Bacman et al., 2010）、线粒体靶向 ZFNs（Gammage et al., 2014；Gammage et al., 2016a；Gammage et al., 2016b），以及线粒体靶向 TALENs（Reddy et al., 2015；Bacman et al., 2018）对突变的 mtDNA 进行特定的切割剔除以保证正常 mtDNA 稳定遗传于后代，该方法已成功应用于活体小鼠的基因治疗临床前研究（Bacman et al., 2018；Gammage et al., 2018b）。在我国，线粒体基因切割技术在线粒体遗传病患者来源的体细胞中得到应用，并在细胞水平实现了对致病 mtDNA 的靶向剔除（Yang et al., 2018）。综上所述，以往有关线粒体基因编辑主要是对突变 mtDNA 进行定向切割剔除，对粒体 DNA 实现精准编辑则鲜有报道。

除上述 mtDNA 剔除技术外，针对 mtDNA 的精准编辑将成为阻断线粒体遗传病的未来发展方向。基于 CRISPR 系统的单碱基编辑在核基因组的单碱基反转方面表现不凡（Gaudelli，2017；Zong et al.，2018），但该系统因 sgRNA 不能特异性靶向线粒体而无法应用于 mtDNA 的单碱基编辑（Gammage et al.，2018a）。直至 2020 年，David Liu 团队发现了一种胞苷脱氨酶毒素（DddA toxin），它通过将工程化的 DddA 与含有线粒体定位信号的 TALENs 融合以后，成功在体外实现细胞的 mtDNA 编辑（Mok et al.，2020）。

三、线粒体 DNA 的精准编辑工具——单碱基编辑器

基于 TALENs 的单碱基编辑器 DdCBE，由线粒体靶向信号肽（MTS）、转录激活因子样效应蛋白（TALE）、两个氨基酸接头、DddA 半体及尿嘧啶糖基化酶抑制剂（UGI）组成（如图 9-1 所示）。TALE 单体通过 RVD 识别 DNA 靶点上的碱基，有如下一一对应关系：NI = A，HD = C，NG = T，NN = G 或 A。与 TALE 结合的 DNA 序列由 RVD 的数量和顺序决定，反过来合理设计 TALE 蛋白，几乎可以靶向任何 DNA 序列。此外，基于 TALENs 的单碱基编辑器与基于 CRISPR 系统的单碱基编辑器 APOBEC 不同，DddA 对双链 DNA 具有特异性，即不需要对双链 DNA 进行解链后即可实现碱基编辑。编辑后的 mtDNA 不会引起双链 DNA 断裂，在伴随细胞有丝分裂发生的复制过程

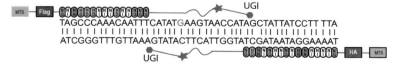

图 9-1　基于 TALENs 的线粒体基因碱基编辑器 DdCBE 模式图

中，实现 mtDNA 从 C > U > T 的碱基转变，该系统在体外细胞中的最佳编辑效率高达 40% ～ 49%。鉴于该系统能够编辑 mtDNA 中的特定碱基，在研究和治疗线粒体遗传病上是一次重大突破，该成果受到顶级医学期刊《新英格兰医学杂志》（*The New England Journal of Medicine*）的点评（Falkenberg et al., 2020）。

尽管如此，该线粒体基因单碱基编辑器目前仍有许多局限性，如 DdCBE 对 5′-TC-3′ 有强烈的偏好性、可编辑位点有限、编辑范围小，限制了 DdCBE 的应用范围。为了突破目前的技术局限，扩大针对 mtDNA 碱基编辑器的适用范围，David Liu 团队于 2022 年借助实验室开发的蛋白定向演化技术（PANCE 和 PACE），对线粒体 DNA 编辑工具——DdCBE 进行了多重筛选和优化，最终获得编辑效率更高且序列兼容性更强的升级版 DdCBE。在该研究中，研究者发现脱氨基酶 DddA 中引入 T1380I 点突变开发出了 DddA1，以及后续的 5 种突变体 DddA2-6，新工具对线粒体 DNA 和细胞核 DNA 均有较强的精准编辑能力，可使得线粒体基因的编辑效率显著提升至 26%±3.7%，为线粒体 DNA 及细胞核 DNA 的机制研究和治疗探索提供了更强大的新武器（Mok et al., 2022）。同年，来自韩国基础科学研究所（IBS）基因组工程中心 KIM 团队也开发出一种全新的基因编辑平台，称为转录激活因子样效应物相关脱氢酶（TALED）。TALED 是能够在线粒体中进行 A > G 碱基转换的碱基编辑器，有效弥补了 DdCBE 碱基编辑器只能进行 C > T 或 G > A 的缺陷，这一发现极大地扩展了线粒体基因的编辑范围（Cho et al., 2022）。上述线粒体基因编辑技术的创新性突破将为我们通过线粒体基因精准编辑技术构建线粒体遗传病模型提供可靠的技术平台。

四、线粒体碱基编辑器的建立使精准构建线粒体疾病模型成为可能

最早报道的真正对应人类疾病的线粒体遗传病鼠模型为莱伯遗传性视神经病变（Leber hereditary optic neuropathy，LHON）鼠模型，相关成果于 2012 年发表于 *PNAS* 杂志上（Lin et al.，2012），该模型小鼠是通过将融合有突变线粒体的胚胎干细胞注射到囊胚获得嵌合体小鼠，再经过传代筛选而获得。而在此之前，所有的线粒体遗传病模型均通过大规模的筛选获得，模型的构建不能按照人为的意愿获得，直至线粒体碱基编辑器的建立使得这一窘境得以改变，该项技术的诞生使得我们按照意愿精准构建线粒体遗传病动物模型成为可能，并先后在小鼠（Guo et al.，2022）、大鼠和斑马鱼中获得成功。现将目前为止已报道的传统的线粒体遗传病模型构建方法，包括人工融合胚胎技术方法，基因筛选方法及基因编辑方法等具体的构建流程示意图汇总（图 9-2），并将目前为止采用不同方法构建的线粒体遗传病动物模型汇总（表 9-1）。

五、基因编辑技术及疾病模型在线粒体遗传病中的临床前应用

线粒体遗传病具有多拷贝、异质性及母系遗传的特点，这使得线粒体遗传病的治疗手段与核基因遗传病也略有不同。供体-患者生殖细胞的核质置换技术是目前被认为阻断线粒体遗传病母婴传播的潜在治疗方法，目前，已经开发出包括受精卵原核置换技术（Craven et al.，2010；Paull et al.，2013；Hyslop et al.，2016；Kang et al.，2016），成熟卵母细胞纺锤体置换技术（Tachibana et al.，2009；Tachibana et al.，2013；Zhang et al.，2017），以及成熟卵母细胞极体置换技术（Ma et al.，2017；Wang et al.，2021）在内的三种治疗技术。然而，由于这些技

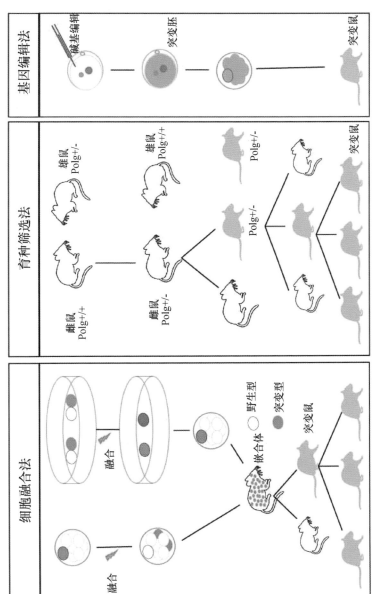

图 9-2 线粒体基因突变鼠模型构建方法示意图

表 9-1　线粒体遗传病动物模型信息汇总

突变鼠名称	生产方法	对应人类疾病	文献来源
mt-NZB/mt-BalbC heteroplasmic mice	胚胎 / 胞浆融合	携带两种 mtDNA 基因型的小鼠，非疾病模型	Jenuth et al., 1996
DmtDNA4696 mito-mice	胚胎 / 胞浆融合	复合体 IV 活性降低，并有明显的肾脏病理改变	Inoue et al., 2000
Mt-COIt6589c（V421A）	干细胞 / 胚胎融合	心脏复合体 IV 活性降低，血乳酸水平升高，体重在 18 周内略有下降	Kasahara et al., 2006
Mt-ND6 G1397A（P25L）	干细胞 / 胚胎融合	视神经萎缩的 Leigh 综合征，伴有感音神经性耳聋的 Leigh 综合征	Yokota et al., 2010
mt-TK G7731A	干细胞 / 胚胎融合	对应人 mt-TK G8328A，肾、肌肉呼吸链异常	Shimizu et al., 2015
Mt-TA C5024T	PolgA^{D257A} 突变鼠筛选	线粒体肌病表型	Kauppila et al., 2016
Mt-ND6 C13715T（G119D）	PolgA^{D257A} 突变鼠筛选	非疾病对应模型	Kauppila et al., 2016
Mt-ND5 G12918A	线粒体基因编辑	Leigh 综合征、MELAS 和 LHON	Lee et al., 2021
Mt-ND5 C12336T（Q199*）	线粒体基因编辑	无义突变鼠模型，非人类疾病对应模型	Mt-ND5 G12918A
G8892A；G4247A；G14076A；G12833A；G3890A	线粒体基因编辑	线粒体突变斑马鱼模型，非疾病对应模型	Guo et al., 2021

（续表）

突变鼠名称	生产方法	对应人类疾病	文献来源
Mt-G7755A	线粒体基因编辑	MERRF、心肌病、Leigh 综合征大鼠模型	Qi et al.，2021
Mt-G14098A	线粒体基因编辑	线粒体肌病大鼠模型	Qi et al.，2021
Mt-G7761A；Mt-G7743A	线粒体基因编辑	LHON、线粒体肌病	Guo et al.，2022

术的治疗有效性和安全性尚不明确，其临床应用仍存在很大争议（Bredenoord et al.，2011；Wolf et al.，2015；Tesarik，2017；Yamada et al.，2020）。

近来，有研究者尝试从生殖细胞阶段通过核质置换技术进行突变线粒体的剔除，旨在从胚胎期阻断线粒体遗传病的代际传递。然而，上述技术的治疗有效性及长期安全性还尚不清楚。2020 年，美国俄勒冈大学的研究发现，核质置换技术获得胚胎来源的胚胎干细胞在长期培养过程中核移植随带的微量线粒体可存在基因占比变化（漂变），甚至持续增加至 100%（反转）的现象（Ma et al.，2021）。然而，不幸的是，目前利用动物模型的核质置换研究大多是基于不同线粒体单倍型的正常动物间进行置换（Wang et al.，2014；Wang et al.，2021），亟待建立精准对应于人类线粒体遗传病的活体动物模型验证上述治疗策略的有效性及长期安全性。综上所述，基于线粒体基因编辑技术构建的上述线粒体遗传病模型，将对于核质置换技术的临床前有效性研究具有重要意义。

除了利用线粒体遗传病活体模型验证"核质置换技术"的有效性及子代安全性，精准的基因编辑技术也成为将来阻断线粒体遗传病的发展新方向。2022 年，Silva-Pinheiro 等通过使用腺相关病毒（AAV）载体将 DdCBE 递送到小鼠心脏来测试线粒体基因编辑工具对活体组织线粒体基因的修复效率，研究结果表明，它可以在成年和新生小鼠中完成 mtDNA 编辑。该项工作为使用 DdCBE 在有丝分裂后组织中进行 mtDNA 精准修复提供了技术参考，并为未来转化为人类体细胞基因校正疗法进行原发性线粒体遗传病的治疗提供了见解（Silva-Pinheiro et al.，2022）。此外，也有科学家尝试将该技术应用于人胚胎线粒体基因编辑，这使得上述研究在前期动物水平可行研究的基础上向临床又推进了一步（Chen et al.，2022；Wei et al.，2022b）。

此外，随着二代测序技术在临床诊断中的应用，众多有出生缺陷生育史的线粒体遗传病患者在进行再生育时，往往已经鉴定出明确的致病基因。在这种情况下，自然分娩很明显有再生育患儿的风险。倘若能够通过结合辅助生殖手段，对那些不能通过胚胎植入前遗传检测（PGD）进行健康胚胎筛选的线粒体遗传病患者从生殖细胞阶段进行选择性移植，阻断疾病的发生，这将对患者家庭乃至社会产生重大意义。然而，PGD 技术在线粒体遗传病患者中应用的有效性，以及其应用指征尚不明确，因此，上述技术在临床应用前，同样需要在疾病动物模型中进行大规模的动物研究，通过获得的科学数据作为是否进行临床转化的科学依据。

综合以上，基于精准对应于人线粒体遗传病小鼠模型的多阶段、多策略的分子及细胞水平的干预技术的科学研究将为解决线粒体遗传病提供重要突破口，为将来线粒体遗传病综合防治奠定重要基础。此外，上述疾病模型的建立对于阐明致病线粒体的生殖系传递规律及基因漂变机制，在此基础上筛出有效的干预靶点意义重大，将为该类疾病的基因治疗新策略提供测试平台。

六、问题及展望

我们知道，基因编辑工具的优劣由特异性和编辑效率两大因素决定。生殖细胞线粒体与体细胞线粒体在形态上差异显著，体细胞线粒体为多嵴的成熟型线粒体，而生殖细胞线粒体为少嵴的幼稚型线粒体，故目前针对体细胞成熟型线粒体的靶向信号很可能无法实现对生殖细胞幼稚型线粒体的靶向作用，致使针对体细胞高效的线粒体基因单碱基在生殖细胞中难以再现；此外，上述 DddA 脱氨酶实现的碱基 C > T 转变严重依赖 mtDNA 的复制，而早期胚胎幼稚型线粒体复制并不活跃，这一特性同样可导致针对体细胞的线粒体基因编辑系统在早期胚胎中难以发挥功能。尽管近期有科学家在人胚胎中尝试进行线粒体基因编辑的探索性研究，然而研究结果显示，针对人胚胎线粒体的基因编辑可引发严重的不可预测的脱靶风险，这将阻碍该项技术的临床转化进度（Wei et al., 2022a）。因此，未来亟待研究和开发特异性靶向幼稚型线粒体信号分子，开发针对生殖细胞线粒体基因的编辑策略，提高生殖细胞线粒体基因编辑的特异性及效率，同时降低线粒体基因编辑的脱靶效应，提高线粒体基因治疗的精准性。

（吕祁峰　索　伦）

参考文献

[1] BACMAN S R, KAUPPILA J H K, PEREIRA C V, et al. MitoTALEN reduces mutant mtDNA load and restores tRNAAla levels in a mouse model of heteroplasmic mtDNA mutation. Nature Medicine, 2018, 24（11）: 1696-1700.

[2] BACMAN S R, WILLIAMS S L, GARCIA S, et al. Organ-specific shifts in mtDNA heteroplasmy following systemic delivery of a mitochondria-targeted restriction endonuclease. Gene Ther, 2010, 17（6）: 713-720.

[3] BREDENOORD A L, DONDORP W, PENNINGS G, et al. Nuclear transfer to prevent mitochondrial DNA disorders: revisiting the debate on reproductive cloning. Reprod Biomed Online, 2011, 22（2）: 200-207.

［4］CHEN X, LIANG D, GUO J, et al. DdCBE-mediated mitochondrial base editing in human 3PN embryos. Cell Discovery, 2022, 8（1）: 8.

［5］CHO S I, LEE S, MOK Y G, et al. Targeted A-to-G base editing in human mitochondrial DNA with programmable deaminases. Cell, 2022, 185（10）: 1764-1776.

［6］CRAVEN L, TUPPEN H A, GREGGAINS G D, et al. Pronuclear transfer in human embryos to prevent transmission of mitochondrial DNA disease. Nature, 2010, 465（7294）: 82-85.

［7］FALKENBERG M, HIRANO M. Editing the mitochondrial genome. N Engl J Med, 2020, 383（15）: 1489-1491.

［8］GAMMAGE P A, GAUDE E, VAN HAUTE L, et al. Near-complete elimination of mutant mtDNA by iterative or dynamic dose-controlled treatment with mtZFNs. Nucleic Acids Res, 2016, 44（16）: 7804-7816.

［9］GAMMAGE P A, MORAES C T, MINCZUK M. Mitochondrial genome engineering: The revolution may not be CRISPR-Ized. Trends Genet, 2018, 34（2）: 101-110.

［10］GAMMAGE P A, RORBACH J, VINCENT A I, et al. Mitochondrially targeted ZFNs for selective degradation of pathogenic mitochondrial genomes bearing large-scale deletions or point mutations. EMBO Mol Med, 2014, 6（4）: 458-466.

［11］GAMMAGE P A, VAN HAUTE L, MINCZUK M. Engineered mtZFNs for manipulation of human mitochondrial DNA heteroplasmy. Methods Mol Biol, 2016, 1351: 145-162.

［12］GAMMAGE P A, VISCOMI C, SIMARD M L, et al. Genome editing in mitochondria corrects a pathogenic mtDNA mutation in vivo. Nature Medicine, 2018, 24（11）: 1691-1695.

［13］GANETZKY R D, STENDEL C, MCCORMICK E M, et al. MT-ATP6 mitochondrial disease variants: Phenotypic and biochemical features analysis in 218 published cases and cohort of 14 new cases. Hum Mutat, 2019, 40（5）: 499-515.

［14］GAUDELLI N M, KOMOR A C, REES H A, et al. Programmable base editing of A·T to G·C in genomic DNA without DNA cleavage. Nature, 2017, 51（7681）: 464-471.

［15］GOTO Y I, NONAKA I, HORAI S. A mutation in the tRNALeu（UUR）gene associated with the MELAS subgroup of mitochondrial encephalomyopathies. Nature, 1990, 348 (6302): 651-653.

[16] GUO J, CHEN X, LIU Z, et al. DdCBE mediates efficient and inheritable modifications in mouse mitochondrial genome. Mol Ther Nucleic Acids, 2022, 27: 73-80.

[17] GUO J, ZHANG X, CHEN X, et al. Precision modeling of mitochondrial diseases in zebrafish via DdCBE-mediated mtDNA base editing. Cell Discovery, 2021, 7 (1): 78.

[18] HOLT I J, HARDING A E, MORGAN-HUGHES J A. Deletions of muscle mitochondrial DNA in patients with mitochondrial myopathies. Nature, 1988, 331 (6158): 717-719.

[19] HYSLOP L A, BLAKELEY P, CRAVEN L, et al. Towards clinical application of pronuclear transfer to prevent mitochondrial DNA disease. Nature, 2016, 534 (7607): 383-386.

[20] INOUE K, NAKADA K, OGURA A, et al. Generation of mice with mitochondrial dysfunction by introducing mouse mtDNA carrying a deletion into zygotes. Nat Genet, 2000, 26 (2): 176-181.

[21] JENUTH J P, PETERSON A C, FU K, et al. Random genetic drift in the female germline explains the rapid segregation of mammalian mitochondrial DNA. Nat Genet, 1996, 14 (2): 146-151.

[22] KANG E, WU J, GUTIERREZ N M, et al. Mitochondrial replacement in human oocytes carrying pathogenic mitochondrial DNA mutations. Nature, 2016, 540 (7632): 270-275.

[23] KASAHARA A, ISHIKAWA K, YAMAOKA M, et al. Generation of trans-mitochondrial mice carrying homoplasmic mtDNAs with a missense mutation in a structural gene using ES cells. Hum Mol Genet, 2006, 15 (6): 871-881.

[24] KAUPPILA J H K, BAINES H L, BRATIC A, et al. A phenotype-driven approach to generate mouse models with pathogenic mtDNA mutations causing mitochondrial disease. Cell Rep, 2016, 16 (11): 2980-2990.

[25] KEOGH M, CHINNERY P F. Hereditary mtDNA heteroplasmy: A baseline for aging? Cell Metab, 2013, 18 (4): 463-464.

[26] LEE H, LEE S, BAEK G, et al. Mitochondrial DNA editing in mice with DddA-TALE fusion deaminases. Nat Commun, 2021, 12 (1): 1-6.

[27] LIEBER T, JEEDIGUNTA S P, PALOZZI J M, et al. Mitochondrial

fragmentation drives selective removal of deleterious mtDNA in the germline. Nature，2019，570（7761）：380-384.

[28] LIN C S，SHARPLEY M S，FAN W，et al. Mouse mtDNA mutant model of Leber hereditary optic neuropathy. 2012，109（49）：20065-20070.

[29] MA H，O'NEIL R C，MARTI GUTIERREZ N，et al. Functional human oocytes generated by transfer of polar body genomes. Cell Stem Cell，2017，20（1）：112-119.

[30] MA H，VAN DYKEN C，DARBY H，et al. Germline transmission of donor，maternal and paternal mtDNA in primates. Hum Reprod，2021，36（2）：493-505.

[31] MAEDA K，KAWAI H，SANADA M，et al. Clinical phenotype and segregation of mitochondrial 3243A>G mutation in 2 pairs of monozygotic twins. JAMA Neurol，2016，73（8）：990-993.

[32] MOK B Y，DE MORAES M H，ZENG J，et al. A bacterial cytidine deaminase toxin enables CRISPR-free mitochondrial base editing. Nature，2020，583（7817）：631-637.

[33] MOK B Y，KOTRYS A V，RAGURAM A，et al. CRISPR-free base editors with enhanced activity and expanded targeting scope in mitochondrial and nuclear DNA. Nature Biotechnology，2022，40（9）：1378-1387.

[34] MONNOT S，GIGAREL N，SAMUELS D C，et al. Segregation of mtDNA throughout human embryofetal development：m.3243A>G as a model system. Hum Mutat，2011，32（1）：116-125.

[35] NISSANKA N，BACMAN S R，PLASTINI M J，et al. The mitochondrial DNA polymerase gamma degrades linear DNA fragments precluding the formation of deletions. Nat Communications，2018，9（1）：1-9.

[36] PAULL D，EMMANUELE V，WEISS K A，et al. Nuclear genome transfer in human oocytes eliminates mitochondrial DNA variants. Nature，2013，493（7434）：632-637.

[37] PEEVA V，BLEI D，TROMBLY G，et al. Linear mitochondrial DNA is rapidly degraded by components of the replication machinery. Nat Commun，2018，9（1）：1727.

[38] QI X，CHEN X，GUO J，et al. Precision modeling of mitochondrial disease in rats via DdCBE-mediated mtDNA editing. Cell Discovery，2021，7（1）：95.

［39］REDDY P, OCAMPO A, SUZUKI K, et al. Selective elimination of mitochondrial mutations in the germline by genome editing. Cell, 2015, 161（3）: 459-469.

［40］SHIMIZU A, MITO T, HASHIZUME O, et al. G7731A mutation in mouse mitochondrial tRNALys regulates late-onset disorders in transmitochondrial mice. Biochem Biophys Res Commun, 2015, 459（1）: 66-70.

［41］SHOFFNER J M, LOTT M T, LEZZA A M, et al. Myoclonic epilepsy and ragged-red fiber disease（MERRF）is associated with a mitochondrial DNA tRNA（Lys）mutation. Cell, 1990, 61（6）: 931-937.

［42］SILVA-PINHEIRO P, NASH P A, VAN HAUTE L, et al. In vivo mitochondrial base editing via adeno-associated viral delivery to mouse post-mitotic tissue. Nat Commun, 2022, 13（1）: 750.

［43］TACHIBANA M, AMATO P, SPARMAN M, et al. Towards germline gene therapy of inherited mitochondrial diseases. Nature, 2013, 493（7434）: 627-631.

［44］TACHIBANA M, SPARMAN M, SRITANAUDOMCHAI H, et al. Mitochondrial gene replacement in primate offspring and embryonic stem cells. Nature, 2009, 461（7262）: 367-372.

［45］TESARIK J. Purifying selection on mitochondrial DNA in maturing oocytes: implication for mitochondrial replacement therapy. Hum Reprod, 2017, 32（9）: 1948-1950.

［46］WALLACE D, SINGH G, LOTT M, et al. Mitochondrial DNA mutation associated with Leber's hereditary optic neuropathy. Science, 1988, 242（4884）: 1427-1430.

［47］WALLACE D C, ZHENG X X, LOTT M T, et al. Familial mitochondrial encephalomyopathy（MERRF）: genetic, pathophysiological and biochemical characterization of a mitochondrial DNA disease. Cell, 1988, 55（4）: 601-610.

［48］WANG T, SHA H, JI D, et al. Polar body genome transfer for preventing the transmission of inherited mitochondrial diseases. Cell, 2014, 157（7）: 1591-1604.

［49］WANG Z, LI Y, YANG X, et al. Mitochondrial replacement in macaque monkey offspring by first polar body transfer. Cell Res, 2021, 31（2）: 233-236.

［50］WEI Y，LI Z，XU K，et al. Mitochondrial base editor DdCBE causes substantial DNA off-target editing in nuclear genome of embryos. Cell Discov，2022，8（1）：27.

［51］WEI Y，XU C，FENG H，et al. Human cleaving embryos enable efficient mitochondrial base-editing with DdCBE. Cell Discovery，2022，8（1）：7.

［52］WOLF D P，MITALIPOV N，MITALIPOV S. Mitochondrial replacement therapy in reproductive medicine. Trends Mol Med，2015，21（2）：68-76.

［53］YAMADA M，SATO S，OOKA R，et al. Mitochondrial replacement by genome transfer in human oocytes：Efficacy，concerns and legality. Reprod Med Biol，2020，20（1）：53-61.

［54］YANG Y，WU H，KANG X，et al. Targeted elimination of mutant mitochondrial DNA in MELAS-iPSCs by mitoTALENs. Protein Cell，2018，9（3）：283-297.

［55］YOKOTA M，SHITARA H，HASHIZUME O，et al. Generation of trans-mitochondrial mito-mice by the introduction of a pathogenic G13997A mtDNA from highly metastatic lung carcinoma cells. FEBS Lett，2010，584（18）：3943-3948.

［56］ZHANG J，LIU H，LUO S，et al. Live birth derived from oocyte spindle transfer to prevent mitochondrial disease. Reprod Biomed Online，2017，34（4）：361-368.

［57］ZONG Y，SONG Q，LI C，et al. Efficient C-to-T base editing in plants using a fusion of nCas9 and human APOBEC3A. Nature Biotechnology，2018，36：950.